Blätter von Bäumen

Baumsilhoutten im Winter

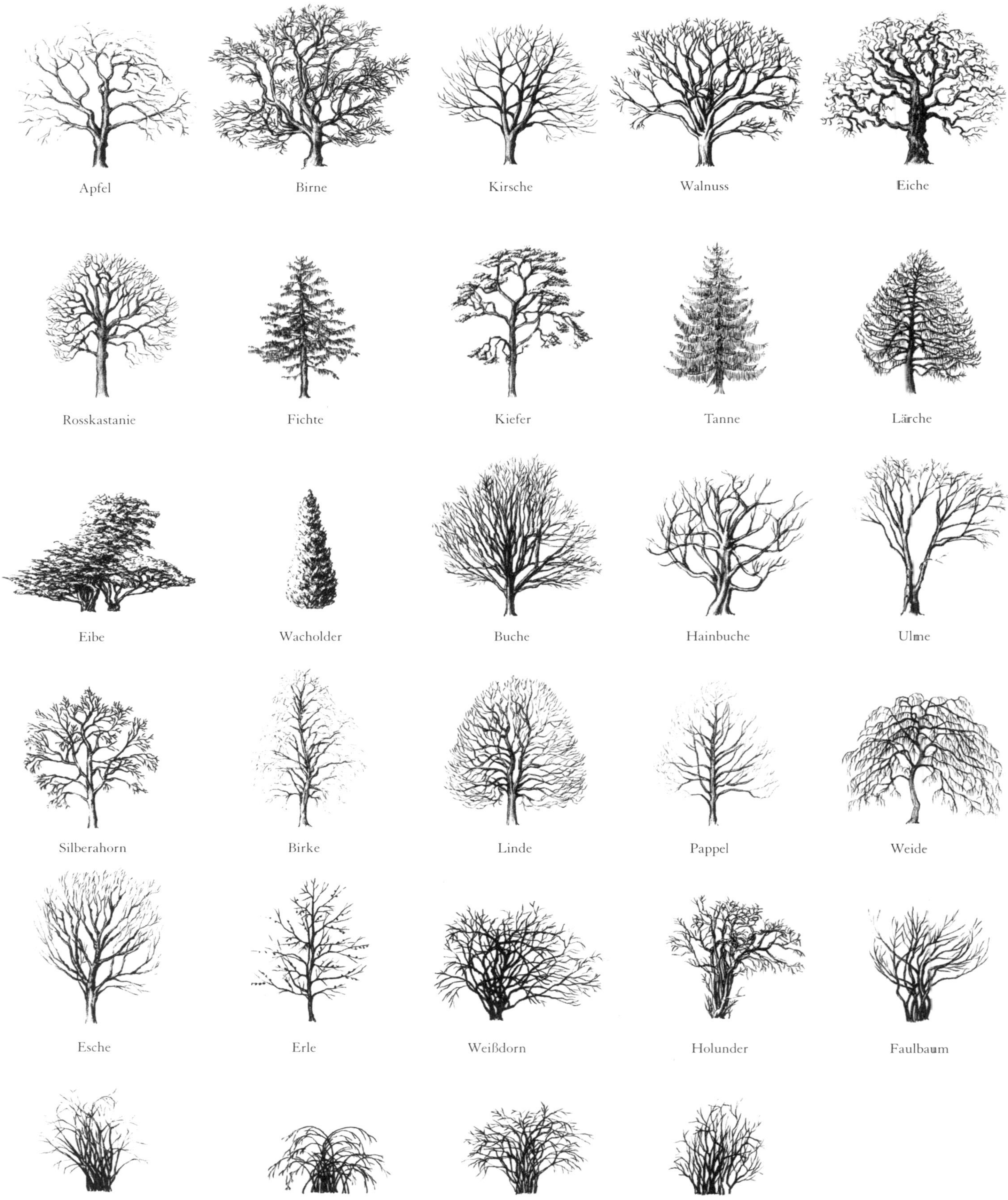

Susanne Fischer-Rizzi

Blätter von Bäumen

Heilkraft und Mythos einheimischer Bäume

Mit Zeichnungen von Peter Ebenhoch

at VERLAG

Die Koch- und Backrezepte sind in der Regel für 4 Personen berechnet. Eine Tasse entspricht etwa 200 ml Inhalt.
Mit der Angabe »Teile« in den Teemischungen sind haushaltsübliche Volumen gemeint (Esslöffel, Tasse), keine Mengenangaben in Gramm.

Die in diesem Buch wiedergegebenen Ratschläge und Rezepte wurden von der Autorin sorgfältig geprüft und erprobt; bei ernsthaften gesundheitlichen Problemen sollen und können sie jedoch eine Behandlung durch Ärzte oder Heilpraktiker nicht ersetzen. Autor und Verlag lehnen jegliche Haftung für allfällige Schäden oder Folgen, die sich aus dem Gebrauch oder Missbrauch der hier vorgestellten Informationen ergeben, ab.

Dieses Buch ist eine vollständig überarbeitete, aktualisierte und neu gestaltete Ausgabe des ab 1980 im Hugendubel Verlag, München, in 15 Auflagen unter demselben Titel erschienenen Werks.

7. Auflage, 2024

Umschlag, Fotos sowie Zeichnungen: Peter Ebenhoch
Druck und Bindearbeiten: Graspo CZ, a.s.
Printed in Czechia

ISBN 978-3-03800-343-4

www.at-verlag.ch
www.susanne-fischer-rizzi.de

Der AT Verlag wird vom Bundesamt für Kultur für die Jahre 2021–2025 unterstützt.

Inhalt

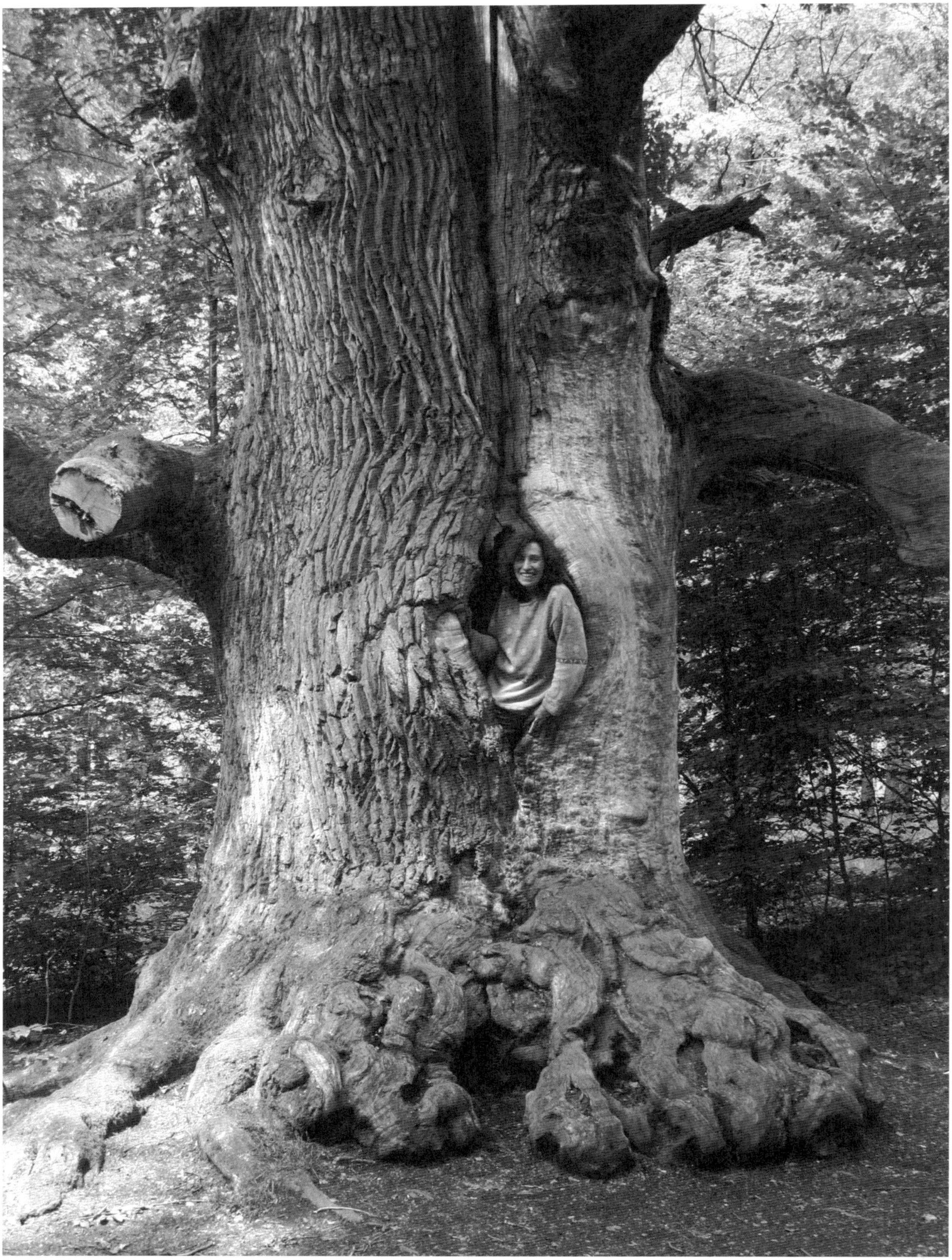

Wie alles begann …

Die Idee zu diesem Buch kam mir »im Bauch« einer sehr alten Eiche. Bis dahin hatte ich mich intensiv mit den Kräutern und ihrer Heilkraft beschäftigt; in der geräumigen Höhlung des Baumriesen sitzend, wurde mir bewusst, wie wenig ich eigentlich über diese mythischen Gestalten unserer Landschaft wusste. Ich begann sie zu beobachten und zu studieren. Und ich bemerkte, dass ich erhobenen Hauptes durch die Landschaft streifte, denn um die Bäume erkennen zu können, muss man aufschauen.

Ich reiste durch ganz Deutschland, um die sagenumwobenen Baumriesen zu bestaunen, wie jemand, der auf einer Kunstreise oder einer Pilgerfahrt eine Kathedrale nach der anderen besucht. Die Tassilo-Linde in Wessobrunn, die Donar-Eichen bei Kassel, einsame Wetterfichten im Gebirge und verwunschene Eiben waren nur einige der vielen Baumwerke, die ich bewunderte. Im Schatten der Großen fand ich auch einige Sträucher, die ihnen an Persönlichkeit und Heilkraft nicht nachstehen. Diese Bäume haben einst für die Menschen, die sie pflanzten, viel bedeutet. Sie waren der Mittelpunkt des Dorfes, der Sitz der verstorbenen Seelen, Gerichtsplatz und Festsaal. Sie waren Heiligtümer.

Es gibt nur noch wenige Menschen, die etwas von dem alten Wissen um diese Bäume vermitteln können, und ich begann, sie zu befragen: Kräuterweiblein, Förster, Jäger, Holzschnitzer, Wanderer. Ich trieb mich auf der Suche nach alten Quellen in Bibliotheken, Archiven und Museen herum. Was ich fand, stammt vorwiegend aus germanischer und keltischer Zeit und aus dem deutschen Mittelalter. All dies klingt in Bräuchen, Sagen und Liedern noch bis in unsere Zeit herüber. Draußen in der Natur versuchte ich dann selbst herauszufinden, was diese Bräuche und Rituale um die Bäume wohl für die Menschen früherer Zeiten bedeutet haben.

Ich warf auch einen Blick in andere Kulturen und zu anderen Völkern, wie etwa zu den Indianern Nordamerikas, die teilweise noch ein ungebrochenes Verhältnis zur Natur haben. Wir haben heute unsere Natur entzaubert. Das Wissen um die sichtbaren und unsichtbaren Fäden zwischen Mensch und Natur ist bei uns fast verloren gegangen. Damit können wir, wenn die Natur erst einmal aus dem Gleichgewicht geraten ist, unvorstellbare Katastrophen auslösen. Ich stieß auf meiner Suche nach den Bäumen auf viel Abgestorbenes und Zerstörtes. Alte, majestätische Alleen, von denen mir die Dorfbewohner erzählten, waren inzwischen abgeholzt, und durch die letzten geschlossenen Areale der Wälder fressen sich Autobahnen und Siedlungen. Und welcher Gartenbesitzer ist heute noch Optimist genug, in seinem Garten einen großen Baum zu pflanzen? Stattdessen vegetieren in den Vorgärten als kleine Ausgaben einstiger Baumpracht die Zwergkoniferen, die ihrem Besitzer wohl nie über den Kopf wachsen können und in deren ausladenden Kronen kein Wind rauschen wird.

Um die Osterzeit fand ich in der lokalen Zeitung eine kleine Notiz: Ein Mann wollte einen Strauß Palmkätzchen pflücken. Die Weide war jedoch zu hoch, er konnte die Zweige nicht erreichen. So besorgte er sich kurzerhand eine Axt und fällte den Baum, um sie bequem pflücken zu können. Wahrscheinlich hätte diese Begebenheit allein für eine Meldung in der Zeitung nicht ausgereicht, doch der Baum hatte beim Umfallen eine Stromleitung beschädigt, es gab einen Stromausfall und der Palmkätzchenstrauß kam den Mann schließlich teuer zu stehen. Für mich steht sein Verhalten jedoch für die Beziehung, die heute viele zu den Bäumen, zur Natur insgesamt haben: Was uns im Weg steht, wird umgehackt.

Die Bäume sind in unserer Landschaft noch immer Mittelpunkte. Ich habe auf meiner Entdeckungsreise viele alte und junge Bäume gefunden, die es wert sind, sie aufzusuchen. Dabei mag man an das treffende Wort von Günther Eich denken: »Wer könnte leben ohne den Trost der Bäume.«

Moosmühle im Allgäu, Sommersonnwende 1980

… und wie es weiterging

Fast vierzig Jahre sind seit der Erstausgabe dieses Buches verstrichen. Dass es jetzt in einer 18., aktualisierten Auflage erscheint, zeigt, dass das Thema Bäume immer noch sehr aktuell ist und heute sogar noch an Bedeutung gewonnen hat.

Vor einiger Zeit waren Peter Ebenhoch, der die Illustrationen für dieses Buch erstellte, und ich wieder bei der mehr als fünfhundert Jahre alten Eiche aus dem Urwald Sababurg, die auf dem Titelbild dieses Buches abgebildet ist. Hier hatte alles angefangen. Es war die erste Station unserer intensiven Arbeit an dem Buch. Dieser Baum hatte uns Ideen, Visionen und Mut geschenkt. Wieder saßen wir im Bauch der uralten Eiche und blickten uns an. Nun hatten auch wir Falten wie die Eiche auf ihrer gefurchten Rinde. Ihr sah man die verstrichenen vier Jahrzehnte kaum an. Und uns?

Wir waren und sind jedenfalls glücklich, dass dieses Buch über so lange Zeit Interesse gefunden hat, dass es immer wieder neu aufgelegt und aktualisiert wurde. Und wir hoffen, dass es viele Leserinnen und Leser mit den Bäumen verbunden und sie dazu inspiriert hat, sich für ihren Schutz einzusetzen.

Was ist inzwischen in Bezug auf die Bäume in unserem Land und auf unserem Planeten geschehen? Wir stehen heute an einem anderen Punkt als vor vierzig Jahren. Ein Großteil der irdischen Ökosysteme hat heute seine Belastungsgrenze überschritten. Nicht nur die Bäume, sondern das gesamte Ökosystem des Planeten ist in Gefahr. Der rasch fortschreitende Klimawandel, von uns Menschen vorangetrieben, bedroht unsere Existenz. – Bäume spielen, wie wir heute wissen, für ein intaktes Ökosystem eine sehr wichtige Rolle. Sie haben eine Auswirkung auf das lokale wie das globale Klima. Sie produzieren Sauerstoff, filtern die Luft und binden Kohlenstoff. In der Bewältigung der Folgen des akuten Klimawandels sind Bäume unsere wichtigen Verbündeten. Weltweit speichern Wälder über 640 Milliarden Tonnen Kohlenstoff, das entspricht rund 2400 Milliarden Tonnen Kohlendioxid oder den energiebedingten Emissionsmengen von 75 Jahren!

Bäume waren für den Menschen über lange Zeiträume hinweg Wegbereiter und Wegbegleiter. Mitteleuropa war ursprünglich Waldland. Es heißt, ein Eichhörnchen hätte einst quer durch Europa von Baum zu Baum hüpfen können, ohne jemals den Boden zu berühren. Die gesamte nördliche Hemisphäre bedeckten vorwiegend tiefe, dunkle Wälder. Hier lebten unsere Vorfahren, hier spielte sich ein großer Teil unserer Geschichte ab. Wälder sind zudem die artenreichsten Lebensräume der Welt. Heute gibt es fast keine ursprünglichen Wälder mehr. Mit ihrem Verschwinden ging und geht etwas verloren, das lebensnotwendig ist. Jedes Jahr werden weiterhin dreizehn Millionen Hektar Wald zerstört.

Doch bei immer mehr Menschen wächst das Bewusstsein für die Notwendigkeit des Schutzes der Umwelt. Das Schwinden der intakten Natur hat auch das Interesse an Bäumen geweckt. Viele möchten sich für den Erhalt der Natur einsetzen und stellen dabei fest, dass sie eigentlich zu wenig über die Natur, die Bäume, die Wälder wissen. Sie möchten mehr wissen, eingeweiht werden in die Geheimnisse der Natur.

Lassen Sie uns daher zusammen in diesem Buch einheimische Bäume besuchen und an ihrer Biologie, Heilkraft und Magie teilhaben. Ihre Vielfalt und ihre Kraft berührt, inspiriert und verbindet uns mit dem lebendigen Leben. Die Erzählungen, Mythen und Rezepte von 33 einheimischen Bäumen können einen intensiven Bezug zu ihnen und ihrer energiespendenden Kraft herstellen und uns begreifen lassen, warum es sich lohnt, sich für sie einzusetzen. Um es mit den Worten Martin Luthers auszudrücken: »Wenn ich wüsste, dass morgen die Welt untergeht, würde ich heute noch einen Apfelbaum pflanzen.«

Danken möchte ich von Herzen all meinen Lehrerinnen und Lehrern, die ihr Wissen mit mir geteilt und mich auf meinem Weg begleitet haben. Mein besonderer Dank gilt auch meinen vielen Schülerinnen und Schülern, die mich in den über vierzig Jahren meiner bisherigen Lehrtätigkeit mit ihrem Wissensdurst und ihrem liebevollen Dabeisein gefördert und begleitet haben.

Vielen Dank auch an alle meine Leserinnen und Leser, die mit ihrem Interesse an Bäumen dieses Buch getragen haben.

Sulzberg im Allgäu, Dezember 2016

Der Ahorn

Acer platanoides, Spitzahorn
Acer pseudoplatanus, Bergahorn
Acer campeste, Feldahorn
Familie der Seifenbaumgewächse, *Sapindaceae*

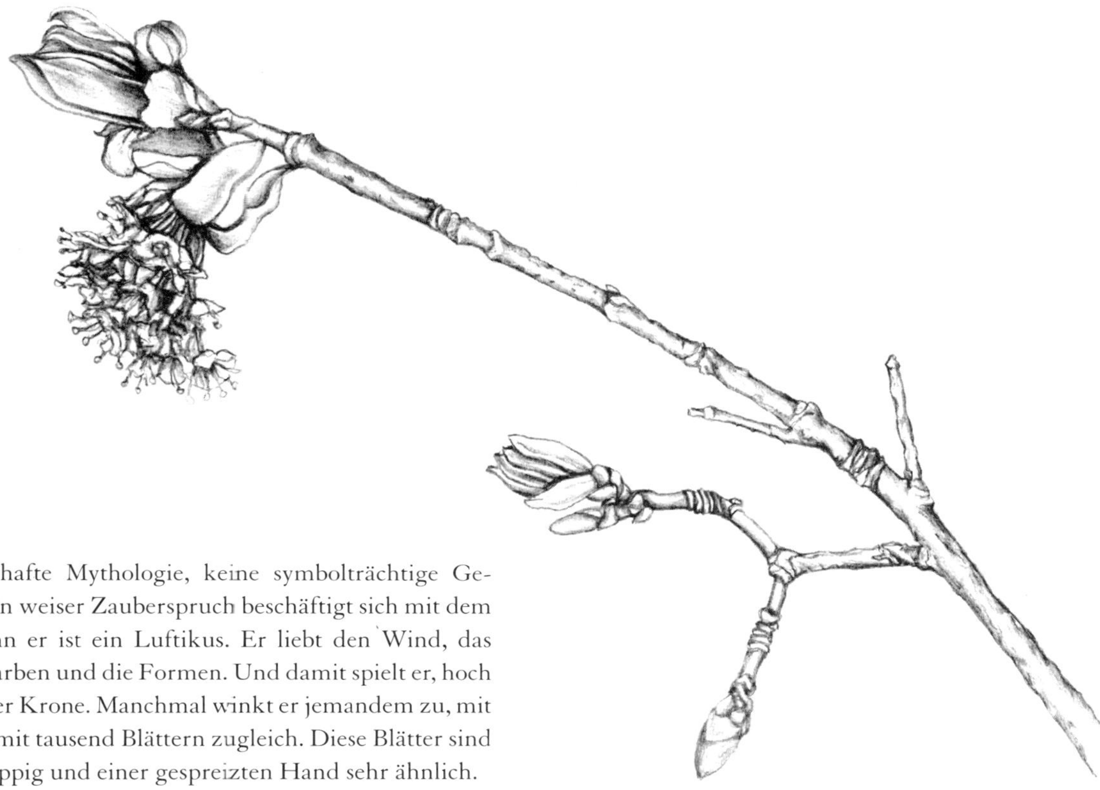

Keine ernsthafte Mythologie, keine symbolträchtige Geschichte, kein weiser Zauberspruch beschäftigt sich mit dem Ahorn. Denn er ist ein Luftikus. Er liebt den Wind, das Licht, die Farben und die Formen. Und damit spielt er, hoch oben in seiner Krone. Manchmal winkt er jemandem zu, mit einem oder mit tausend Blättern zugleich. Diese Blätter sind meist fünflappig und einer gespreizten Hand sehr ähnlich.

Da es dem Ahorn an Ernsthaftigkeit mangelt, hat man ihn mit weisen Sprüchen verschont. So kann eine große Schar seiner Verehrer, die Kinder, ungehindert unter ihm spielen. Sie kleben sich die Samensegel, die »Ahörner«, auf die Nase und werden zu Nashörnern. Ältere »Narren« freuen sich zuweilen über den Schatten, den der Ahorn als lebendigen Teppich unter seine Krone legt. »Es wird dieser Baum in Ehren gehalten wegen seines lustigen Schattens«, schreibt Jacobus Theodorus Tabernaemontanus in seinem Kräuterbuch (zitiert nach der Ausgabe von 1731).

Als »mild« und »lustig« wurde der Ahorn zu allen Zeiten empfunden. Zusammen mit Lärche, Birke und Eberesche gehört er zu den heiteren Bäumen unserer Breiten. Es wäre auch gar zu düster, gäbe es nur Eichen und Fichten. Der Ahorn tröstet die traurigen und schweren Gemüter mit seiner Heiterkeit: »Halt, bleib stehen, nur einen Augenblick, und schau mir zu«, winkt er herüber. Und halten wir wirklich inne in unserer Geschäftigkeit, verzaubert er uns mit einem schnell erdachten Formen- und Farbenschauspiel: goldgelb, safrangelb, zitronengelb, purpurrot, weinrot, blutrot; gesprenkelt, getupft, gestreift. Die vielfältigen Formen seiner Blätter sind in ständiger Bewegung: sie sind gesägt, gewinkelt, gespreizt, gebuchtet, gespitzt ... Und ab und zu segelt eine seltsame Flügelfruchtnase herunter.

In über 150 Arten schlagen sich die Farben und Formen der Gattung Ahorn nieder. Das Schauspiel der Farben hat sie in den Osten Amerikas verlegt. Die dort vorherrschenden kalten Nächte und warmen Tage begünstigen die Verfärbung der Blätter, und nirgendwo anders leuchtet der Ahorn bunter. Der dort heimische Zuckerahorn, *Acer saccharum,* führt in seinen Adern so viel Zuckersaft, dass er regelrecht »gemolken« werden kann. Die Bäume werden angebohrt, der austretende Saft wird aufgefangen und zu Sirup, Paste oder Zucker verarbeitet. Aus vierzig Litern Blutungssaft erhält man durch Eindampfen einen Liter Ahornsirup. Die von den Hüllen befreiten Ahornsamen rösten die Indianer Nordamerikas und essen sie so wie wir zum Beispiel geröstete Sonnenblumenkerne. Die innere Rinde des Ahornbaums diente, getrocknet und gemahlen, nicht nur bei den Indianern, sondern auch in Europa in Notzeiten als Mehlersatz und zum Andicken von Suppen. Und was für uns die Bratäpfel an einem kalten Winterabend sind, das ist für Kanadier und Amerikaner der Pfannkuchen mit Ahornsirup.

Das Schauspiel der Formen der Ahornblätter wird im fernen Osten, besonders im westlichen China und Japan, aufgeführt. Hier ist nicht die Größe der Blätter Trumpf, sondern die Feinheit der Formen. Chinesen und Japaner mit ihrer Liebe zum Kleinen und fein Ausgestalteten sind darüber entzückt. Keiner der dort ansässigen Ahorne wird höher als fünfzehn Meter. Was zählt, sind die ausgefallenen und eleganten Formen der Blätter. Bis zu fünfzehnfach sind sie gelappt, gefächert, in spitzen, runden und filigranen Formen. Einer davon, der Fächerahorn, *Acer palmatum*, hat es bei uns inzwischen zu großer Beliebtheit gebracht und bereichert viele Vorgärten mit seiner östlichen Eleganz. In Japan teilen sich die zahlreichen Variationen der Ahornbäume den Platz in den Gärten zusammen mit Kiefern und Zierkirschen.

Nach diesem Ausflug in den äußersten Osten und Westen schauen wir unseren einheimischen Ahornarten etwas auf die Finger bzw. auf die ausgestreckten Blätterhände. Neben dem Zauber Amerikas und Japans bleiben uns nicht viele Ahornarten übrig. Wenn wir hier einen Ahornbaum entdecken, haben wir es mit Sicherheit mit einer der folgenden drei Arten zu tun: Der Spitzahorn, *Acer platanoides,* macht dem Namen Ahorn große Ehre: Ahorn leitet sich vom lateinischen *acer* = scharf, spitz ab. Das im germanischen Sprachbereich verwendete Wort Ahorn hat seine Wurzel in der indogermanischen Silbe *ak*, was ebenfalls scharf und spitz bedeutet. Scharf und spitz sind denn auch die Blätter des Spitzahorns. Seine fünf bis sieben Blattzähne enden in einer langen Spitze. Die Blattbucht zwischen den einzelnen Zähnen ist rundlich geformt.

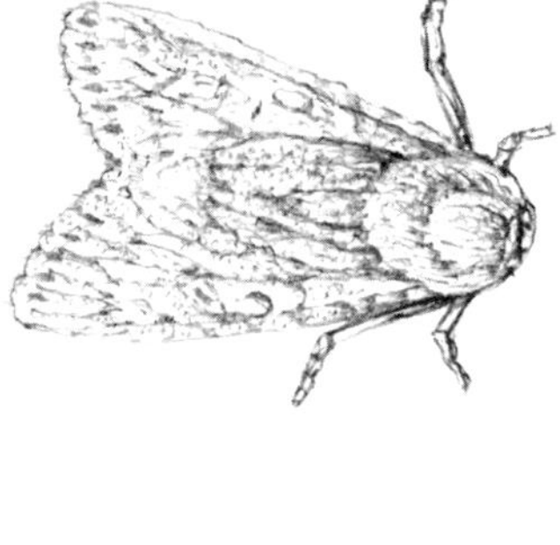

Ahornwespe

Doch bevor der Spitzahorn seine Blätter entfaltet, überrascht er mit seinem Blütenzauber. Über sein duftendes Unterkleid aus gelbgrünen Blüten streift er später sein Blattgewand. Diese zeitigen Blüten sind wie die der anderen Ahornarten eine wichtige Weide für die eben aus dem Winter erwachten Bienen.

Schließlich erscheinen die geflügelten Früchte, die wir als Kinder spalteten und deren klebrige Samenhülle wir uns auf die Nase hefteten. Auf die schöne, schwarze, von feinen Rissen durchzogene Rinde haben wir damals kaum geachtet. Auch nicht darauf, dass dieser elegante Baum rund 20 Meter hoch wird.

Die zweite Ahornart, der Bergahorn, *Acer pseudoplatanus,* liebt mehr die Höhen. In kalter, feuchter Luft gedeiht er am besten. Als »Rübezahl« unter den dreien erreicht er eine Höhe von bis zu vierzig Metern. Er wirkt stämmig, seine Krone ist tief und dicht. Bis 600 Jahre kann dieser Baumriese alt werden. Während der Spitzahorn gern als Alleebaum in die Stadt geholt wird, lässt man den Bergahorn lieber in seinem angestammten Gebiet. Er wird vermehrt wieder gepflanzt, um die anfälligen Fichtenwälder zu beleben. In seinen ursprünglichen Verbreitungsgebieten Mittelgebirge, Alpen, Pyrenäen und Karpaten hat man ihn oft als beschützenden Hausbaum in die Nähe der Gehöfte gepflanzt. Er ist sehr anspruchslos und ein Pionier in der Bodenerschließung. Er durchpflügt mit seinen Wurzeln den Boden und befestigt ihn.

Weißbaum nannte man den Bergahorn wegen seines auffallend weißen Holzes, das gern zu schönen Tischler- und Drechslerarbeiten und auch zum Instrumentenbau verwendet wird. Spitz- und Bergahorn liefern das beste Klangholz für Geige, Zither, Laute und Flöte. Das Holz des Spitzahorns ist im Gegensatz zu dem des Bergahorns gelblich-weiß.

Der Spitzahorn ist besonders saftreich. Im Elsass nennt man ihn deshalb auch Milchbaum, denn nach Abreißen der Blätter fließt aus den Stielen eine milchartige Flüssigkeit. Von allen drei Ahornarten kann der Spitzahorn Verletzungen am schlechtesten selbst wieder verschließen. So ist schon

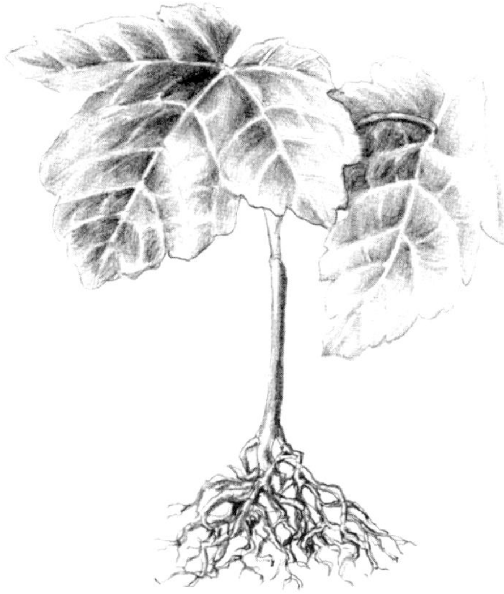

mancher Spitzahorn regelrecht verblutet, besonders im Frühjahr, wenn er am meisten Saft führt.

Wie sein amerikanischer Bruder, der Zuckerahorn, wurde auch der Bergahorn zur Zuckerherstellung verwendet, wobei man sehr sorgsam vorgehen musste, um ein Verbluten des Baumes zu verhindern. Nur zu ganz bestimmten Zeiten war das Anzapfen des Baumes möglich. Besonders zwischen November und Johannistag hielt man das Anzapfen des Baumes für schädigend. Aus dem gewonnenen Saft hat man früher Sirup, Zucker und Essig hergestellt, und sogar ein alkoholisches Getränk scheint man daraus gebraut zu haben. In einem alten Kräuterbuch fand ich die Angabe, dass man aus fünfzig Litern Saft ein halbes Kilo Zucker erhält. Zu diesem Zweck wird der Saft langsam eingekocht.

Im Unterschied zu den Spitzahornblättern sind die Zähne der Bergahornblätter an der Spitze gebuchtet, und zwischen den einzelnen Lappen sitzen kleine Spitzen. Der Blattstiel hat eine deutliche Rinne. Der Bergahorn hält sich in der Farbauswahl etwas zurück; die großen Blätter werden zum Herbst hin immer dunkler und fallen früh nach dem ersten Frost ab. Auch bei der Blütenbildung ist er zaghaft. Die schönen gelb-grünen Blütentrauben erscheinen erst nach der Blattentfaltung. Bei der Betrachtung der Rinde erschließt sich die Bedeutung seines lateinischen Namens *pseudoplatanus:* Die braungraue, glatte Rinde hat sich bei älteren Bäumen in eine hellbraune Borke verwandelt, die in flachen Schuppen, genau wie bei der Platane, abblättert.

Der Kleinste von den dreien ist der Feldahorn, *Acer campestre.* Er wirkt fast strauchartig und wird höchstens fünfzehn Meter hoch. Unsere Vorfahren fühlten sich ihm besonders verbunden, er war der »deutsche Ahorn« oder der »Maßholder«. Der althochdeutsche Name, *mazzaltra,* der sich aus dem germanischen *mat(i),* Speise ableitet, verrät uns, wofür der Feldahorn gebraucht wurde. Er war ein Speisebaum. Zuerst einmal sollte er Nahrung für das Vieh liefern: Man pflanzte ihn als Laubfütterbaum auf die Weiden und in die Nähe der Gehöfte und verfütterte seine Blätter an Schafe, Ziegen und Pferde. Das Holz hat einen gelblichen bis rötlich-weißen Schimmer, ist zäh und gleichzeitig elastisch. Es eignet sich für Schnitz- und Drechselarbeiten, für Möbelfronten, Holzblasinstrumente, Furniere, Flügel, Walzen, Gleithölzer und Waggons und liefert nicht zuletzt auch ein gutes Brennholz. Nicht nur den Tieren, sondern auch den Menschen war er ein Speisebaum. Aus den jungen Blättern bereitete man eine Art Mus, in dem man sie wie Sauerkraut vergären ließ.

Die Krone des Feldahorns ist nicht so regelmäßig ausgebildet wie die der beiden anderen Arten. Sie wirkt etwas zerzaust. Die Zweige sind dicht belaubt mit kleinen drei- bis fünflappigen Blättchen. Sie sind auf der Oberseite dunkelgrün und in der »Handinnenfläche« behaart.

Wenn es um unliebsame Konkurrenten geht, ist der Ahorn radikal. Die rote Farbe seiner herbstlichen Blätter ist kein Pigment, sondern ein chemischer Stoff, den der Baum nur im Herbst produziert. Damit »vergiftet« er den Boden unter seiner Krone; er steckt sein Revier ab, damit sich kein anderer Baum hier ansiedeln kann. Dieser Vorgang wird in der Botanik Allelophatie genannt.

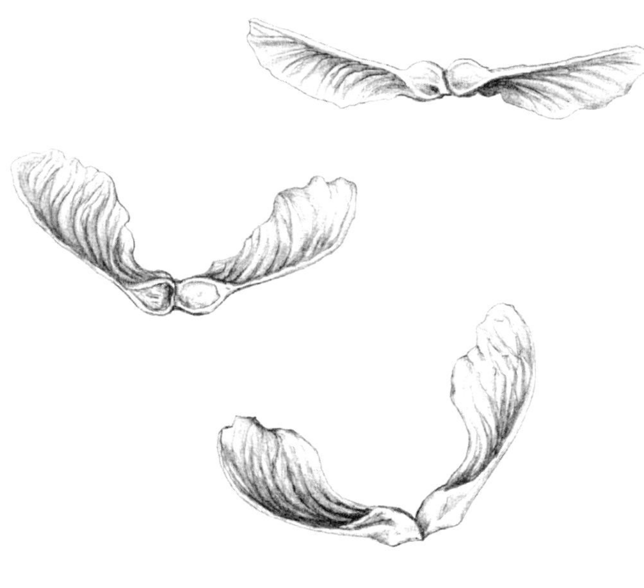

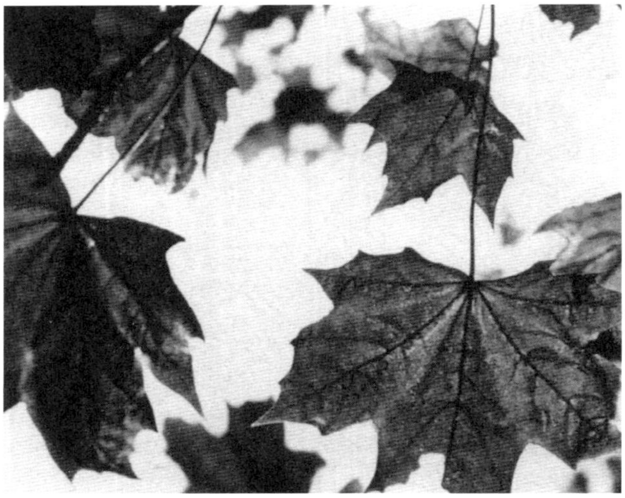

Wenn sich im Herbst die Flügelfrüchte langsam durch die Luft zu Boden schrauben, gibt es noch eine weitere Unterscheidungsmöglichkeit zwischen den drei Ahornarten: Der Winkel, den die beiden Flügelhälften bilden, ist bei allen dreien verschieden: Beim Feldahorn ist es ein rechter Winkel, beim Spitzahorn ist dieser stumpf, und beim Bergahorn eng spitzwinklig.

Heilanwendung

Dass im Ahorn heilende Kräfte stecken, ist heute nur noch wenigen Menschen bekannt. Umso mehr hat es mich verwundert, dass er auf der Liste der wichtigsten Heilpflanzen des Papyrus Ebers steht, den ägyptische Priester vor gut 4000 Jahren angefertigt haben. Seinen Namen hat dieses Werk von Georg Ebers, der die Papyrusrolle 1873 erworben hatte. Sie stellte sich als die früheste bekannte Abhandlung zur ägyptischen Heilkunde heraus und wird auf die Zeit um 1600 vor Christus datiert. Von den dort angeführten Bäumen wird außer dem Ahorn nur noch der Wacholder genannt.

Die nächste Aufzeichnung über die heilkundliche Nutzung des Ahorns stammt aus dem 12. Jahrhundert. Die Äbtissin Hildegard von Bingen schreibt in ihrem Buch »Naturkunde«:

»Der Ahorn ist kalt und trocken. Er versinnbildlicht etwas Aufgeschrecktes.
Gegen tägliches Fieber hilft ein Bad in Wasser, in dem die Zweige des Baumes mit den Blättern gekocht sind, wenn man nach dem Bad den aus der Rinde gepressten Saft in Wein trinkt. Das Auflegen von am Feuer erwärmtem Ahornholz auf die erkrankten Stellen vertreibt die Gicht.«

Der Ahorn enthält unter anderem Gerbstoffe, Saponine, Flavonoide und Vitamine. Daraus erklären sich einige seiner Anwendungsgebiete. In früheren Zeiten wurden Teile des Baumes von den Heilkundigen als kühlendes und abschwellendes Mittel verwendet. Überall da, wo am Körper krankhafte Hitze entstanden ist, sollte der Ahorn als kühlende Auflage die Hitze lindern. So wurde er bei hitzigen Geschwüren, geschwollenen Augen, Gerstenkorn, Fieber, Entzündungen und geschwollenen Gliedern empfohlen. Eine Auflage aus Ahornblättern war leicht hergestellt: Die frischen Blätter wurden einfach angequetscht und aufgelegt oder man kochte sie zuvor in Wein etwas weich. Als erste Hilfe unterwegs kann man Ahornblätter auch auf Insektenstiche, auf müde, geschwollene Füße und geschwollene Augen auflegen.

Verwendung in der Küche

Ahornsirup

Ahornsirup ist in Naturkostläden, Reformhäusern und Feinkostgeschäften erhältlich. Er wird aus dem Saft des kanadischen Zuckerahorns gewonnen. Man sollte unbedingt darauf achten, dass der Sirup hundertprozentig rein und nicht mit Zuckersirup gestreckt ist. Ahornsirup ist ein natürliches Süßungsmittel. Er verleiht den Speisen einen feinen vanilleartigen Geschmack und ist zudem sehr gesund, da er nicht raffiniert ist und einen hohen Gehalt an Mineralien und Begleitstoffen aufweist.

Ahornsirup süßt Kuchen, Gebäck, Müsli, Marmeladen, Joghurt, Quarkspeisen, Pudding und vieles mehr. Er lässt sich auch als Brotaufstrich und für Milchmixgetränke verwenden.

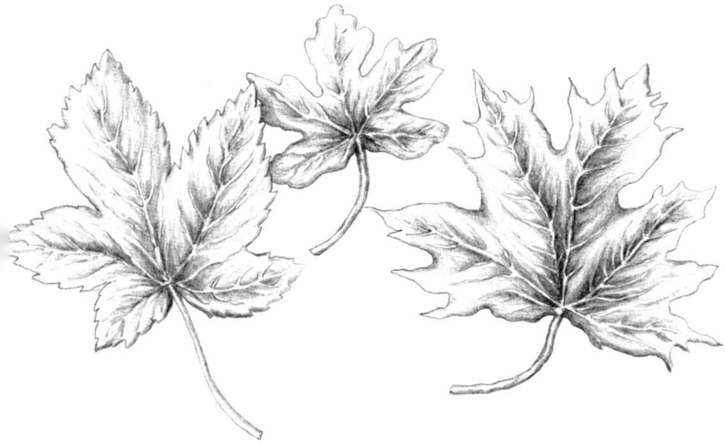

Ahorn-Mandel-Halbgefrorenes

200 ml Rahm (süße Sahne)
½ Vanilleschote
100 ml Ahornsirup
2 Eigelb
1 Tasse sehr fein gemahlene Mandeln

Den Rahm mit der aufgeschlitzten Vanilleschote kurz aufkochen. Abkühlen lassen. Den Ahornsirup mit den Eigelben verquirlen und unter den Rahm mischen. Die gemahlenen Mandeln darunterrühren. Die Masse in eine Schüssel füllen und ins Gefrierfach stellen. Bevor sie ganz fest wird, noch einmal gut durchrühren und noch etwas weiter gefrieren lassen. Das Halbgefrorene sollte zum Schluss die Konsistenz von festem Pudding haben.

Tipps: Einen besonders intensiven Geschmack erhält man, wenn man die Mandeln erst kurz vor dem Zubereiten mahlt. Statt Mandeln kann man auch Walnüsse, Cashewkerne, Haselnüsse, Pistazien oder Erdnüsse verwenden.

Ahorn-Mandel-Eis

200 ml Rahm (süße Sahne)
½ Vanilleschote
100 ml Ahornsirup
2 Eigelb
½ Tasse weißes Mandelmus (Reformhaus, Naturkostladen)

Den Rahm mit der aufgeschlitzten Vanilleschote kurz aufkochen. Abkühlen lassen. Den Ahornsirup mit den Eigelben verquirlen und unter den Rahm mischen. Das Mandelmus darunterrühren. In die Eismaschine füllen und zu Eis gefrieren lassen.

Kanadische Dampfknödel in Ahornsirup

Für 4 Personen an einem gemütlichen Winterabend

2 Tassen Mehl
2 TL Backpulver
1 Messerspitze Salz
2 EL Butter
1 Tasse Milch
¾ Tasse Ahornsirup
¾ Tasse Wasser

Das Mehl mit dem Backpulver zusammen sieben, das Salz dazugeben und die Butter darunterkneten. Nach und nach die Milch beifügen, bis ein geschmeidiger Teig entstanden ist.

Den Ahornsirup mit dem Wasser in einem Kochtopf zum Kochen bringen. Mit einem Esslöffel walnussgroße Stücke vom Teig abstechen, in die kochende Flüssigkeit geben, sofort den Deckel schließen und 25 Minuten bei mittlerer Hitze kochen lassen. Die Neugierde unbedingt zähmen und den Deckel vorher nicht lüften, die Knödel fallen sonst zusammen.

Pancakes

Kanadische Pfannkuchen mit Ahornsirup

4 Tassen Buchweizenmehl
1 Tasse Weizenmehl
3 Eier
1 kräftiger Schuss dunkles Hefeweizenbier
6 Tassen Milch
3 EL Butter
1 Prise Salz
Öl oder Fett zum Ausbacken

Alle Zutaten zu einem glatten Pfannkuchenteig rühren und 15 Minuten ruhen lassen. In heißem Öl oder Fett zu nicht zu großen Pfannkuchen backen.

Tipp: »Stilecht« schichtet man jeweils 3 bis 5 der warmen Pancakes übereinander, bestreicht dabei jede Schicht mit Butter und übergießt das Ganze mit warmem Ahornsirup.

Ahornlimonade

Ahornsirup eignet sich sehr gut als Lösungsmittel für ätherische Öle zum Aromatisieren von Süßspeisen, Limonaden oder Drinks. Dafür werden die ätherischen Öle, die ansonsten nicht wasserlöslich sind, in Ahornsirup verschüttelt oder verrührt. Für Limonaden und Drinks wird dieses Gemisch anschließend mit Mineralwasser, Prosecco, Sekt, Wodka usw. aufgegossen.

Für Limonaden und Drinks eignen sich besonders gut die ätherischen Öle aus Zitrusfrüchten wie Mandarine, Orange, Grapefruit oder Zitrone. Für 1 l Limonade verwendet man je nach Geschmack 3 bis 5 EL Ahornsirup und 10 bis 20 Tropfen ätherisches Öl.

Power Drink

10 ml Ahornsirup
1 Tropfen ätherisches Ingwer-, Galgant- oder Angelikaöl
5 Tropfen ätherisches Orangen- oder Mandarinenöl

Alle Zutaten in einem kleinen Fläschchen gut miteinander verschütteln. Auf zwei Sektgläser verteilen und mit Prosecco, Sekt oder Mineralwasser auffüllen.

Botanische Erkennungszeichen

	Spitzahorn *(Acer platanoides)*	**Bergahorn** *(Acer pseudoplatanus)*	**Feldahorn** *(Acer campestre)*
Vorkommen	West-, Mittel- und Osteuropa	West-, Mittel- und Südeuropa	West-, Mittel- und Osteuropa
Standort	Flusstäler, Tieflagen, in Parks und Alleen bis auf 700 m Höhe	Mittelgebirge und Gebirge bis auf 1500 m Höhe	Laubwälder, Hecken, Hügelland bis auf 500 m Höhe
Höhe	25–30 m	bis 30 m	15 m
Rinde	schwarz, längsrissig, blättert nicht ab	glatt, braungrau, alte Bäume hellbraun und abschuppend ähnlich der Platanenrinde, deshalb der Name	graubraun, dicke Borke mit Netzmuster
Blätter	gegenständig, 5–7 cm lange, zugespitzte Lappen, Bucht dazwischen ohne Spitzen, beiderseits glänzend, im Herbst hellgelb gefärbt	gegenständig, langgestielt, fünflappig, Bucht gezähnt	gegenständig, klein, langgestielt, fünflappig, Blätter sind so breit wie lang, variiert stark
Blüten	April, zweihäusig oder scheinzwittrig, gelbgrüne Doldentrauben vor dem Laubaustrieb	Anfang Mai, einhäusig, teilweise scheinzwittrig, nach Laubaustrieb gelbgrüne, hängende Trauben	Anfang Mai, zweihäusig, mit oder nach Laubaustrieb grüngelb, zuerst aufrecht, dann in hängenden Doldentrauben
Früchte	Flügelfrucht in stumpfem Winkel, darin ein flaches Nüsschen	Flügelfrucht mit spitzem Winkel, kugeliges, kleines Nüsschen	Flügelfrucht mit waagrechtem Winkel, kleines Nüsschen mit grauen Haaren bedeckt
Holz	gelblich, elastisch	weißlich, dicht, hart, zäh	rötlich, fest

Der Apfelbaum

Malus communis
Familie der Rosengewächse, *Rosaceae*

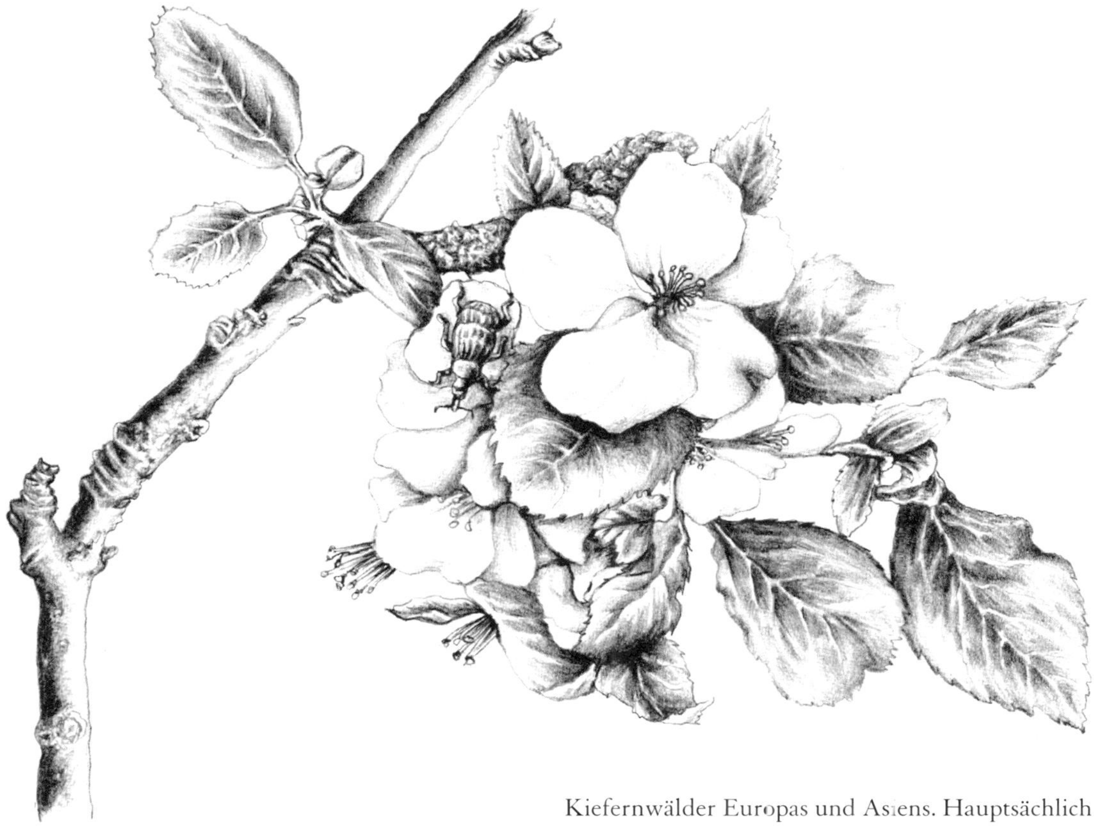

»Der Apffelbaum ist allenthalben jederman wohl bekandt / es seyn aber desselbigen so viel und mancherley Geschlecht / dass es unmuglich ist / dieselbige alle zu erzehlen und zu beschreiben / wie dann unser Author derselbigen sehr viel hat abreissen lassen / welche allzumal mit ihrem Namen beschrieben seyn / davon in gemein soll gehandelt werden.«

So stöhnt schon 1731 Tabernaemontanus in seinem Kräuterbuch über die Vielzahl der Apfelbaumsorten, die er beschreiben soll. Heute würde er die Hände über dem Kopf zusammenschlagen, denn die Aufzählung könnte ein ganzes Buch füllen. Es gibt inzwischen über tausend Sorten, die aus vielen Kreuz- und Querzüchtungen entstanden sind.

Der gemeinsame Stammvater aller Apfelbäume ist der wilde Holzapfelbaum. Er ist ein Bestandteil der Laub- und Kiefernwälder Europas und Asiens. Hauptsächlich ist er jedoch in Südosteuropa verbreitet. Wie alle wilden Arten unserer Obstbäume besiedelt er die lichte Waldrandzone, denn seine Blüten benötigen genügend Licht zu ihrer Entfaltung.

Noch heute, als Obstbaum im Garten, bildet er nicht gern einen hoch gewachsenen Stamm, sondern es liegt ihm mehr an der Ausbildung einer dicht verzweigten Krone. Diese rundliche Gestalt der Apfelbaumkrone spiegelt sich in der Form der kugeligen Äpfel. Das Gleiche kann man übrigens auch beim Birnbaum beobachten: Die längliche Form der Krone entspricht der tropfenförmigen Birnenfrucht. So folgen beide, Baum und Frucht, derselben formenden Schwingung.

Die wilde Form des Apfelbaums ähnelt noch sehr einem zerzausten Strauch, der sich deshalb auch gut zur Heckenbepflanzung eignet. Im Frühjahr, wenn die schönen Blüten an den Zweigen stehen, wirkt der Wildling gezähmt. Seiner Äpfelchen wegen wird er wieder vermehrt in den Wäldern angepflanzt, denn sie sind ein willkommenes Wildfutter.

Die Menschen aber kann er nicht so leicht zum Hineinbeißen verführen, denn ihr Geschmack ist sehr sauer und zusammenziehend. Die drei bis fünf Zentimeter großen Holzäpfel scheinen auch eher in eine Puppenstube als in die Hand eines ausgewachsenen Menschen zu passen.

Die Germanen kannten nur diese kleinen Holzäpfel, bevor sie zum ersten Mal in einen »richtigen« Apfel beißen konnten. Diesen brachten ihnen die Römer, die in ihren Gärten in den germanischen Provinzen auf nichts verzichten wollten. Diese veredelten Apfelbäume waren vor langer Zeit irgendwo in Asien gezogen worden. Erste Kulturformen gibt es seit der Antike. Wann und wer diese kunstvolle Arbeit getan hatte, ist nicht mehr herauszufinden.

Die Germanen übertrugen den Namen ihres Holzapfels auf den neuen Apfel der Römer. Das war bei ihnen sonst nicht üblich; meist germanisierten sie das lateinische Wort, das die neue Obstart bezeichnete. So ist die Bezeichnung Apfel ein sehr altes Wort, das sich weit zurückverfolgen lässt. Neben den tausenderlei Apfelsorten gibt es noch so manchen »Apfel«, der nicht unbedingt genießbar ist: Augapfel, Zankapfel, Adamsapfel, Streitapfel, Reichsapfel, Apfelschimmel. Im Mittelalter wurde der Apfel auch »Affalter« genannt. Diese alte Bezeichnung hat sich bis heute in Ortsnamen erhalten: Affalterbach, Afholderbach, Affaltrach. Sicher wurden an diesen Orten schon im Mittelalter Äpfel angebaut.

Den herb schmeckenden Holzapfel scheinen unsere Vorfahren nicht verschmäht zu haben. In menschlichen Behausungen der Jungsteinzeit wurden viele Kerne des Holzapfels gefunden. Was im Mittelalter alles aus den kleinen Holzäpfelchen hergestellt wurde, lässt sich aus den Rezepten in alten Kochbüchern erkennen: Sie gaben Salaten und Speisen einen säuerlichen Geschmack, und auch Essig wusste man daraus zu bereiten. Ebenso bediente man sich der kleinen Äpfel zum Konservieren von Speisen. Da sie einen sehr hohen Pektingehalt haben und deshalb leicht gelieren, bereitete man aus ihnen meistens ein würziges Gelee.

Uralt ist die magische und mythische Geschichte, die sich mit dem Apfel verbindet. In allen euroasiatischen Kulturen war er ein Symbol des Lebens, der Liebe und der Fruchtbarkeit. Seiner Kugelform wegen war er das Sinnbild für die Vollkommenheit der Erde und des Kosmos. In der Form des Reichsapfels sollte er die Herrschaft des Geistes

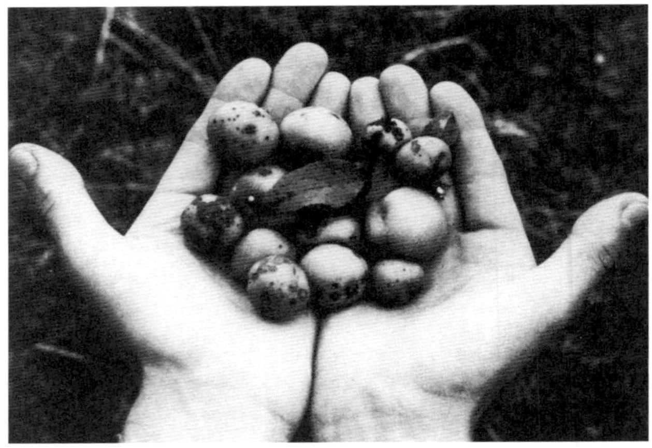

auch auf der Erde durch den gottgewollten Herrscher zeigen.

Der Apfel war immer ein Symbol der Erde und des Weiblichen, und so galt er als Attribut der Göttin, die oft in Dreiergestalt erschien. In jeder Kultur war sie es, die mit ihrem Apfel dem Menschen den Weg zur Vollkommenheit zeigte. Ischtar, Hathor, Demeter, Aphrodite, Venus, Iduna – die Namen wechselten, doch das Symbol der Göttin, der Apfel des Lebens, blieb. In vielen Märchen und Mythen wird vom Paradiesbaum erzählt, dessen Früchte ewiges Leben bringen sollen. Der Held der Geschichte zieht jeweils aus, um einen dieser Äpfel zu brechen. Schreckliche Abenteuer hat er zu bestehen, bis er am Ziel ist. Sie stehen symbolisch für die Hindernisse, die der Mensch auf dem Weg zu sich selbst zu überwinden hat. Oft sind es auch verschlüsselte Einweihungsriten des alten Kultes der Göttin.

In der nordischen Sage war es die Göttin Iduna, die im Besitz der goldenen Äpfel war. Sie gab davon den Asen zu essen, die darauf ewige Jugend erhielten. Die griechische Sage erzählt von den Hesperiden, den Töchtern des Atlas und der Hesperis. Zu ihnen wurde Herkules geschickt, um drei goldene Äpfel zu pflücken. In keltischen Märchen wird ebenfalls von einem wunderschönen Baum berichtet, der, schwer bewacht, goldene Lebensäpfel trägt. Und auch hier werden die abenteuerlichen Reisen des Helden beschrieben, die ihn zu dem Apfelbaum führen.

Auch in unserem Sprachraum sind viele Apfelmärchen erhalten geblieben. Das bekannteste ist wohl das von Frau

Holle, das die Gebrüder Grimm aufgezeichnet haben. Das Mädchen trifft darin auf seinem Weg durch die Unterwelt auf einen Apfelbaum. »Ach schüttel mich, schüttel mich, wir Äpfel sind alle miteinander reif«, so bitten die Äpfel das Mädchen. Das Mädchen schüttelt den Baum recht kräftig, bis keiner der Äpfel mehr am Baum hängt. Und es wird dafür königlich belohnt.

Eine besondere »Apfelgöttin« beschreibt E.T.A. Hoffmann in seinem Märchen vom goldenen Topf. Darin verfolgt ein böses Apfelweib den Helden der Geschichte, den Studenten Anselmus, mit ihrem Fluch. Schließlich erblickt er ihr Gesicht sogar in einem bronzenen Türklopfer, der sich langsam und unheimlich zu einem grinsenden Apfelgesicht verzieht.

Auch Maria hält als Himmelsfürstin einen Apfel in ihrer Hand. In der christlichen Symbolik hat der Apfel jedoch eine zwiespältige Bedeutung. Nach der Umwandlung der frühen matriarchalen Mutterreligionen bekam das alte Apfelsymbol die Bedeutung der Sünde und des Verderbens zugesprochen. Die patriarchalen Kirchenväter wandelten den Leben spendenden Apfel in ein Objekt der Sünde und der Verführung. Die frühere weise Göttin war jetzt zur neugierigen, schwachen Eva geworden, die eine schwere Sünde beging, indem sie den Apfel vom Baum der Erkenntnis kostete. Nicht mehr das Leben und die Erneuerung nach dem Tod waren jetzt die Symbolik des Apfels, sondern die Vergänglichkeit des Lebens. Deshalb findet sich auf vielen Darstellungen von Apfelbäumen, die im Mittelalter entstanden sind, auch ein Totenschädel oder der Tod selbst mit im Bild.

Die Griechen, die in ihrer Mythologie den Göttern menschliche Eigenschaften zusprachen, haben in folgender Erzählung vom Apfel des Paris die Symbolik der Göttin mit dem Apfel etwas unterhaltsamer dargestellt, als es sonst üblich war: Zur Hochzeit der Thetis mit Peleus hatte man alle Götter eingeladen; nur Eris, die Schwester des Kriegsgottes Ares, hatte man vergessen. Sie sann auf Rache, und es fiel ihr etwas Besonderes ein. Sie ließ in den Festsaal einen Apfel rollen, den sie zuvor mit der Aufschrift »der Schönsten« versehen hatte. Natürlich verursachte dies unter den anwesenden Göttinnen einen Streit, denn jede nahm doch an, dass sie die Schönste sei. Endlich wurde dem nicht minder schönen Jüngling Paris die Aufgabe zuteil, der schönsten der Göttinnen den Apfel zu überreichen. Zur Auswahl standen in der Endentscheidung Juno, Minerva und Venus. Paris entschied sich für Venus, da diese ihm heimlich Helena, die schönste Frau der Erde, zur Ehefrau versprochen hatte. Wie diese Geschichte schließlich endete, kann man im Bericht über die Zerstörung Trojas nachlesen. Paris war der Sohn des trojanischen Königs Priamus. Die gekränkten Göttinnen Juno und Minerva trugen alles dazu bei, damit Troja zerstört werde, um sich so an Paris zu rächen.

Heilanwendung

Der Apfel enthält sehr viele heilkräftige Stoffe, deshalb wurde er schon immer nicht nur als Speise, sondern auch als Heilmittel verwendet. Er wirkt verdauungsfördernd, stopfend, anregend, beruhigend, harntreibend, appetitanregend und fiebersenkend.

Erstaunlich erscheint, dass der Apfel als Heilmittel zum Teil genau gegenteilige Wirkungen hervorrufen kann. Die Lösung des Rätsels liegt in der Darreichungsform: Wie einige andere Heilpflanzen auch kann der Apfel je nach Zubereitungsart gegenteilige Krankheiten heilen.

Bei starken Durchfällen ist die beste Diät eine Apfelkur. Morgens, mittags und abends werden 2 bis 4 Äpfel auf einer Reibe fein gerieben und frisch gegessen. Die Äpfel sollten nicht gespritzt sein, denn die Schale wird dabei ebenso wie das Kernhaus mitgegessen. Wichtig ist auch, dass die Äpfel nicht zu kühl sind. Die Kur sollte 1 bis 3 Tage dauern. Außer den Äpfeln darf der oder die Kranke in dieser Zeit keine weiteren Nahrungsmittel zu sich nehmen. Als Getränk eignen sich Kräutertees: Kamille, Nelkenwurz, Blutwurz, Schafgarbe, Storchschnabel.

Im Gegensatz dazu haben gebratene Äpfel eine anregende Wirkung auf die Darmtätigkeit. Man kann sie im Grill oder Backofen wie Bratäpfel zubereiten.

Die harntreibende Wirkung des Apfels macht ihn zum geeigneten Diätmittel bei Rheuma, Gicht, Blasen- und Nierenkrankheiten. Besonders bei einer Neigung zu Blasen- und Nierensteinen hilft eine Apfelkur, die abgelagerten Stoffe auszuscheiden. Dazu kann man Apfelsaft selbst frisch auspressen, oder man beißt einfach ohne lange Vorbereitung zu.

Auch Apfelschalentee wirkt leicht anregend auf Blase und Nieren. Gleichzeitig ist dieser Tee ein beruhigender Nerventrank. Die Apfelschalen werden in der Sonne oder im Backofen bei niedriger Temperatur (50 Grad) getrocknet und anschließend gut verschlossen in einem Glas aufbewahrt. 2 Teelöffel der zerkleinerten Schalen übergießt man mit 1 Tasse kochendem Wasser, gut ziehen lassen und eventuell mit Honig süßen. Für einen fruchtigen Haustee können die Apfelschalen mit Hagebutten, Berberitzenbeeren und Birnenschalen gemischt werden.

Fiebersenkend wirkt ebenfalls ein Apfelschalentee, stärker jedoch gedörrte Apfelscheiben. Während man bei allen obigen Rezepten zu kultivierten Äpfeln greifen soll, ist bei dieser Zubereitung der kleine »Wilde« von keinem Kulturapfel zu schlagen. Wer also am Waldrand oder auf einer Lichtung einen Wildapfelbaum entdeckt hat, sollte ihn bis zum Herbst gut im Auge behalten. Dann werden die Früchte geerntet, in feine Scheiben geschnitten und getrocknet: Bei warmem Wetter kann man sie an einem luftigen, trockenen Platz, auf Schnüre gefädelt, zum Trocknen aufhängen. Ist dies nicht möglich, trocknet man sie im Backofen bei 50 Grad. Bei Bedarf kocht man auf 1 Tasse Wasser 2 Teelöffel zerkleinerte Apfelscheiben leicht auf, gießt den Aufguss ab und erhält so einen guten Fiebertrank, besonders für Kinder.

Früher hat man noch eine weitere Zubereitungsart sehr geschätzt: Das Apfelblütenwasser war ein bekanntes Schönheitsmittel. »Dieses Wasser macht ein schön klar Angesicht, linde zahrte Haut«, heißt es in einem alten Kräuterbuch darüber. Für das Apfelblüten-Schönheitswasser werden am Morgen frisch gesammelte Apfelblüten in einer Destille abdestilliert.

Die einfachste Schönheitsanwendung des Apfels ist für uns heute eine Apfelmaske. Sie stärkt und reinigt die Haut. Hierfür werden 2 Äpfel zu Brei zerstoßen und mit etwas Rosenblütenwasser aus der Apotheke oder dem Naturkostladen vermengt. Auf die Gesichtshaut auftragen und zirca 15 Minuten einwirken lassen.

Aus den Blüten des Apfelbaums wird in der Bachblütentherapie das Heilmittel »Crab Apple« hergestellt. Es dient zur Reinigung und fördert die Selbstliebe. »Crab Apple« hilft Menschen, denen es schwer fällt, Wichtiges von Unwichtigem zu unterscheiden.

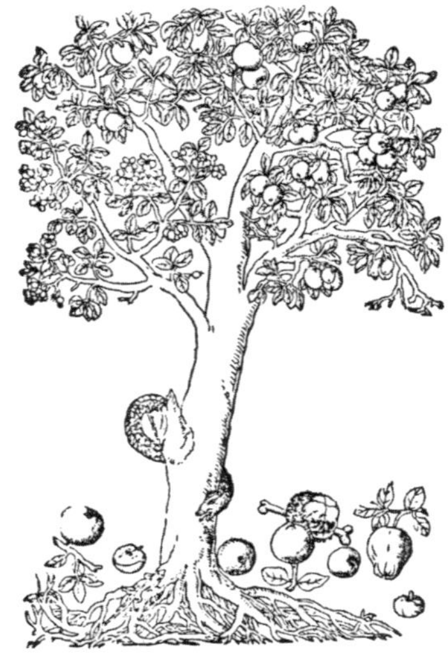

Verwendung in der Küche

Roh sind die kleinen Holzäpfel nicht genießbar. Sie ergeben jedoch ein sehr aromatisches Gelee. Bei allen Zubereitungen aus Äpfeln gebe ich einige der kleinen »Wildlinge« dazu; sie verstärken den Geschmack.

Dörren von Äpfeln

Die Äpfel schälen, das Kernhaus ausstechen und die Früchte in Scheiben schneiden. Im Backofen bei 50 Grad zirca 10 Stunden trocknen lassen.

Apfelchutney

Chutney ist eine indische Spezialität. Es hat die Konsistenz von fester Marmelade und wird zum Würzen von Reis, Fleisch, Fisch und allen Currygerichten oder als pikante Beilage verwendet.

1 kg feste säuerliche Äpfel
7 Tomaten, gehäutet
1 Zwiebel
1 etwa 5 cm langes Stück frische Ingwerwurzel, geschält
200 g Rosinen
600 g brauner Rohrzucker
½ l Essig
2 EL Salz
1 Messerspitze Muskatblütenpulver
1 Messerspitze Nelkenpulver
3–5 Messerspitzen Cayennepfeffer
4 EL kandierter Ingwer
1 EL mittelscharfer Senf

Die Äpfel entkernen, aber nicht schälen, fein würfeln. Tomaten, Zwiebel und Ingwer ebenfalls fein würfeln. Alles zusammen in einen Topf geben und erhitzen. Die restlichen Zutaten dazugeben und kurz aufkochen lassen. Bei schwacher Hitze etwa 1½ Stunden unter ständigem Rühren zu Geleedicke einkochen lassen. In Marmeladengläser füllen und gut verschließen.

Apfelmolke

4 saure Äpfel
1 l Milch
1 l Wasser
Zitronensaft nach Geschmack

Die Äpfel fein reiben und mit der Milch und dem Wasser kurz aufkochen. Abseihen und kalt servieren. Je nach Geschmack mit Zitronensaft verfeinern.

Tipp: Ein sehr gesundes und erfrischendes Getränk. Es reguliert die Darmtätigkeit und unterstützt die Darmflora.

Apfelessig

Sehr reife Äpfel oder Falläpfel werden von fauligen Stellen oder Würmern befreit und grob zerkleinert. In einen Steinguttopf oder ein Holzfässchen füllen und mit warmem Wasser übergießen, sodass alle Früchte bedeckt sind. An einem warmen Ort einige Tage stehen lassen. Danach den Saft abpressen und in einen Glasballon füllen. Diesen nicht verschließen und wieder an einen warmen Ort stellen, bis sich der Saft nach etwa sechs Wochen zu Essig verwandelt hat. Diesen vorsichtig vom Satz abgießen und in Flaschen füllen.

Konzentriertes Apfelgelee (Apfelkraut)

Die Äpfel in Stücke schneiden und im Dampfentsafter entsaften. Den Saft in einen Topf füllen und etwa 1½ Stunden bis zu Geleedicke einkochen. In Marmeladengläser füllen.

2 bis 2½ kg Äpfel ergeben etwa 1 großes Glas Gelee.

Botanische Erkennungszeichen

Vorkommen	ganz Europa
Standort	Waldränder, Laubmischwälder bis auf 900 m Höhe
Höhe	5–10 m, Baum oder Strauch
Rinde	braungrau, in dünnen Schuppen abblätternd
Blätter	wechselständig, eiförmig, am Rand gesägt, auf der Unterseite weißfilzig, kurzer Blattstiel
Blüten	Mai bis Juni, zwittrig, weiß-rötlich, gelbe Staubgefäße, kurzer Stiel, in Büscheln stehend
Früchte	September, Holzapfel 3–5 cm groß
Sammelzeit	Blüten im Mai, Äpfel Oktober bis Dezember
Inhaltsstoffe	Vitamin C, Pektin, organische Säuren, Enzyme
Holz	rötlich, Hartholz, fest, dicht

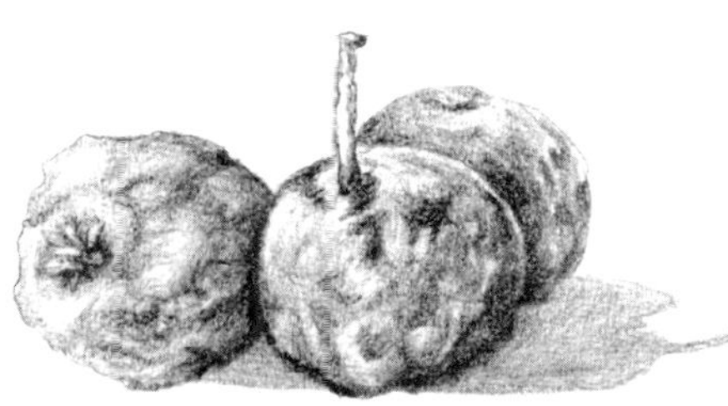

Die Birke

Betula pendula, Hängebirke
Betula pubescens, Moorbirke
Betula alba, Weißbirke
Familie der Birkengewächse, *Betulaceae*

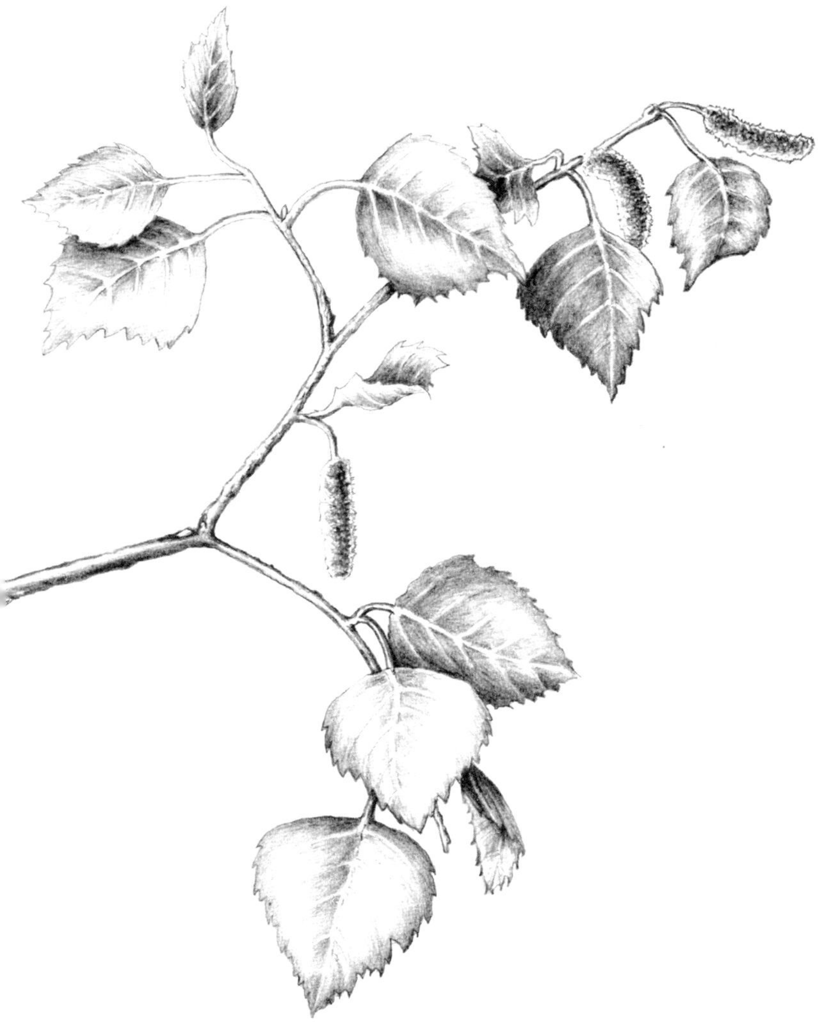

Alte Bäume sind etwas Herrliches! Mit ihrem mächtigen Stamm, den kräftigen Ästen und dem riesigen Blätterdach scheinen sie den Himmel zu tragen. Je älter ein Baum wird, umso mehr festigt sich sein ihm ganz eigener Charakter in der Baumgestalt. Er wird immer mehr zur Persönlichkeit. Die Birke macht da eine Ausnahme. Sie ist als junger Baum am schönsten. In ihrer Jugend übertrifft sie alle anderen Bäume an Schönheit und Grazie. Der weiße, schlanke Stamm wirkt elegant, das feingliedrige, zartgrüne Blattkleid anmutig. Sie ist der leibhaftige Frühling. Eine Baumnymphe, die der Birke an einem Frühlingstag entstiege, würde sicher den zarten, blumigen Frauengestalten auf den Bildern Botticellis gleichen. Haselnuss, Birke und Erle gehören alle zur Familie der Birkengewächse. Jeder dieser drei Bäume war für die Menschen das Sinnbild eines bestimmten Punktes im Kreislauf des Lebens: Die Haselnuss steht am Anfang als Baum der Kinder und der Zeugung, die Birke verkörpert die Jugend, das Wachsen und Entstehen, die Erle symbolisiert das Alter, das schon mit dem Geheimnis des Todes vertraut ist.

Die germanische Rune Berkana, die Birke, steht für Mutterschaft, Kindheit und Schutz. Unser heutiger Buchstabe B ähnelt der Berkansrune. Diese Rune symbolisiert die busenähnlichen Zwillingshügel der Kultstätten aus der Jungsteinzeit, die für die nährende Kraft, für die Mutter Erde stehen. Lange hat sich in der europäischen Tradition der Brauch gehalten, Wiegen aus Birkenholz zu fertigen, um die Kinder symbolisch in den Armen von Berkana vor der Macht des Bösen zu schützen.

Das Fest der Birke wird bei uns schon seit uralter Zeit gefeiert, denn die Heimat dieses Baumes sind die nördlichen, gemäßigten und die arktischen Gebiete. Auf Island und Grönland waren die Birken sogar einmal die einzigen Bäume. In diesen Ländern, in denen Väterchen Frost besonders arg wütet, ist die Freude über den Frühling mit den ersten, sich begrünenden Bäumen, Weide und Birke, jeweils besonders groß. Während die Weide das Absterben und die Vergänglichkeit symbolisierte, war die Birke ein Baum des Lebens und der reinen Freude. Ihr Fest war eine Freudenfeier der Wiedergeburt und der Hochzeit zwischen Himmel und Erde. Den Kelten galt die Birke als Baum des Neuanfangs. Daher setzten sie ihn an den Beginn ihres Baumalphabets.

Der bekannteste Brauch um die Birke war der des Maibaums, der noch in unserer Zeit fortlebt. Am 1. Mai holten die Bewohner des Dorfes eine große Birke aus dem Wald, schmückten sie mit bunten Bändern, Eiern, Brezeln und Kuchen. Manchmal wurde der Baum, wie es bei einem russischen Pfingstbrauch üblich war, mit Frauenkleidern behängt und so zur leibhaftigen Frühlingsgöttin gemacht. Mit dem Maibaum holten sich die Dorfbewohner einen Teil der neu erwachten Natur in ihr Dorf und stellten ihn als Pfand auf dem Dorfplatz auf, damit die Frühlingsgöttin ihre Familien segne. Auch für die einzelnen Höfe wurden am 1. Mai kleinere Bäumchen gehauen und vor die Tore und Türen gestellt. An diesem Tag zogen in vielen Gegenden Europas die Menschen singend hinaus in den Wald, um »den Mai zu suchen«.

Auch das »Pfeffern« oder »Schmackostern«, das noch im 19. Jahrhundert weit verbreitet war, hat seinen Ursprung in alten, heidnischen Maifeiern. Frische Birkenzweige wurden zur Lebensrute, mit der die jungen Männer durchs Dorf zogen und die Bevölkerung, besonders die jungen Mädchen, »pfefferten«, das heißt schlugen. Wer mit solch einer Lebensrute eins übergezogen bekam, der war für das weitere Jahr vor Krankheit geschützt.

In der Nacht zum 1. Mai stellten die jungen Männer ihrer Angebeteten ein Birkenbäumchen vors Haus, als Zeichen ihrer Liebe und als symbolischen Heiratsantrag. Dass es gerade in der Nacht zum 1. Mai Liebeserklärungen und Heiratsanträge nur so hagelte, hat seinen Ursprung in sehr alter Zeit. Das Fest der Urmutter – die damals in Form einer Birke verehrt wurde – wurde in allen Kulturen zu Jahresbeginn gefeiert und stand im Zusammenhang mit der geheimnisvollen, heiligen Hochzeit. Die Urmutter und mit ihr die ganze Erde feierte in der Zeit des Neuerwachens der Natur die Hochzeit mit dem Himmel. Beide, Himmel und Erde, müssen sich zusammentun, damit ein neuer Anfang entsteht. Ein Königs- oder Priesterpaar vollzog diese Hochzeit stellvertretend im Tempel, um die Fruchtbarkeit des Landes neu zu erwecken. In Prozessionen trug man die frohe Botschaft des Neubeginns durch das Dorf und auf die Felder hinaus. Hochzeiten, die in diesen Tagen geschlossen wurden, galten als besonders glücklich. Die ausgelassenen Feiern wurden später zu Hexennächten wie der Walpurgisnacht umgemünzt.

Wer war der Bräutigam der schönen Frühlingsgöttin? Auf der Suche nach ihm bin ich auf einen wilden Gesellen gestoßen. Es ist der Laubmann oder Pfingstbutz, der wilde Mann, der grüne Georg, der schließlich zum heiligen Georg wurde. Bei den vorchristlichen Maiumzügen wurde ein männlicher Vegetationsdämon mitgeführt. Es war entweder eine geschmückte Strohpuppe oder ein ganz in Laub und Moos gehüllter Mann. Wahrscheinlich hat er so ähnlich ausgesehen wie die »wilden Männle« aus Oberstdorf, die alle fünf Jahre ihren uralten heidnischen Tanz aufführen, oder wie die vermummten Maskenmenschen bei einer Fastnacht in Süddeutschland. Dieser Dämon war besonders für die Fruchtbarkeit der Haustiere und für das Regenmachen zuständig. Er symbolisierte jedoch auch die Notwendigkeit des Sterbens, damit wieder neues Leben entstehen kann. Deshalb wurde er am Ende der Frühjahrsfeiern in den Bach geworfen oder während eines wilden Reiterfestes besiegt.

Aus dem grünen Georg ist der heilige Georg geworden, der noch heute am Sankt-Georgs-Tag die Pferde segnet. Nach der Christianisierung haben die weltlichen und geistlichen Herren immer wieder versucht, die alten Maifeiern zu verbieten. Es sind Aufzeichnungen von strikten Verboten der Maibäume überliefert. Die adeligen und kirchlichen Waldbesitzer ärgerte es, dass alljährlich viele Birken aus ihrem Waldbesitz geschlagen wurden. Auch störte es den Absolutheitsanspruch der Kirche, dass jedes Jahr zur Maienzeit die alten heidnischen Götter zu neuem Leben erweckt wurden. Aus dem Jahr 1225 ist ein Dokument erhalten geblieben, das von einem Pfarrer Johannes berichtet, der in Aachen versucht hatte, den alten Maibrauch abzuschaffen. Er soll in seinem Eifer den mit Kränzen geschmückten Baum umgehauen haben, und das gerade zu dem Zeitpunkt, als die ganze Gemeinde fröhlich um den Baum tanzte. Die Unternehmung endete, wie es hieß, in einem Tumult, denn die Bürger wollten sich ihr Fest nicht nehmen lassen.

Die Kirchenväter haben schließlich einen Kompromiss geschlossen, und der alte Maibrauch wurde zum Fronleichnamsfest umgewandelt. Jetzt durften die Straßen wieder mit Birkenzweigen und Bäumchen geschmückt werden.

Die Birke ist ein Lichtbaum. In einem dunklen Wald kann sie nicht gedeihen. Birkenwälder sind immer licht und hell, das leichte Blätterdach lässt noch genügend Licht auf den Boden fallen. Zudem reflektiert die weiße Birkenrinde das Licht und wirkt hell und strahlend. Das Wort »Birke« leitet sich von der indogermanischen Sprachwurzel *bherg* ab, was leuchten, glänzen, strahlen bedeutet.

In einem Birkenwald stellt sich unter den weißen Stämmen dennoch keine reichhaltige Flora ein. Die Wurzeln der Birke holen ihre Nährstoffe nicht nur aus der Tiefe, sondern streichen auch an der Bodenoberfläche entlang und entzie-

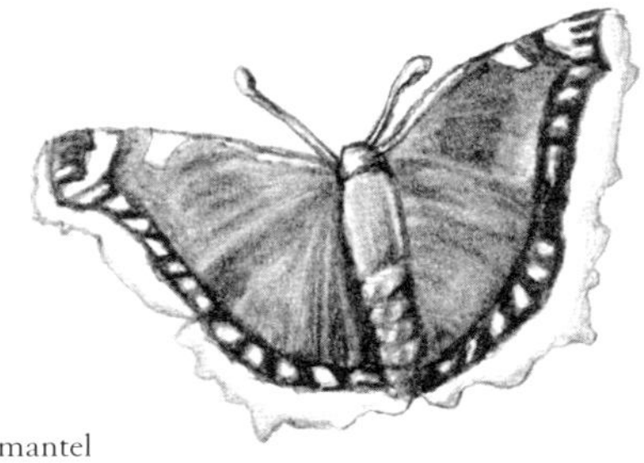

Trauermantel

hen der oberen Schicht die Nährstoffe. Dadurch bleibt nicht mehr viel übrig für andere Pflanzen.

Dass die Birke auch auf dem feuchtesten Boden gedeihen kann, hat sie bereits vor Jahrtausenden bewiesen. Nachdem sich die Gletscher gegen Ende der Eiszeit zurückgezogen hatten und eine feuchte, baumlose Moorlandschaft zurückließen, gehörte die Birke zu den ersten Bäumen, die das Neuland besiedelten. Noch heute werden Birken auf Ödland, Geröllhalden und feuchten Böden zum Befestigen und zum Entwässern gepflanzt. Sie ist eine wahre Pionierin.

Kein Laubbaum ist so winterhart wie die Birke. Selbst ein eisiger Winter kann ihr nicht schaden, denn ihre luftgepolsterte Rinde ist ein guter Kälteschutz und ist außerdem besonders wasserundurchlässig. Diese Eigenschaften haben sich die Menschen nördlicher Breitengrade zu Nutzen gemacht. Sie stellten aus Birkenrinde Dachschindeln zum Abdecken der Häuser her und schufen so wasserdichte, gut isolierte Dächer. Die Indianer Nordamerikas verwendeten die Rinde zum Bau ihrer besonders leichten Kanus. Der harzige, kampferartige Inhaltsstoff Betulin macht die Rinde fast unzerstörbar. Da die Rinde junger Bäume sich wie Leder gebrauchen lässt, weich und geschmeidig ist, wurde sie früher auch für Schuhe, Schirme und Taschen verwendet; die Lappländer fertigten aus ihr sogar Umhänge und Gamaschen. Noch heute werden in Russland, Skandinavien und Nordkanada aus Birkenrinde schöne Gefäße hergestellt.

Die innere Rinde enthält viel Zucker, Öl und sogar Vitamin C. Sie war für die Indianer und so manchen Trapper oder Goldsucher in besonders strengen Wintern eine Notration, die das Leben retten konnte. Essbar ist aber nur die zarte, gelbe Innenrinde, das Kambium, das vorsichtig abgeschabt werden muss, nachdem man die äußere Rinde entfernt hat. Die Indianer zerschnitten sie in kleine Stücke, trockneten und pulverisierten sie. Aus diesem »Birkenmehl« backten die Frauen eine Art Pfannkuchen und auch Brot. Als Überlebensnahrungsmittel wurde auch in Europa die dünne Innenrindenschicht der Birke in feine Streifen geschnitten und in kochendem Wasser weich gekocht. Man erhält so eine Art Birken-Spaghetti, ein Gericht von süßlichem Geschmack und mit einem hohen Nährwert. Die feinen Schichten unter der Außenhaut von Espen, Tannen, Fichten und Weiden sind ebenfalls roh oder gekocht essbar.

Ein weiteres Merkmal der Rinde ist ihr hoher Gehalt an Gerbstoff. Deshalb wurde sie auch üblicherweise zum Gerben gebraucht. Die mit Birkenrinde behandelten Felle verströmen einen intensiven, würzigen Geruch, durch den sich »Juchtenleder«, mit Birkenrinde gegerbte Felle, von den mit anderen Gerbmitteln gegerbten Fellen unterscheiden.

Birkenrinde blättert nicht in dicken Schuppen ab, sondern schält sich elegant in papierähnlichen Querbändern. Dieses »Baumpapier« war früher ein billiges Schreibmaterial. Das älteste beschriebene Birkenpapier ist ein Manuskript aus Turkestan, das aus der Zeit von 350 nach Christus stammt. Es wurde 1893 von Kapitän H. Bower entdeckt.

Die feine, dünne, papierähnliche äußere Schicht der Birkenrinde, ist zudem das beste Material in der Natur, um ein Feuer, speziell bei feuchter Witterung oder bei Regen, zu entzünden. Durch den hohen Gehalt an ätherischen Ölen brennt es selbst in frischem Zustand (siehe mein Buch »Mit der Wildnis verbunden«). Hieronymus Bock berichtet darüber in seinem Kräuterbuch aus dem 16. Jahrhundert:

»Der Birkenbaum ist vor zeitten in grosser würde gewesen / darumb das man auff die weissen Rinden des selben baums etwan geschriben / ehe dann die lumpen zum Papyr erfunden seind worden / wie ich danselbs zu Chur im Schweitzerland etlich Carmina Vergilii auff weisse Birkenrinden geschriben / gesehen und gelesen hab.«

Als Bauholz eignet sich Birkenholz nicht besonders gut, ergibt jedoch ein Furnier mit schönem seidigen Glanz. Seine Qualitäten entfaltet es aber als Kaminholz; es ergibt ein helles, strahlendes Feuer. Und es ist ein Geheimtipp für alle, die im nassen Wald ein Feuer entfachen müssen. Das Holz brennt auch in frischem und feuchtem Zustand durch den eingelagerten Birkenteer.

An Birken wächst oft deutlich sichtbar ein Baumpilz, der Birkenporling, *Piptoporus betulinus*. Er ist halbkreis- bis nierenförmig und besitzt einen dicken stielartigen Ansatz, mit dem er am Stamm des Baumes befestigt ist. Seine Oberseite ist kissenartig gewölbt. In der Jugend ist er hellgrau, weißlich bis bräunlich, im Alter braun und rissig. Das weiße Fleisch frischer Pilze wurde in früheren Zeiten in dicke Scheiben geschnitten und zum Schleifen für Messer und Schwertklingen verwendet.

Heilanwendung

Im zeitigen Frühjahr, wenn die Schwere und Müdigkeit des Winters noch in den Gliedern steckt, ist es Zeit für eine Frühjahrskur, die den Körper reinigt und neu belebt. Zu dieser Zeit erwacht auch gerade die Birke zu neuem Leben. Sie schiebt ihre harzig duftenden Blätter heraus, und im Stamm steigt süßer Saft. Jetzt enthält sie in Blättern und Saft am meisten Heilstoffe und bietet sich für eine Frühjahrskur geradezu an. Ihre Heilstoffe bilden zusammen eine gelungene Komposition, die belebend und reinigend auf den menschlichen Körper wirkt.

Die Birke, die als Moorbewohnerin so gut mit dem Wasser umzugehen weiß, kann als Heilmittel auch regulierend in den Wasserhaushalt des menschlichen Körpers eingreifen. Sie regt Blase und Nieren an und hilft so bei Wassersucht, Rheuma, Gicht, Arthritis, Nieren- und Blasensteinen. Diese Eigenschaften wirken sich auch günstig zur Behandlung verschiedenster Hautkrankheiten aus, da neben Blase und Nieren die Ausscheidungstätigkeit der Haut angeregt wird. Schon bei den alten Germanen galt der Birkensaft als Schönheitstrunk. Zur Unterstützung empfiehlt sich auch die äußerliche Anwendung in Form von Waschungen und Umschlägen mit Birkenblättertee und Birkenwasser. Nicht umsonst peitscht man sich in nordischen Saunen mit frischen Birkenreisern, denn dies unterstützt die Ausschwitzung der Haut.

Für einen Birkenblättertee sammelt man im April oder Mai die jungen, noch klebrigen Blattknospen. Durch ihren hohen Gehalt an ätherischem Öl strömen sie einen balsamischen Duft aus. Nach dem Sammeln müssen sie gleich zum Trocknen auf einem Tuch oder einem feinen Gitterrost ausgebreitet werden. Bei feuchter Witterung trockne ich die Blättchen bei sehr niedriger Temperatur im Backofen.

Von den getrockneten Blättern reichen 2 Teelöffel auf eine Tasse Wasser. Man übergießt sie mit dem kochenden Wasser und lässt sie gut ziehen. Für einen Tee zur Frühjahrskur, zum Entschlacken und Reinigen des Körpers, werden die Birkenblätter meist mit anderen Pflanzen gemischt. Für eine Frühjahrskur trinkt man über zirka 3 Wochen täglich 2 bis 3 Tassen Tee.

Teemischung zur Blutreinigung

2 Teile Birkenblätter
1 Teil Brennnesselblätter
1 Teil Wiesenköniginblätter
1 Teil Minzeblätter

Die getrockneten Pflanzenteile gut miteinander vermischen. 1 Teelöffel davon mit 1 Tasse kochendem Wasser übergießen. Einige Minuten ziehen lassen. Abseihen.

Während einer Kur von 2 bis 3 Wochen täglich 2 bis 3 Tassen davon trinken.

Birkensaft

Eine noch durchgreifendere Wirkung hat der frische Birkensaft. Wenn im März und April die Säfte in den Stamm steigen, ist die günstigste Zeit, ihn zu gewinnen.

Wer nicht in der glücklichen Lage ist, eine eigene Birke im Garten zu haben, sollte sich zuerst mit dem Förster in Verbindung setzen, bevor er eine Birke draußen im Wald anzapft. Sonst könnte es als Waldfrevel ausgelegt werden. Eine kräftige Birke übersteht das Anzapfen ohne Schaden, wenn es nur alle zwei Jahre wiederholt wird. Eine Birke pumpt im Frühjahr täglich 50 Liter Flüssigkeit von der Wurzel in die Baumkrone.

In zirka einem Meter Höhe bohrt man die Birke etwa 3 bis 5 cm tief an. Der Durchmesser des Bohrlochs sollte nicht viel mehr als ½ cm betragen. Nun steckt man ein Glasröhrchen, einen Schlauch oder einen hohlen Ast zum Beispiel vom Holunder in die Öffnung und bindet einen Behälter um den Baum, sodass der Saft aufgefangen wird. Nie ein Metallgefäß verwenden, sondern nur Email- oder Kunststoffbehälter. Nach einem »Aderlass« von 2 bis 3 Litern muss das Loch wieder gut verschlossen werden, da der Baum sonst »verbluten« kann. In 24 Stunden können 4 bis 5 Liter Saft aus dem Baum herauslaufen. Zum Verschließen besorgt man sich Baumwachs oder Pech (Gartenbedarf); normales Wachs eignet sich nicht dafür, denn es rutscht wieder heraus. Die Zapfsaison dauert etwa vier Wochen und beginnt je nach Breitengrad Anfang März oder April.

Der frische Saft ist glasklar und schmeckt leicht süßlich. Zu einer Trinkkur genehmigt man sich davon täglich 2 Schnapsgläschen, so lange, bis die 2 oder 3 Liter aufgebraucht sind. Birkenwasser wirkt innerlich eingenommen blutreinigend, allgemein stärkend und befreit den Körper von krankmachenden Ablagerungen. Es hilft bei Rheuma, Gicht, Nierenleiden, Wasseransammlungen im Körper, Entzündungen der Galle und der Harnwege und unterstützt den Heilungsprozess bei Leberbeschwerden. Wie Untersuchungen in Skandinavien zeigten, kann eine Birkensaftkur stark belebend und antidepressiv wirken. Für eine Trinkkur kann man den Birkensaft auch mit frisch gepresstem Zitronensaft oder grünem Tee mischen. Für eine Trinkkur, die 2 bis 3 Wochen dauern sollte, nimmt man täglich etwa 50 Milliliter Birkensaft ein.

Eine Schwierigkeit ist, dass der Saft sehr schnell zu gären beginnt. Deshalb muss er im Kühlschrank aufbewahrt werden. Man kann ihn auch portionsweise im Gefrierfach einfrieren, um ihn bei Bedarf wieder aufzutauen. Gibt man eine halbe Stange Zimt und einige Gewürznelken in die Flasche, hält sich der Saft durch die keimtötende Eigenschaft der Gewürze länger.

Der Saft kann auch äußerlich angewendet werden. Er ist ein gutes Reinigungsmittel für schlecht heilende Wunden und Hautausschläge. Will man ihn dafür das ganze Jahr zur Verfügung haben, gibt man ein Drittel der Menge hochprozentigen Alkohol dazu. Als Wundmittel kann er mit Arnikatinktur gemischt werden. Der Saft ist auch ein gutes Gesichtswasser, reinigt und pflegt die Haut.

Von ähnlicher, wenngleich schwächerer Wirkung ist die sogenannte Birkenlimonade, die man nur im Frühjahr zubereiten kann und dann über 2 bis 3 Wochen als Trinkkur einnimmt. Sie kann höher dosiert werden, man rechnet dabei etwa die doppelte Menge wie beim Birkensaft.

Birkenlimonade

Schälen Sie von jungen Birkenästchen mit einem scharfen Messer die Rinde ab. Schneiden Sie die Ästchen dann in etwa 5 cm lange Stücke. Füllen Sie damit einen Steinguttopf zu zwei Dritteln, geben Sie einige Scheiben von ungespritzten Zitronen dazu, übergießen Sie alles mit kochendem Wasser und lassen Sie es zugedeckt mindestens 8 Stunden stehen. Anschließend wird die Flüssigkeit abgeseiht und in dunkle Flaschen abgefüllt. Dieser Birkenabsud hält sich dunkel und kühl aufbewahrt 1 bis 2 Wochen.

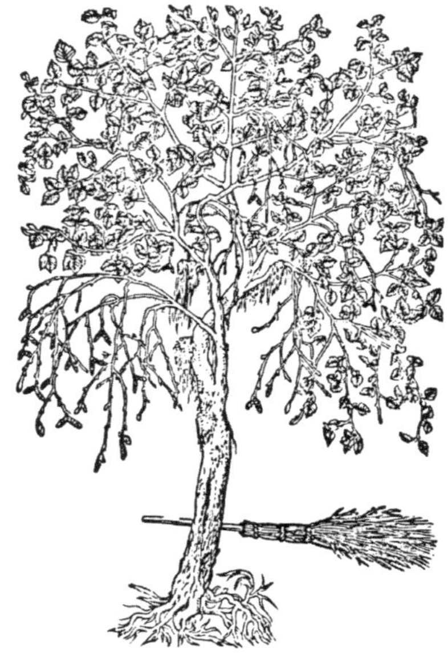

Der Birkenabsud wird mit Mineral- oder Quellwasser zur Hälfte verdünnt und kann nach Wunsch mit Ahornsirup gesüßt werden. Die unverdünnte Birkenlimonade kann man wie Ahornsirup durch langes Köcheln zu einem Sirup einkochen, der sich in Schraubgläser abgefüllt über Monate hält. Für eine Limonade wird er dann mit Mineral- oder Quellwasser aufgegossen.

Als haarwuchsförderndes Mittel ist der Birkensaft noch heute sehr populär. Hier ein Rezept für ein hausgemachtes Haarwasser:

Birkenhaarwasser

2 Handvoll frische Birkenblätter
1 EL Brennnesselwurzeln
2 EL Brennnesselblätter
1 EL Kapuzinerkresseblätter und -blüten
1 EL Arnikablüten
½ EL Rosmarinblätter
1 l etwa 40%-iger Alkohol

Die Birkenblätter sollten frisch gepflückt sein. Alle anderen Kräuter können auch in getrocknetem Zustand verwendet werden, frische Kräuter ergeben jedoch ein besseres Haarwasser.

Alles in ein Schraubglas füllen und mit dem Alkohol übergießen. Verschließen und 3 Wochen ziehen lassen Gelegentlich durchschütteln. Abseihen und in eine Tropfflasche füllen.

Birken-Massage- und -Körperöl

Sammeln Sie im zeitigen Frühjahr die frischen, noch leicht klebrigen Birkenblätter. Füllen Sie damit ein Schraubglas zu zwei Dritteln und übergießen Sie die Blätter mit etwa 200 ml reinem Jojobaöl. Verschließen Sie das Glas und stellen Sie es 2 Wochen an die Sonne, zum Beispiel an ein Fenster auf der Südseite. Schütteln Sie es gelegentlich. Seihen Sie das Öl durch ein Tuch ab, drücken Sie die Rückstände fest aus. Anschließend 50 ml Arganenöl (Reformhaus, Naturkostladen) hinzufügen und die folgenden ätherischen Öle beigeben:

10 Tropfen Rosmarinöl
10 Tropfen Zitronenöl
5 Tropfen Wacholderöl

Verschütteln Sie alles gut miteinander und füllen Sie das Massageöl in 2 dunkle 100-ml-Flaschen.

Dieses wertvolle Körperöl unterstützt die Hautfunktion, fördert die Durchblutung, wirkt Cellulite entgegen, strafft und entgiftet die Haut, macht elastisch und geschmeidig. Zum Einmassieren oder Einreiben nach dem Duschen oder Baden, als Massageöl oder für Sportmassagen.

Auch die Birkenkohle ist ein wirksames Heilmittel. Sie wird aus verkohltem Birkenholz hergestellt. Birkenkohle wirkt bei Magen-Darm-Verstimmung und bei Durchfällen. Sie ist in der Apotheke in Tabletten- oder Kapselform erhältlich.

Verwendung in der Küche

Birkenbier

In früheren Zeiten, als Bier im Haushalt noch selbst hergestellt wurde, wurde der Birkensaft zur Herstellung des sogenannten Birkenbiers verwendet. Dies ist ein Rezept aus alten Zeiten:

4 l Birkensaft
4 EL Honig
4 Nelken oder Nelkenwurz-Wurzeln
Schale einer halben ungespritzten Zitrone
Hefeweizenbier

Alle Zutaten bis auf das Bier etwa 1 Stunde in einem Topf köcheln lassen. Dann 4 bis 5 Esslöffel Hefeweizen hinzufügen, den Topf abdecken und an einem warmen Ort stehen lassen. Wenn sich die Hefe am Grund des Topfes abgesetzt hat, etwa nach 3 bis 4 Tagen, wird das Bier in Flaschen abgefüllt. Verwenden Sie Flaschen mit Bügelverschluss. Vorsicht: Die Flaschen können, wenn sich die Gärung noch in der Flasche fortsetzt, eventuell platzen. Das Bier mindestens 2 bis 3 Wochen in der Flasche nachreifen lassen.

Botanische Erkennungszeichen

Vorkommen	ganz Europa, jedoch bevorzugt in nördlichem Klima
Standort	Hängebirke *(Betula pendula)* auf Waldlichtungen, Geröllhalden, Brachland, Moorbirke *(Betula pubescens)* auf feuchten Böden, Moor
Höhe	bis 30 m
Rinde	glänzend gelbbraun, später weiß mit schwarzen Querstreifen
Blätter	wechselständig, zugespitzt, dreieckig, am Rande doppelt gesägt
Blüten	März bis Mai, einhäusig; weiblich: grünliche Zapfen, am Ende der neuen Kurztriebe, aufrecht, später hängend; männlich: gelbliche, lange Kätzchen, ungestielt, an der Spitze der Langtriebe sitzend
Früchte	Juni bis August, hellbraune Zäpfchen, Nüsschen mit beidseitigen Flügeln
Sammelzeit	Saft von März bis Mai, Blätter Mai bis Juni, Blattknospen im März
Inhaltsstoffe	Gerbstoffe, Bitterstoffe, Vitamin C, ätherische Öle, Harz, Saponine, Flavone
Holz	hell, gelblich bis rötlich, elastisch, weich

Der Birnbaum

Pyrus communis
Familie der Rosengewächse, *Rosaceae*

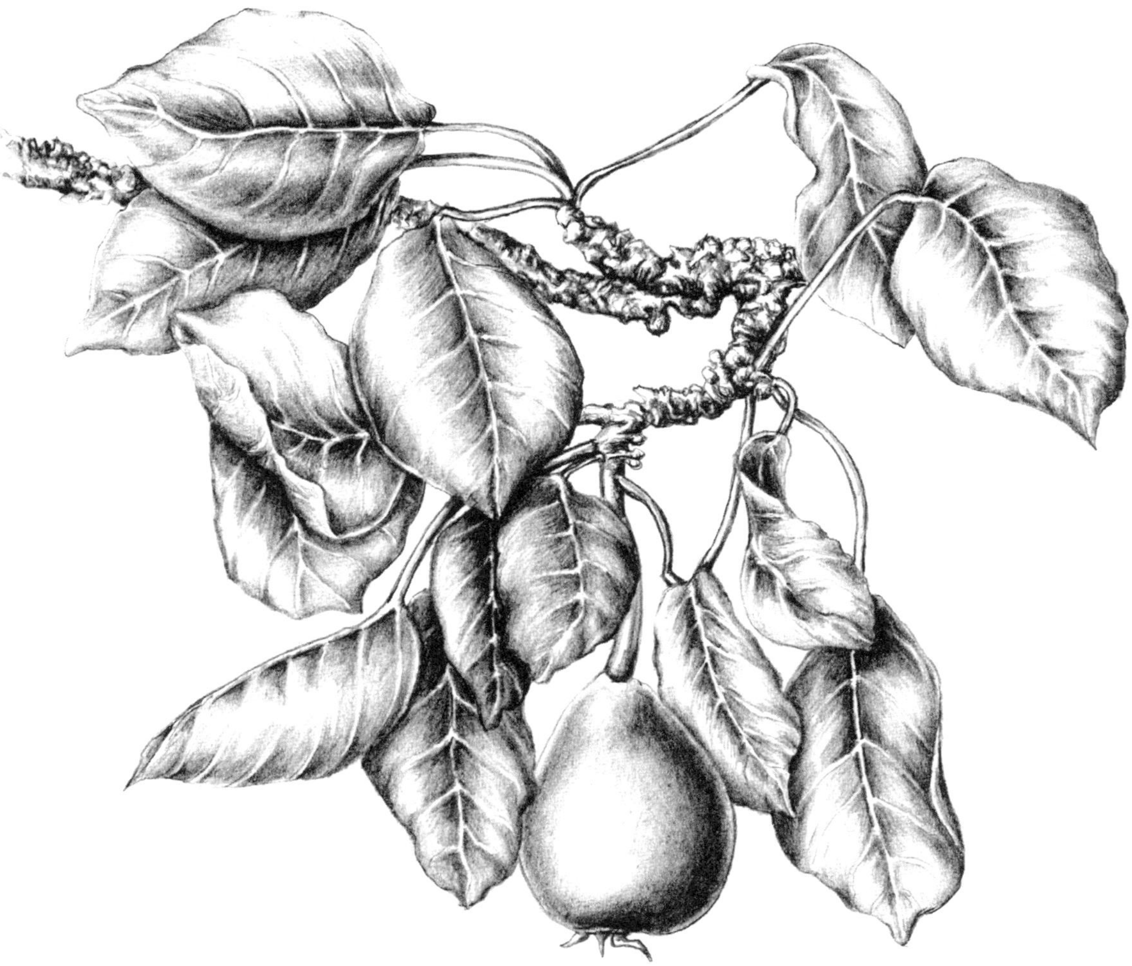

Der Birnbaum, der heute in unseren Obstgärten steht, war einmal ein kleiner, struppiger Baum mit aufrechten, dornenbesetzten Zweigen. Schon im Altertum war es den Griechen gelungen, ihn so zu veredeln, dass aus den kleinen, sauren Holzbirnen große, süße Früchte wurden. Die Römer übernahmen diese veredelte Art und kultivierten bereits im ersten Jahrhundert nach Christus über vierzig Birnenarten in ihren Gärten.

Den Wildbirnenbaum gibt es heute noch, er wächst verstreut in den Wäldern Europas. Im Frühjahr, wenn die dunklen Äste mit weißlichen Blüten übersät sind, leuchtet er zwischen den anderen Bäumen hervor. Er gehört wie unsere anderen Obstbäume auch zur Familie der Rosengewächse.

Birnbaum und Apfelbaum gelten als das »Paar« im Obstgarten. Wurde der Apfelbaum schon seit Urzeiten mit dem weiblichen Element in Zusammenhang gebracht, so symbolisierte der Birnbaum das männliche Element. So sagt auch eine alte Bauernregel: »Willst du ein Kuhkalb, so vergrabe die Nachgeburt einer Kuh unter einem Apfelbaum, wünschst du lieber beim nächsten Mal ein Stierkalb, so vergrabe die Nachgeburt unter einem Birnbaum.« Durch ihre Symbolik als Paar wurden beide, Apfel- und Birnbaum, für Liebesorakel gebraucht. Der Apfelbaum sollte die Fragen der jungen Männer beantworten, während es die Mädchen mehr zum Birnbaum hinzog. In den Rauhnächten zwischen Weihnachten und Neujahr holten sie sich Auskunft über den Ablauf des kommenden Jahres. Um Mitternacht schlichen sich die Mädchen zum alten Birnbaum hinter dem Hof. Sie schlüpften aus ihren Holzschuhen und warfen sie auf den Baum. Blieb der Schuh an einem Zweig hängen, so würde ein schöner Freier im nächsten Jahr an ihr »hängen bleiben«.

Man sprach dem Birnbaum auch die Fähigkeit zu, dem Menschen eine Krankheit abzunehmen. Eine sehr alte und merkwürdige Vorstellung, die weit zurückreicht, ist die von der Krankheitsentstehung durch Insekten und Würmer. Im Mittelalter glaubte man, dass sich in der Rinde und in den Wurzeln der Bäume diese krankheitserzeugenden Tiere aufhielten, die so klein sein sollten, dass man sie mit bloßem Auge nicht sehen kann. Diese Tiere, so glaubte man, könnten in den Körper des Menschen eindringen und bestimmte Krankheiten verursachen. Typische »Wurmkrankheiten« waren Schwindsucht, Kopfschmerzen, Magenkrankheiten und Zahnschmerzen. Diese Vorstellungen finden sich auch in der alten Heilkunde der Inder und Chinesen und lassen sich bis in die Zeit der Assyrer und Babylonier zurückverfolgen. Bei verschiedenen Eingeborenenstämmen Südamerikas ist es noch heute die Aufgabe des Medizinmanns, die krankheitserzeugenden Würmer aus dem Körper des Patienten zu vertreiben. Und selbst noch in unserer Zeit werden einige Krankheiten mit Namen bezeichnet, die sich aus diesen alten Vorstellungen herleiten. Das Nagelgeschwür Panaritium ist vielen nur unter dem Namen »Fingerwurm« bekannt.

War dieser Glaube vielleicht eine Ahnung der erst viel später entdeckten Bakterien und Viren? Half bei einer dieser Krankheiten kein Mittel mehr, so suchte sich der Kranke einen geeigneten Baum, den er »anklagte«. Folgender Spruch sollte beim Umschreiten eines Birnbaumes aufgesagt werden, um die Krankheit auf den Baum zu übertragen:

»Birnbaum, ich klage dir
Drei Würmer, die stechen mir.
Der eine ist grau,
der andere ist blau,
der dritte ist rot,
ich wollte wünschen, sie wären alle drei todt.«

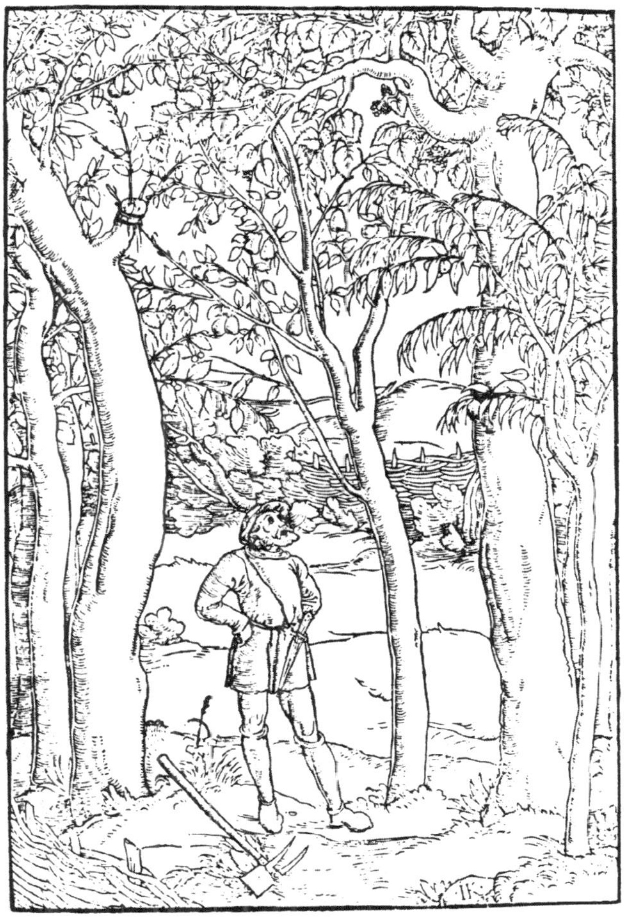

Trotz ihres sauren Geschmacks hat man für die Holzbirnen schon immer eine Verwendung gefunden. Um einen guten Obstwein zu brauen, mischte man einige Holzbirnen unter die veredelten Birnen. Auch Marmeladen und Gelees bekommen einen würzigeren Geschmack, wenn man einige kleine Wildbirnen mitkocht.

Selbst die Birnenkerne nützte man früher noch. In Notzeiten, wenn das Speiseöl knapp war, bereitete man aus ihnen ein gutes Speiseöl. In einem Kräuterbuch aus dem Jahre 1874 fand ich eine Anleitung dafür: Aus 25 Teilen Birnenkerne erhält man 3 Teile Öl.

Was man am wilden Birnbaum am meisten schätzte, war sein Holz. Hart, fein und gleichmäßig gemasert, war

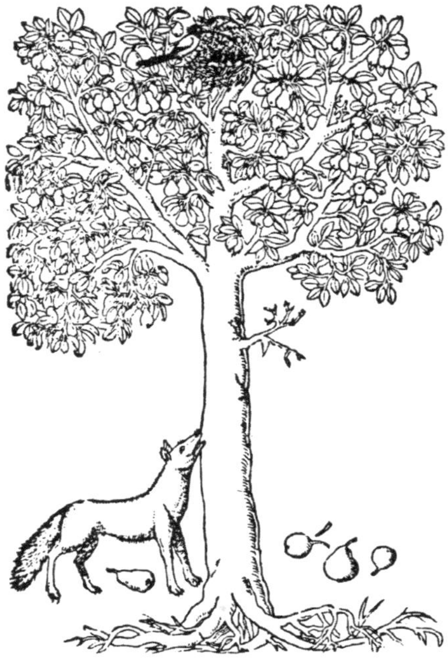

es ein bevorzugtes Holz für Bildhauer und Holzschnitzer, die daraus unter anderem Formen für die Zuckerbäcker schnitzten. Noch heute schätzt man es als besonders wertvolles Holz für den Möbelbau. Das Holz des Wildbirnenbaums ist noch härter als das des veredelten Birnbaums. Um ein möglichst festes und widerstandsfähiges Holz zu erhalten, fällte man früher die Bäume nur zu ganz bestimmten Zeiten. Im Winter bei Neumond an einem Nordhang geschlagenes Holz galt als das beste. Noch im Wald wurde es gespalten und zuhause an einem luftigen Ort lange gelagert. In dieser Weise vorbereitet, ist das Holz tatsächlich viel fester und widerstandsfähiger als anderes Holz. In einer Zeit, in der es noch nicht die heutigen künstlichen (und im Übrigen stark giftigen) Imprägnierungsmittel gab, war man auf diese Erfahrungen angewiesen. In alten Holzhäusern tragen selbst jahrhundertealte Holzbalken schwere Decken, ohne von Holzschädlingen befallen zu sein.

Das Holz des Birnbaums beizte man gelegentlich mit Pflanzensäften schwarz und erhielt so ein dem Ebenholz sehr ähnliches Holz, das man besonders gern zur Herstellung von Truhen verwendete.

Heilanwendung

Die alten Ärzte haben vor den Birnen gewarnt; sie sollen für die Verdauung schlecht sein, den Magen beschweren, Galle und Leber verstopfen. Die Ärzte der mittelalterlichen Hochschule der Medizin in Salerno nannten die Birnen sogar ein Gift: »Auch mit den Birnen sei auf der Hut! Man muss sie begießen. Roh die Birne vom Baum, ohne Wein, zu essen ist giftig. Sind die Birnen ein Gift, sei dem Birnbaum geflucht. Gegengift sind Birnen gekocht, doch meide die rohen. Solche beschweren den Magen, gekochte hingegen erleichtern. Wer aber Birnen genießt, er heile es wieder mit Trinken.« Dennoch wurden schon seit der Jungsteinzeit Birnen nachweislich als Nahrungsmittel verwendet.

Das Geheimnis der Birnen liegt wie beim Apfel in der Zubereitungsart: Rohe Birnen sind zwar nicht giftig, wie man einst meinte, sie eignen sich jedoch nicht als Diätkost, da sie tatsächlich schwerer verdaulich sind als Äpfel. Als Kompott oder Saft zubereitet, dienen sie als Diätkost und werden zum Heilmittel. Sie enthalten zwar weniger Vitamine als Äpfel, dafür sind sie reicher an Mineralstoffen, organischen Säuren und Gerbstoffen. Sie wirken harntreibend, desinfizierend und adstringierend. Sie eignen sich als Diätkost bei Herz- und Kreislauferkrankungen, Bluthochdruck, Blasenentzündung und Nierenkrankheiten. Außerdem stärken sie den Magen.

Der frisch gepresste Saft stopft und bläht nicht und eignet sich besonders gut zur Trinkkur bei Herz- und Kreislaufschwäche sowie bei Bluthochdruck.

Die getrockneten Birnenblätter können als Tee für alle oben genannten Krankheiten verwendet werden. Auch als Getränk während einer Fastenkur ist dieser Tee zu empfehlen, denn in dieser Form wirken Birnen entschlackend.

Nieren- und Blasentee

1 Teil Birnenblätter
1 Teil Birkenblätter
2 Teile Goldrutenkraut

2 Teelöffel der Kräutermischung mit 1 Tasse kochendem Wasser übergießen und 5 Minuten ziehen lassen. Zur Anregung der Nierentätigkeit täglich 2 bis 3 Tassen dieser Teemischung trinken.

Anwendung in der Küche

Die kleinen Holzbirnen eignen sich hauptsächlich zur Herstellung von Most und Essig. Für die folgenden Rezepte habe ich Kulturbirnen verwendet. Birnenmarmeladen oder

Gelees bekommen einen aromatischeren Geschmack, wenn man einige Holzbirnchen »daruntermogelt«.

Roh sind diese kaum genießbar. Ein Gelee aus ihrem Saft jedoch schmeckt vorzüglich. Hierfür wird der Saft mit dem gleichen Teil Zucker zu Gelee gekocht. Mit Zimt, Muskatblüte oder Vanille würzen.

Gedörrte Birnen

Herbe Sorten:

Die ganzen Birnen in Wasser kurz aufkochen, schälen und das Kernhaus ausstechen. Die Früchte in Scheiben schneiden, auf einen Rost legen und im Backofen bei 50 Grad etwa 10 Stunden trocknen lassen.

Saftige, süße Sorten:

Die Birnen schälen, das Kernhaus ausstechen und die Früchte in Scheiben schneiden. Auf einen Rost legen und im Backofen bei 50 Grad 8 bis 10 Stunden trocknen lassen.
Man kann auch ganze Birnen trocknen, allerdings dauert dies sehr lange. Die getrockneten Birnen ergeben dann die runzligen Hutzeln oder Kletzen, aus denen das Hutzelbrot gebacken wird. Hierfür trocknet man am besten süße Wasserbirnen.

Birnenbutter

1½ kg Birnen
1 Tasse Zucker oder Honig
Saft von 2 Zitronen
½ Tasse Wasser
¼ TL gemahlene Muskatblüte
½ TL Zimt

Die Birnen vom Kernhaus befreien und in kleine Stücke schneiden; nicht schälen. Mit den restlichen Zutaten in einen Topf geben und bei mittlerer Hitze kochen. Sobald die Birnen weich sind, zerdrückt man sie mit einem Kartoffelstampfer. Das Püree rund 2 Stunden weiterkochen und dabei öfter umrühren. In vorbereitete Einmachgläser füllen.

Tipp: Zur besseren Haltbarkeit kann man die Marmelade in den Gläsern im Dampfkochtopf 30 Minuten bei 90 Grad einkochen (sterilisieren). Falls kein Dampfkochtopf verfügbar ist, kann dies auch im Backofen geschehen. Dazu die Fettpfanne des Backofens (Blech mit hohem Rand) mit ½ l heißem Wasser füllen und auf den Boden oder auf die unterste Leiste des Backofens schieben. Den Ofen auf 180 Grad einstellen. Sobald die Temperatur erreicht ist, die gefüllten, fest verschlossenen Marmeladengläser ins heiße Wasserbad setzen und vom Perlen des Inhalts an 30 Minuten sterilisieren.

Hutzelbrot

400 g Hutzeln (getrocknete Birnen)
150 g Zwetschgen
150 g Feigen
100 g Datteln
100 g Rosinen
30 g Orangeat
30 g Zitronat
100 g gehackte Nüsse (Hasel- oder Walnüsse)
½ TL Zimtpulver
1 EL Anispulver
½ TL Nelkenpulver
½ TL Salz
4 EL Zucker oder Honig
500 g Mehl
30 g Hefe

Die Hutzeln waschen, Stiel und Blüte entfernen und in warmem Wasser 2 Stunden einweichen. Die getrockneten Zwetschgen und die Feigen ebenfalls einweichen und danach klein schneiden. Die Hutzeln im Einweichwasser zirka 20 Minuten kochen, dann abseihen (das Einweichwasser nicht wegschütten) und in Stücke schneiden. Hutzeln, Zwetschgen und Feigen in eine Schüssel geben, mit dem Einweichwasser der Hutzeln übergießen und über Nacht ziehen lassen.

Am nächsten Tag wieder abseihen und die restlichen, klein geschnittenen Früchte, die Nüsse und Gewürze unter die eingeweichten Früchte mischen. Aus einem Drittel des Mehls, der Hefe und ½ Tasse lauwarmem Einweichwasser einen Teig anrühren und an einem warmen Ort 1 Stunde gehen lassen. Das übrige Mehl unter die angemachten Früchte mischen. Den Vorteig dazugeben und alles zu einem Teig kneten. Eventuell noch etwas Einweichwasser dazugeben.

Der Teig soll sich gut von der Schüssel lösen. Zwei Laibe formen, diese nochmals ½ Stunde gehen lassen. Dann im Backofen bei 200 Grad zirka 2 Stunden backen.

Vor dem Anschneiden das Hutzelbrot noch 2 Tage ruhen lassen.

Mon-dieu-Birnen

2 feste, große Birnen
1 Granatapfel
1 Schuss weißer Dessertwein
100 g Roquefortkäse
200 g Crème fraîche
1 Prise gemahlene Muskatblüte
Baguette oder Weißbrot

Die Birnen schälen, halbieren und die Kerngehäuse entfernen. Den Granatapfel halbieren, eine Hälfte entsaften. Die Birnen im Granatapfelsaft mit einem Schuss Dessertwein weich dünsten.

Den Roquefort und die Crème fraîche mit der Gabel zerdrücken und zu einer sämigen Sauce rühren. Den Muskat dazugeben.

Die Birnenhälften auf Dessertteller legen und die Sauce darüber verteilen. Die Kerne aus der zweiten Granatapfelhälfte lösen und über die Birnen und die Sauce streuen.

Zu diesem Dessert Baguette oder Weißbrotscheiben reichen und einen Dessertwein dazu servieren.

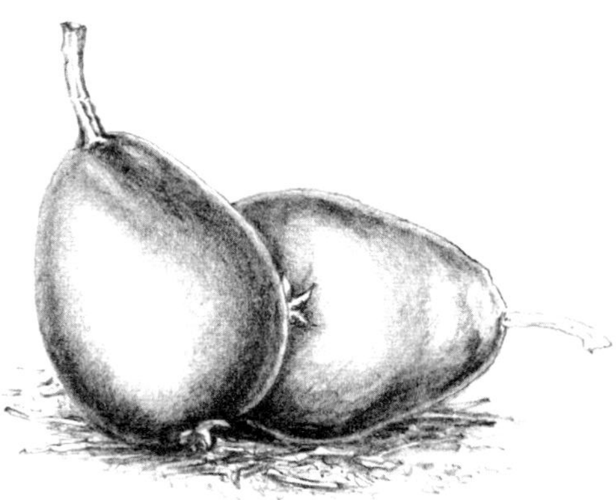

Botanische Erkennungszeichen

Vorkommen	Mittel- und Osteuropa, Westasien
Standort	Waldränder, lichte Laubwälder
Höhe	bis 30 m hoher Baum oder niederer, sperriger Strauch, kegelförmige Krone
Rinde	schwarzgrau, in würfelförmige Felder eingeteilt
Blätter	wechselständig, eiförmig, fein gesägt, auf der Unterseite heller, 2–3 cm lang, rundlich, glatt
Blüten	April bis Juni, zwittrig, weiß mit roten Staubbeuteln, in Doldentrauben, vor dem Blattaustrieb
Früchte	rundliche Birnchen, lang gestielt, flache, schwarze Samen
Sammelzeit	Blätter von April bis Mai, Früchte im September
Inhaltsstoffe	Gerbstoffe, Pektin, Kalium, Mineralsalze, organische Säuren
Holz	bräunlich, rötlich, hart, glanzlos, fest, zäh

Die Brombeere

Rubus fructiosus
Familie der Rosengewächse, *Rosaceae*

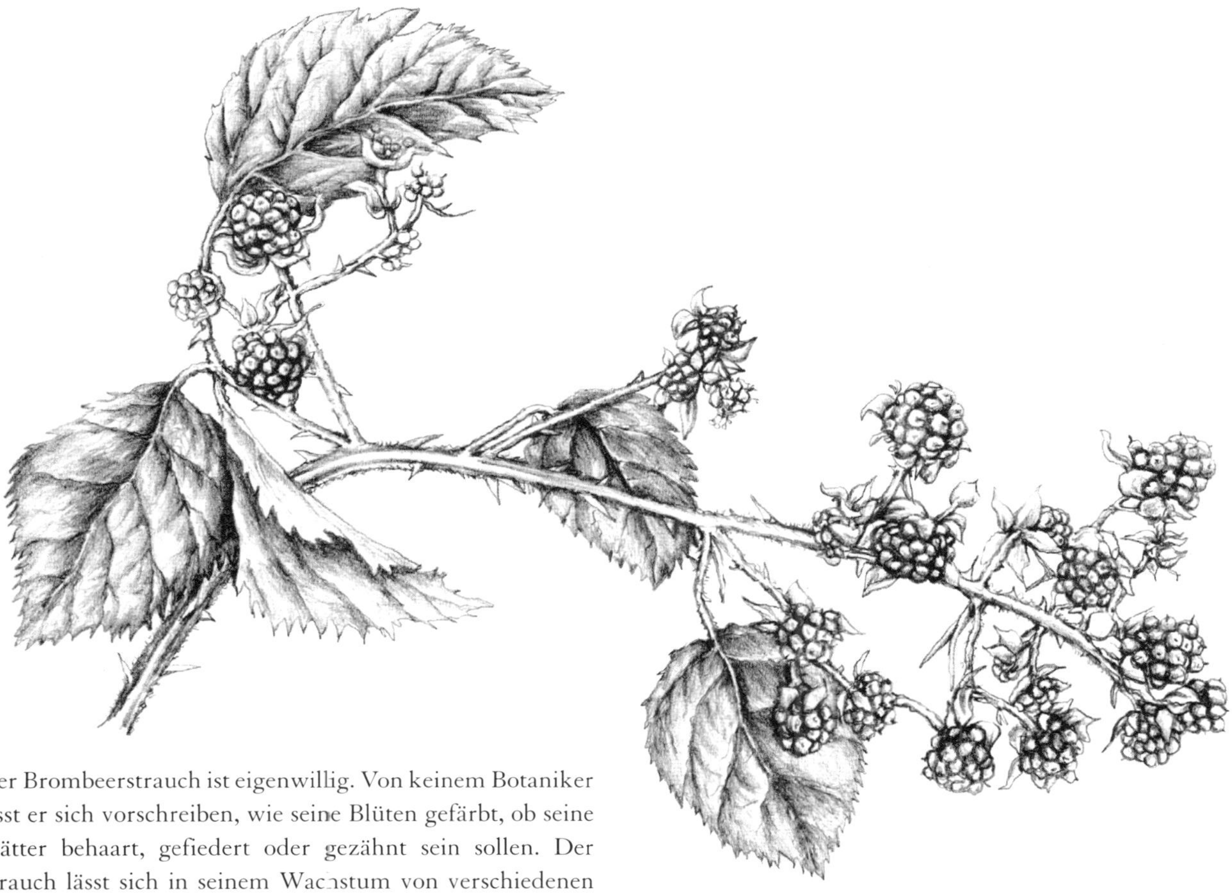

Der Brombeerstrauch ist eigenwillig. Von keinem Botaniker lässt er sich vorschreiben, wie seine Blüten gefärbt, ob seine Blätter behaart, gefiedert oder gezähnt sein sollen. Der Strauch lässt sich in seinem Wachstum von verschiedenen Faktoren wie Boden, Klima und Wetter beeinflussen. An einem sonnigen, trockenen Standort zum Beispiel sind seine Blätter an der Unterseite mit einem hellen, dichten Haarpelz bedeckt. An feuchten Plätzen ist das Haarkleid sehr spärlich. Auch an die klassische Anzahl der fünf Kelchblätter, die den Brombeerstrauch der Familie der Rosengewächse zuordnet, hält er sich nicht immer. Und ob sie weiß, zartrosa oder rötlich gefärbt sind, muss man ganz ihm überlassen und nicht einer Beschreibung in einem Pflanzenbuch. Die verschiedenen Arten des Brombeerstrauchs kreuzen sich immer wieder untereinander, sodass sehr viele verschiedene Arten entstanden sind. Inzwischen wurden über 300 Arten gezählt.

Auf eines kann man sich aber bei allen wilden Brombeerarten verlassen: Mit riesigen Haifischdornen schützen sie sich gegen Blätter-, Blüten- und Beerensammler. Dagegen wirken die Stacheln der verwandten Himbeere geradezu harmlos. Die scharfen Dornen gaben dem Strauch auch seinen Namen: Das althochdeutsche Wort *brama* bezeichnete einen Dornenstrauch. Im Laufe der Zeit hat sich unser heutiges »Brombeere« daraus entwickelt. Neben diesem »offiziellen« Namen gibt es noch eine ganze Reihe volkstümlicher Bezeichnungen: Mohrenbeere, Braunbeer, Hirschbollen oder Schwarzbeer.

Der Brombeerstrauch hat besonders lange, überhängende Zweige, die ihn in früheren Zeiten auch zum Zauberstrauch machten. Das Hindurchgehen unter besonders lang gebogenen Baum- oder Strauchästen galt als eine Möglichkeit, Unglück und Krankheit abzustreifen. Schon aus antiker Zeit sind uns solche Bräuche überliefert. Zu solch einem Ritual eigneten sich vor allem Bäume und Sträucher mit besonders langen Dornen: Brombeere, Schlehdorn und Weißdorn waren die bekanntesten dafür. Brombeerranken dienten dabei besonders der Heilung von Hautkrankheiten. Man glaubte, dass die Krankheit beim Hindurchschlüpfen in den Dornen hängen bleibt. Oft wurde diese Zeremonie von einem bestimmten Zauberspruch begleitet.

Die Brombeere fand natürlich zu allen Zeiten auch für viel einfachere Dinge als die Zauberei Verwendung. Die schmackhaften und vitaminreichen Beeren wurden in früheren Zeiten, da man auf die kostenlosen Früchte des Waldes angewiesen war, häufiger gesammelt als heute. Zu Mus, Gelee und Saft verarbeitet, halfen sie, die karge Winterzeit zu überbrücken. Ein köstlicher Branntwein wurde ebenfalls aus den Beeren hergestellt, und mit dem Beerensaft färbte man zu blass geratenen Wein.

Für die Blätter hatte man noch eine weitere Verwendung. Sie wurden in Aschenlauge kräftig ausgekocht, und mit diesem Absud färbten sich die Frauen ihre Haare schwarz.

Die Blätter lassen sich zudem gut fermentieren und schmecken dann wie schwarzer Tee. Selbst das Holz des Brombeerstrauchs war zu etwas zu gebrauchen. Man brannte daraus Kohle zur Herstellung von Schießpulver.

In der Gemeinschaft der Waldpflanzen hat der Brombeerstrauch die Aufgabe eines Pioniers. Auf Böden, wo sich noch kein Baum hinwagt, lockert er mit seinen Wurzeln die Erde und bereitet sie so für weitere Neuansiedlungen vor.

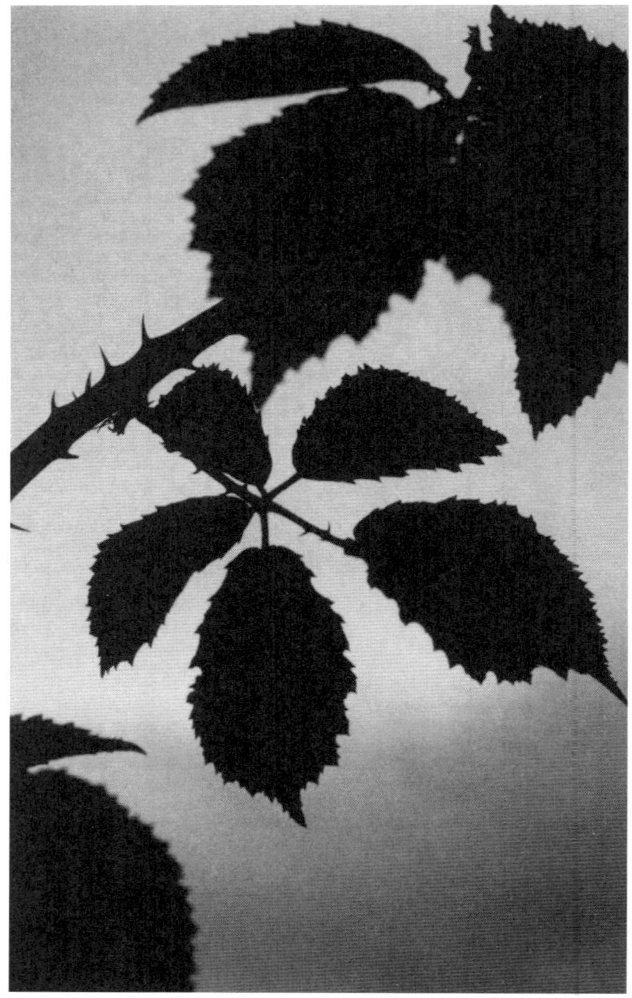

Heilanwendung

Die Brombeere ist eine alte Heilpflanze. Schon aus antiker Zeit sind uns Aufzeichnungen über ihren Gebrauch überliefert. In der altägyptischen Medizin war das »Ibisblut«, wie man die Brombeere damals nannte, ein gebräuchliches Heilmittel. Noch heute wird die Brombeere, wenn auch nur noch selten, als Heilmittel verwendet.

Der Tee aus den Blättern ist blutstillend, blutreinigend, stopfend, blutzuckersenkend und zusammenziehend und beruhigt außerdem entzündete Schleimhäute. Die Blätter sammelt man in der Zeit zwischen April und Juni. Sie werden klein geschnitten, getrocknet und in Pappschachteln oder Leinensäckchen aufbewahrt. Wegen seiner blutstillenden Eigenschaft hat sich der Tee auch bei zu starker Menstruation, Magenblutungen und blutigen Durchfällen bewährt. Er wirkt leicht stopfend und kann als unschädliches Mittel auch von Schwangeren getrunken werden. Man übergießt 2 Teelöffel der Blätter mit kochendem Wasser, lässt sie 5 Minuten ziehen und seiht den Aufguss dann ab. Pro Tag 2 bis 3 Tassen davon trinken.

Folgende Mischung wird als Tee getrunken und kann gleichzeitig für Spülungen gebraucht werden. Dieser Tee wirkt durch seine Gerb- und Schwefelstoffe stärkend auf die Schleimhaut.

Frauentee

Bei Weißfluss:

- 2 Teile Brombeerblätter
- 2 Teile Frauenmantelblätter
- 1 Teil Taubnesselblüten
- 1 Teil Walnussblätter

2 Teelöffel der Mischung mit 1 Tasse kochendem Wasser übergießen, 5 Minuten ziehen lassen. Pro Tag 2 Tassen davon trinken. Zusätzlich zweimal wöchentlich mit dem körperwarmen Aufguss eine Scheidenspülung machen.

Für Gebärende:

Brombeerblätter, zu gleichen Teilen mit Frauenmantel gemischt, ergeben einen guten Tee zur Stärkung der Unterleibsorgane. Einige Wochen vor der Geburt beginnt man mit einer Teekur, die bis zur Geburt durchgeführt werden soll. Hierfür trinkt man von der Mischung täglich 1 Tasse.

Brombeerblätter gehören zu den wenigen blutzuckersenkenden Heilpflanzen. Man gebraucht sie am besten in einer Teemischung.

Blutzuckertee

- 3 Teile Brombeerblätter
- 2 Teile Bohnenschalen
- 2 Teile Wegwartenwurzeln
- 2 Teile Heidelbeerblätter
- 1 Teil Tormentillwurzel (Blutwurzel)

1 Teelöffel der Mischung wird mit 1 Tasse kaltem Wasser übergossen. Erhitzen und kurz aufkochen lassen. Anschließend nochmals 5 Minuten ziehen lassen und dann abseihen. Pro Tag 2 bis 3 Tassen davon trinken.

Die blutreinigende Wirkung der Brombeerblätter macht sie zu einem unterstützenden Mittel zur Behandlung von Hautunreinheiten, Flechten und Hautausschlägen. Die kurmäßige Anwendung des Tees sollte durch eine reinigende Diät unterstützt werden, bei der Alkohol, fette Speisen, Fleisch, Weißmehl und weißer Zucker möglichst gemieden werden.

Blutreinigungstee

- 2 Teile Brombeerblätter
- 2 Teile Brennnesselblätter
- 2 Teile Klettenwurzel
- 1 Teil Feldstiefmütterchenkraut
- 1 Teil Erdrauchkraut
- 1 Teil Birkenblätter
- 1 Teil Wasserdostkraut

1 gehäufter Teelöffel der Mischung mit 1 Tasse Wasser übergießen. Erwärmen und kurz aufkochen lassen. Anschließend zugedeckt 5 Minuten ziehen lassen, dann abseihen. Pro Tag 2 bis 3 Tassen davon trinken.

Auch die Beeren haben Heilkräfte. Heißer Brombeersaft mit Honig ist ein guter Erkältungstrank. Er erwärmt und stärkt die Bronchien. Außerdem wirkt er krampflösend bei Asthma. Für Kinder ist er ein blutbildendes und stärkendes Getränk. Selbst die Wurzel wurde früher für Heilzwecke verwendet. Sie galt als stark harntreibend.

Verwendung in der Küche

Brombeerblätter sind ein fester Bestandteil vieler Hausteemischungen. Es gibt keine festgeschriebenen Rezepte für Hausteemischungen, jede Familie schwört auf ihre eigene Zusammenstellung. Solche Haustees haben meist keine tiefgreifende Wirkung auf den Körper, da zu viele verschiedene Kräuter zusammenwirken und dafür meist schwach wirkende Pflanzen verwendet werden. Deshalb kann man eine Hausteemischung auch problemlos über längere Zeit trinken. Gesund ist es auf alle Fälle, und gut schmecken tut es meist auch.

Folgende Kräuter können zu einer Hausteemischung verwendet werden:

Brombeerblätter, Himbeerblätter, Walderdbeerblätter, Johannisbeerblätter, Waldmeister, Schlüsselblumen, Schlehdornblüten, Fichtenspitzen, Kirschblätter, Lindenblüten, Apfelschalen, Birnenschalen, Hagebutten.

Die Blätter der Brombeere kann man durch Fermentation in einen »chinesischen« schwarzen Tee verwandeln.

Dafür pflückt man junge, besonders zarte Blätter und lässt sie einen Tag liegen, damit sie leicht antrocknen. Auf keinen Fall sollen sie aber ganz austrocknen. Nun breitet man sie auf einem Tisch aus und quetscht sie mit einem Nudelholz. Mit warmem Wasser besprengen, in ein Tuch einschlagen und 3 bis 4 Tage an einem warmen Ort aufbewahren; bei warmem Wetter kann man sie tagsüber in die Sonne legen. Die dann schwarz verfärbten Blätter auseinandernehmen und ausgebreitet an einem luftigen Ort oder bei niedriger Hitze im Backofen trocknen. Danach wie schwarzen Tee gut verschlossen aufbewahren.

Die Brombeerblätter kann man auch mit Himbeer- oder Walderdbeerblättern mischen. Diese eignen sich ebenfalls zum Fermentieren.

Die Brombeeren gehören zu den feinsten Einmachfrüchten. Sie ergeben wunderbare Marmeladen, Gelees, Säfte, Liköre usw.

Brombeerlikör

500 g Brombeeren
300 g Zucker, Honig oder Ahornsirup
1 l Wodka oder Kirschobstler
1 Vanillestange

Die Brombeeren in ein weithalsiges Glas geben, Zucker, Honig oder Ahornsirup darübergeben und umrühren. 1 Stunde ziehen lassen. Dann mit dem Alkohol auffüllen, die Vanillestange dazugeben, gut verschließen und 6 Wochen ziehen lassen. Dazu das Glas an einen sonnigen, warmen Platz stellen. Danach filtern und in Flaschen füllen. Den Likör im Keller noch mindestens 4 bis 6 Wochen reifen lassen.

Brombeersaft

Die Beeren können roh in einer Saftzentrifuge oder im Dampfentsafter entsaftet werden. Man kann sie auch mit wenig Wasser weich kochen und den Saft anschließend durch ein Tuch ablaufen lassen.

Zur Herstellung von Sirup gibt man auf 1 l Saft 400 g Gelierzucker. Den Saft abmessen, mit dem Zucker vermengen und 5 Minuten kochen lassen. In Flaschen füllen und gut verschließen.

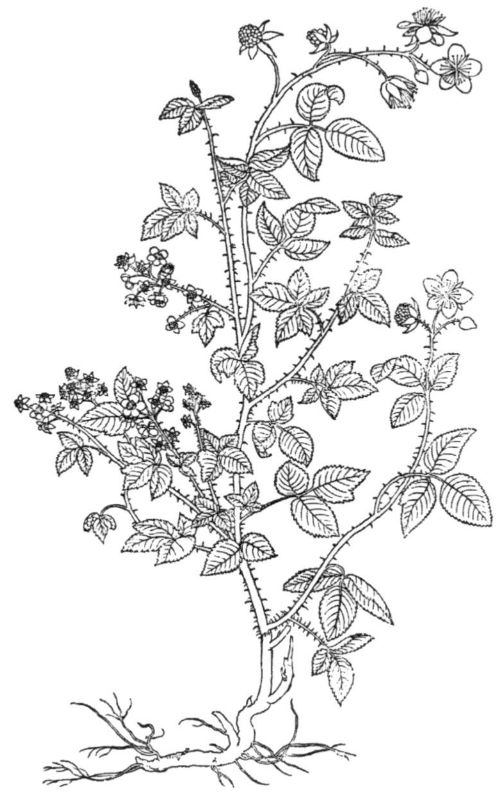

Eingekochte Brombeeren

2 kg Brombeeren
400 g Zucker

Die Brombeeren von den Stielen befreien und mit dem Zucker bestreuen. In Gläser füllen und im Dampfkochtopf bei 75 Grad 25 Minuten sterilisieren.

Brombeermarmelade

1 kg Brombeeren
1 kg Gelierzucker
Saft von ½ Zitrone

Die Brombeeren nicht waschen, sondern nur gut verlesen. Mit dem Zucker vermischen und 20 Minuten kochen lassen. Den Zitronensaft dazugeben und die Mischung heiß in Gläser füllen. Mit Cellophanpapier verschließen.

Statt mit Gelierzucker kann man Marmelade auch mit Agar-Agar oder Apfelpektin machen (im Naturkostladen oder Reformhaus erhältlich). Die Marmelade ist dann jedoch weniger lang haltbar als mit Zucker eingekochte. Angebrochene Gläser sollten kühl, eventuell im Kühlschrank aufbewahrt werden. Dies gilt auch für alle weiteren Marmeladenrezepte.

Brombeermarmelade ohne Zucker

1 kg Brombeeren
3 Tassen Wasser
4–5 EL Honig
3 TL Agar-Agar
1½ EL Zitronensaft

Die Brombeeren verlesen und mit einem Kartoffelstampfer oder im Mixer zerkleinern. Mit dem Wasser 4 Minuten kochen lassen. Honig und Agar-Agar hinzufügen und nochmals 4 Minuten kochen lassen. Den Zitronensaft zugeben und die Mischung heiß in saubere Gläser füllen. Gut verschließen. Die Gläser kühl und dunkel aufbewahren.

Fermentierter Brombeerblättertee

2 Teile Brombeerblätter
3 Teile Himbeerblätter

Die Blätter im Frühjahr frisch sammeln und zum Trocknen auslegen. Nach etwa 2 Tagen, wenn sie angewelkt, aber noch nicht trocken sind, werden die Blätter auf eine feste Unterlage gelegt, mit wenig Wasser besprüht und mit dem Nudelholz fest plattgewalzt. In einen Stoffbeutel füllen und an einem warmen Ort 3 Tage gären lassen. Nun die Blätter zur vollständigen Trocknung auslegen. Wenn sie gut durchgetrocknet sind, zwischen den Handflächen fein verreiben und in einem Schraubglas aufbewahren (kein Metallgefäß verwenden, da dies den Geschmack des Tees verändert). Damit sich das feine Aroma des Tees entwickelt, die Teeblätter gut trocken aufbewahren und den Tee mit kalkarmem Wasser zubereiten. Dann entfaltet dieser Tee den Geschmack und Duft eines edlen Schwarztees.

Botanische Erkennungszeichen

Vorkommen	ganz Europa, bis in den Orient
Standort	sonnige bis schattige Waldränder, Wegränder, Waldlichtungen, Bahngeleise; liebt nährstoffreichen Boden, kommt auch auf steinigen Lagen vor
Höhe	immergrüner, ausladender 2–3 m hoher Strauch
Blätter	wechselständig, drei- bis fünfzählig, Fiederblättchen eiförmig, am Rand doppelt gesägt, stachelig, wichtiges Raupenfutter für Schmetterlinge, Unterseite der Blätter heller, Blattstiel und -nerven stachelig
Blüten	Mai bis August, einhäusig, weiß bis rötlich, mit 5 Blütenblättern, rispig, Blüten stehen in Trugdolden am Ende der beblätterten Kurztriebe
Früchte	August bis Oktober, dunkelrot bis schwarz
Sammelzeit	Blüten Mai bis Juni, Blätter April bis Mai, Beeren September bis Oktober
Inhaltsstoffe	Beeren: Vitamin C, Fruchtzucker, organische Säuren, Pektin; Blätter: Gerbstoffe

Die Buche

Fagus silvatica
Familie der Buchengewächse, *Fagaceae*

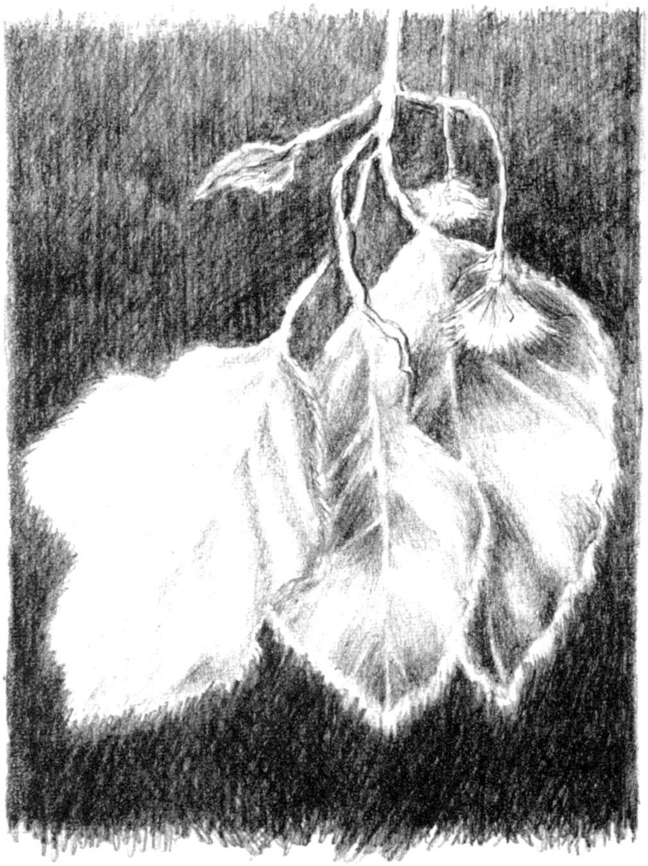

Während der Eiszeit waren große Teile Westeuropas von großen Gletschern bedeckt, die sich von Skandinavien im Norden und von den Alpen im Süden her über das Land geschoben haben. Nur ein schmaler Streifen Land blieb übrig, der eine baumlose Tundralandschaft trug. Die großen Bäume waren verschwunden; sie überlebten in wärmeren Gegenden, am Mittelmeer und im Balkangebiet. Vor rund 15 000 Jahren wurde es dann etwas wärmer, und die Bäume breiteten sich langsam von ihren südlichen Bauminseln wieder in Richtung ihrer alten Standorte aus. Nach der Mittleren Wärmezeit, nachdem die meisten größeren Bäume bei uns wieder Fuß gefasst hatten, änderte sich das Klima erneut. Es wurde kühler und feuchter. Damit herrschte ein optimales Klima für die Buchen, die zu Beginn der Bronzezeit zusammen mit den Tannen als die letzten der großen Bäume zurückgekehrt waren. Einige Baumarten blieben allerdings auf der Strecke, und wir können sie heute nicht mehr zu unseren einheimischen Bäumen zählen. Riesige Mammutbäume gehören zu den niemals zurückgekehrten Flüchtlingen.

Diese genaue Kenntnis über die Entwicklung der Vegetation unseres Landes verdanken wir den Mooren. Sie sind riesige lebendige Archive, die jede Veränderung genau registrieren. Blätter, Samen, Holzstücke aus der jeweiligen Pflanzenwelt werden im Moor chronologisch übereinandergeschichtet. Alles, was das Moor einmal geschluckt hat, konserviert es für viele tausend Jahre, und deshalb ist dieses peinlich genau geführte Archiv schon so alt. Eine Häufung von Pflanzenteilen einer bestimmten Baumart lässt darauf schließen, dass diese Baumart zu der betreffenden Zeit vorherrschend war.

Seit der letzten, oben beschriebenen Klimaveränderung, die die Buchenzeit eingeleitet hat, hielt sich das feucht-kühle Klima in unseren Breiten bis heute. Ohne Eingreifen des Menschen wäre ein großer Teil Mitteleuropas hauptsächlich von Buchenwäldern bedeckt. In den niederen Lagen würden Eichen die Buchen begleiten, Fichten ständen an ihren natürlichen Standorten – im Mittel- und Hochgebirge –, und die Flüsse wären vom schmalen Band des Auenwalds begleitet.

Die Buche hat es schon damals, bald nach ihrer Einwanderung, geschafft, die anderen Bäume zu verdrängen. In Konkurrenz mit ihr bleiben Eiche, Ahorn und Fichte zurück. Dabei wirkt die Buche gar nicht so kämpferisch. Im Gegenteil, sie steht wie eine grazile Königin mit silbrigem Rindenkleid und zartgrünem, gläsernem Blattschleier neben dem knorrigen Eichenkönig. Ihre lang gestreckten Äste verzweigen sich im feinen Filigranwerk der äußersten Zweige und enden in länglichen, rehbraunen Knospen, die Tupfer vom samtenen Silber des Stammes tragen. Im Frühjahr strecken sich diese spitzen Knospen immer mehr, bis sich endlich neue Blätter herausschieben und die Knospenhülle abstreifen. Es gibt keine zarteren Frühlingsblätter als die der Buche. Sie sind mit seidigen, glänzenden Wimpern bedeckt und scheinen in der Sonne so hellgrün, als wären sie aus venezianischem Glas.

Alle Blätter sind an den fächerartig verzweigten Ästen so dicht und exakt übereinandergestellt, dass sehr wenig Licht durch das Blätterdach auf den Boden fällt. Eine alte Buche mit rund fünfzehn Metern Kronendurchmesser hat etwa 600 000 Blätter, die zusammen eine Fläche von etwa 1200 Quadratmetern ergeben. Für die Buche ist dieser Schatten lebenswichtig. Sie umhüllt ihren Stamm nicht mit einer dicken, schützenden Rindenschicht und muss ihn deshalb auf andere Art vor Sonneneinstrahlung und Temperaturschwankungen schützen. Auch ihre flach am Boden entlang streichenden Wurzeln brauchen Sonnenschutz. So raubt die Buche den anderen emporwachsenden Bäumen das Licht. Den jungen Buchen schadet das Dämmerlicht nicht, doch junge Eichen, Fichten oder ein kleiner Ahornbaum können sich nicht mehr durchsetzen.

Der Buchenwald hat wegen dieser besonderen Lichtverhältnisse seine eigene Flora. Die Blumen im Schatten der Buchen müssen sich mit ihrer Blüte beeilen, denn sobald die Bäume über ihnen sich anschicken, ihr Blättergewölbe zu schließen, bleibt darunter nicht mehr genügend Licht für die Entwicklung einer Blütenpracht. Deshalb ist der goldbraune Blattteppich unter den Buchen schon zeitig im Frühling mit bunten Blüten bestickt: mit den weißen Sternen des Buschwindröschens, dem leuchtenden Blau der Leberblümchen, der kühnen rotvioletten Komposition des Lungenkrauts, dem Biedermeierblau der Veilchen und den hellgelben Kelchen der Himmelsschlüssel. Diese Pflanzen lieben wie die Buchen den feuchten Kalkboden. Die schönsten geschlossenen Buchenwälder finden sich deshalb auf kalkreichen Böden wie auf der Schwäbischen Alb und im Fränkischen Jura.

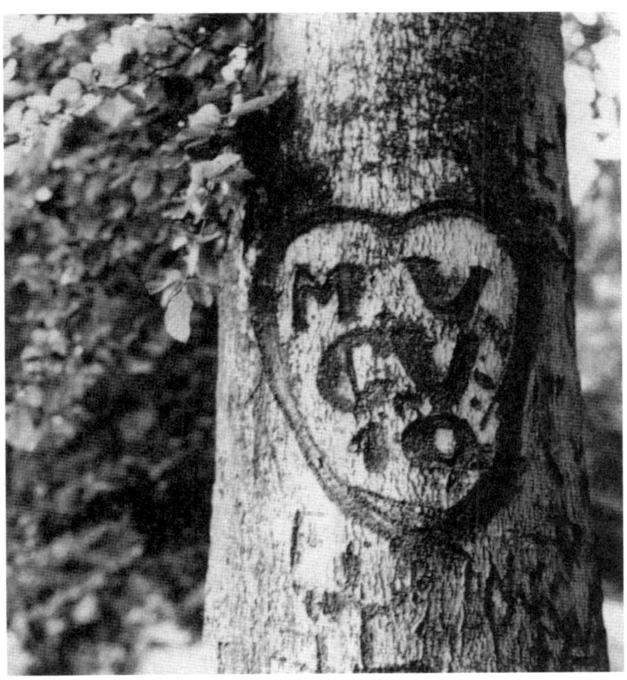

Umweltverschmutzung und Klimaveränderung setzen den Bäumen stark zu. In Deutschland ist inzwischen nur noch jeder dritte Baum gesund. Zurzeit sind die Buchen am stärksten geschädigt.

Schon früh allerdings hat der Mensch begonnen, die Buchen zu dezimieren. Im Mittelalter gehörten Buchen wie Eichen zu den »fruchtbaren« Bäumen. Der botanische Name *Fagus* leitet sich vom griechischen Wort für Essen ab. Wahrscheinlich war damit der Gebrauch der Eckern zur Schweinemast gemeint. Der Dorfhirte trieb seine Schweineherde in den Wald und schlug die Früchte der Buchen, die Bucheckern, von den Bäumen, über die dann die Schweine schmatzend herfielen. »Die Schwein haben sonderlich lust zu diesen Buchnüsslein / und wird das Fleisch wolgeschmack und lieblich darvon. Wie wol der Speck der von Buchackeren gemästeten Schweinen nicht so fein hart ist / wie der von Eicheln / sondern wenn er in dem Rauch und Schornsteinen henckt / gewaltig tropfft.« So berichtet Adamus Lonicerus in seinem 1557 erschienenen Kräuterbuch (hier zitiert nach der Ausgabe von 1679) über die damalige Eckernmast. Auch das übrige Vieh wurde in den Wald getrieben: Ziegen, Schafe und Rinder taten sich besonders gern an den jungen, schmackhaften Buchentrieben gütlich.

Im Herbst zog man zur Bucheckernernte in den Wald. Aus den ölhaltigen Früchten wurde ein Speiseöl hergestellt. Die Arbeit lohnte sich, denn die Eckern enthalten bis zu vierzig Prozent Fett. Sie wurden in Ölmühlen zerkleinert und anschließend gepresst. Aus einem Kilogramm Bucheckern erhielt man immerhin einen halben Liter gutes Speiseöl. Der übrig gebliebene Ölkuchen diente als Schweinemastfutter. Der Volksmund weiß übrigens, dass reichlich Bucheckern im Herbst einen langen und harten Winter ankündigen.

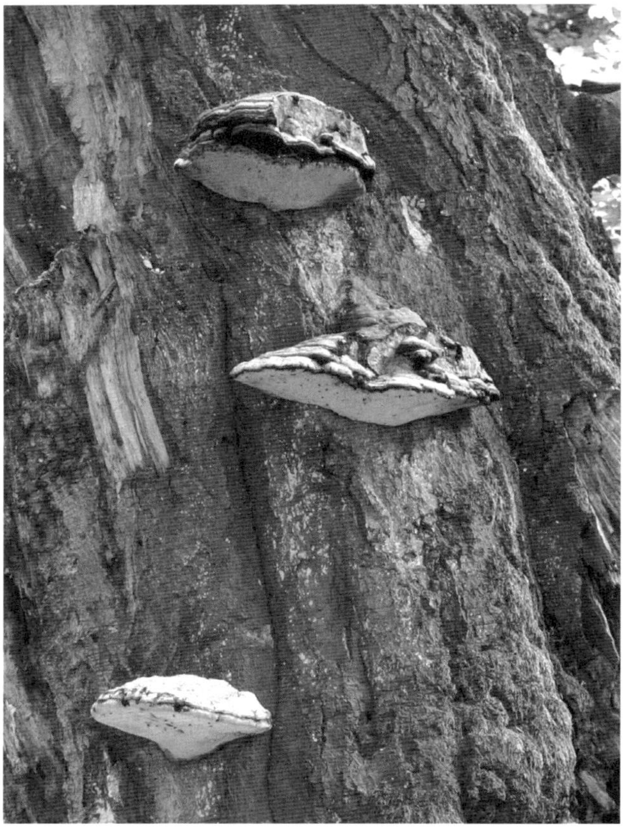

Das Holz der Buche ist auch heute noch als sehr wertvolles Brennholz geschätzt. Als Bauholz eignet es sich weniger, da es leicht reißt, brüchig wird und zudem gern von Schädlingen befallen wird. Es arbeitet nach der Verarbeitung noch stark und schwindet leicht. Deshalb wird es nur zur Werkzeugherstellung sowie für Dübel und Schwellen gebraucht. Dennoch hatten die Buchen bei uns unter Raubbau zu leiden. Das Holz wurde in großen Mengen in der Köhlerei zur Holzkohleherstellung verwendet. Der Bergbau und die Hüttenbetriebe verschlangen ebenfalls Unmengen. In den Glashütten wurde die Buchenasche an Stelle des heute verwendeten Sodas gebraucht.

Die Buchenasche, die sich in den Herdstellen und Öfen ansammelte, war früher ein gebräuchliches Ausgangsmaterial zur Herstellung einer Lauge. Die Asche enthält sehr viele Kaliumverbindungen, und die daraus zubereitete Lauge schäumt und reinigt wie Seifenlauge. Dazu wurde die Buchenasche einfach mit lauwarmem Wasser übergossen und über Nacht stehen gelassen. Am nächsten Morgen seihte man die Brühe ab. Mit der aus Buchenasche hergestellten Lauge wurden Fußböden geschrubbt; und die Holzgefäße, die zur Aufbewahrung von Milch und Käse dienten, hielt man keimfrei, indem man sie öfter mit Buchenlauge reinigte. Asche, die man nicht im Haushalt zur Laugenherstellung brauchte, streute man als Dünger auf die Felder.

»Eichen sollst du weichen,
Vor Fichten sollst du flüchten,
Weiden sollst du meiden,
Buchen aber suchen.«

So lautet der Ratschlag im Volksglauben. Da der Blitz tatsächlich sehr selten in Buchen einschlägt, suchte man früher beim Aufzug eines Gewitters unter Buchen Schutz.

So manche alte Buche im Park trägt heute noch auf ihrer Rinde viele eingeritzte Zeichen. Es sind die Herzen und Namen derer, über die die Buche einmal schützend ihre weit ausladenden Äste gebreitet hat. Sie hat schon die Liebespaare unter ihrem Dach beherbergt, die heute vielleicht längst Großmütter und Großväter sind. Die Herzen haben sich mit der Zeit etwas verzogen und sind dunkler geworden, aber sie sind noch immer in dem alten Baum-Buch aufgezeichnet.

Schon oft sind mir auch die scheinbar etwas unheimlich starrenden schwarzen Augen auf ihrem Stamm aufgefallen. Zuerst dachte ich, auch sie wären eingeritzt, aber dann stellte ich fest, dass es Verwachsungen sind, die der Baum bildet, wenn ein Ast abgefallen ist.

Wie aus Buchenstäben unsere heutigen Buchstaben wurden, ist eine alte Geschichte. Dazu beigetragen hat die Buche mit ihrer besonders glatten Rinde. Vor langer Zeit waren es nicht nur Herzen, Pfeile oder Namen, die in die Buchenrinde geritzt wurden, sondern Zauberzeichen und magische Buchstaben. Es waren die Buchstaben der kultischen Schrift der Germanen, die sie *runa* nannten, das Geheimnis. In bestimmter Folge aneinandergereiht, hatten diese geheimen Zeichen die Kraft zu heilen, zu schützen und die Zukunft vorauszusagen.

Ursprünglich, um die Zeitenwende, enthielt das Alphabet 24 Buchstaben, die ausschließlich zu kultischen Zwecken gebraucht wurden. Vor einer wichtigen Entscheidung befragte man das Orakel aus Buchenstäben, auf die die geheimen Schriftzeichen geritzt waren. Uns ist noch eine genaue Beschreibung dieses Orakels erhalten geblieben. Tacitus, der Geschichtsschreiber der römischen Kaiserzeit, hat im ersten Jahrhundert nach der Zeitenwende in seiner Studie über die Germanen auch das Loswerfen mit Buchenstäben beschrieben: Der Priester oder die Priesterin bricht einen Buchenstab in gleich große Teile, beschriftet diese mit Runen und legt sie in eine Schale. Ein weißes Tuch wird auf die Erde gebreitet, und die Stäbe werden darauf geworfen. Nach Anrufung der Götter wird dreimal je ein Stab aufgehoben. Aus der Kombination der drei Stäbe ergibt sich der Orakelspruch. Runen oder Raunen, das ist eine geheimnisvolle Beratung mit den Göttern, die sich in den Formen der Natur offenbaren.

Die alten Runenstäbe gibt es nicht mehr, doch die lebendigen Runen schreibt die Natur noch immer in der schwungvollen Biegung eines Astes, im feinen Aderwerk eines Blattes, im Fraßbild des Baumkäfers oder in den Wolkenbildern am Himmel. Die weissagenden Nornen, die Schicksalsgöttinnen der Germanen, raunen noch immer ihre Geheimnisse dem zu, der Zeit hat, ihnen im Rauschen der Bäume, im Murmeln des Wassers oder im feinen Summen eines Käfers zu lauschen.

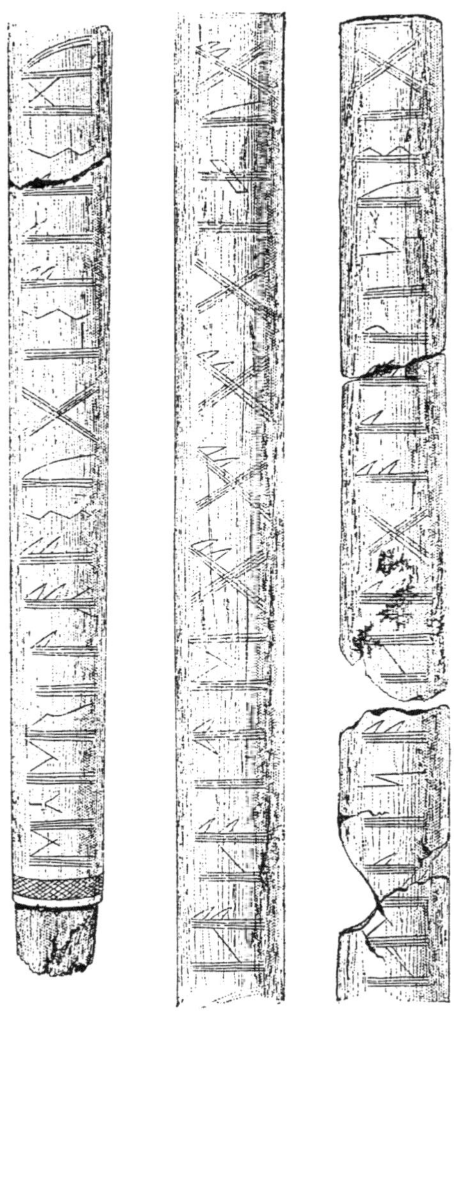

Die deutschen Worte Buche und Buch haben denselben etymologischen Ursprung. Buch leitet sich vom gotischen Wortstamm *boka* ab, was Buchstabe bedeutet. Im Jahr 1450 erfand Johannes Gutenberg die Druckerpresse. Er hatte aus Buchenholz einen Buchstaben geschnitzt und diesen in Papier eingewickelt. Der Abdruck, den er auf dem Papier hinterließ, inspirierte ihn zur Idee, Buchstaben zu drucken.

An Buchen wie auch an Birken, toten wie lebendigen, wächst ein Pilz, der früher eine große Bedeutung hatte, der Zunderschwamm, *Fomes fomentarius*. Sein Fruchtkörper wächst konsolförmig, seine Oberfläche ist tief konzentrisch gefurcht. Junge Pilze sind rotbraun, später werden sie haselnussbraun und im Alter sind sie grau mit dunkleren wellenförmigen Bändern. Hat der Pilz einen Winter hinter sich, bleibt seine Haut grau bis dunkelgrau. Beim Aufschneiden glänzt das Fruchtfleisch rotbraun. Der echte Zunderpilz ist leicht mit ähnlich aussehenden anderen Pilzen zu verwechseln. Absolute Sicherheit erhält man durch folgenden Test: Man gießt einige Tropfen 20%-ige Kalilauge in eine Tasse und schabt von der äußeren hellgrauen Rinde des Pilzes einige Späne in die Tasse. Färbt sich die Lauge nun rotbraun, handelt es sich um den echten Zunderpilz.

Der Zunderpilz gehörte zu den heiligen, magischen Gewächsen unserer Vorfahren. In früheren Zeiten befestigte man die Pilze an der Eingangstür als Schutz und Abwehr vor bösen Einflüssen. Noch heute kann man in entlegenen Alpentälern an alten Bauernhäusern diesen Pilz nahe dem Eingang an der Hauswand sehen. Es wird angenommen, dass der Zunderpilz, der bereits vor 120 000 Jahren an der in der eiszeitlichen Tundra wachsenden Zwergbirke vorkam, den damaligen Menschen erlaubte, Feuer zu entfachen und damit als eine Grundlage der weiteren kulturellen Entwicklung diente.

Der Ausspruch »Das brennt wie Zunder« erinnert noch an die einstige, uralte Verwendung des Pilzes. Die wildlederartige Schicht und die Borke des Fruchtkörpers wurden in früheren Zeiten entfernt und als Zunder gebraucht. Es nimmt kleinste Funken auf und hält sich als Glutherd, den man dann leicht zum Feuerentfachen verwenden kann. Bis zur Erfindung und Verbreitung der Schwefelhölzchen, der Streichhölzer, in der Mitte des 19. Jahrhunderts, gab es in jedem Haushalt Zunderpilzlappen. Mit Feuereisen und Flintstein wurden darüber Funken erzeugt, die auf den Zunderlappen fielen, dort Glut bildeten und dann zum Anzünden von Zigarren oder des Herdfeuers dienten.

Zunderpilz war lange Zeit eine wichtige Handelsware. Ich nenne die Zunderpilzlappen das Goretex der Steinzeit, denn sie sind wasserabweisend, atmungsaktiv und federleicht. Im Mittelalter hat man in Mitteleuropa daraus Kappen, Gamaschen und Regenumhänge hergestellt. Zunderpilzlappen stillen auch Blutungen und wirken wundheilend und wurden deshalb in früheren Zeiten unter der Bezeichnung *Fungus chirurgorum* verkauft.

Als Speisepilz eignet sich der Zunderpilz nicht. Am Baum selbst verursacht er Weißfäule und gilt deshalb als Schädling von Birke und Buche.

Heilanwendung

Von der Buche wurden in früheren Zeiten verschiedene Teile zum Heilen verwendet.

Die Buchenasche, die im Haushalt als Reinigungsmittel und zur Herstellung von Seifen verwendet wurde, gebrauchte man auch als Heilmittel. Sie wirkt entzündungshemmend und desinfizierend. Man vermischte oder kochte sie früher zusammen mit Johanniskrautöl zu einer Paste und verwendete sie so zur Wundauflage und zur Behandlung von Geschwüren.

Alte Kräuterbücher loben die Buchenblätter als kühlendes und linderndes Mittel zu Umschlägen auf hitzigen Geschwüren.

Als erste Hilfe bei einem geschwollenen Auge oder Gerstenkorn habe ich die kühlende Wirkung des frisch aufgelegten Buchenblattes selbst erfahren.

Aus dem Holz der Buche bereitete man mittels trockener Destillation den Buchenholzteer, der als Heilmittel in den Apotheken unter dem Namen Kreosotum erhältlich war. Er wurde als Desinfektionsmittel, Ätzmittel und zur örtlichen Betäubung in der Zahnheilkunde verwendet.

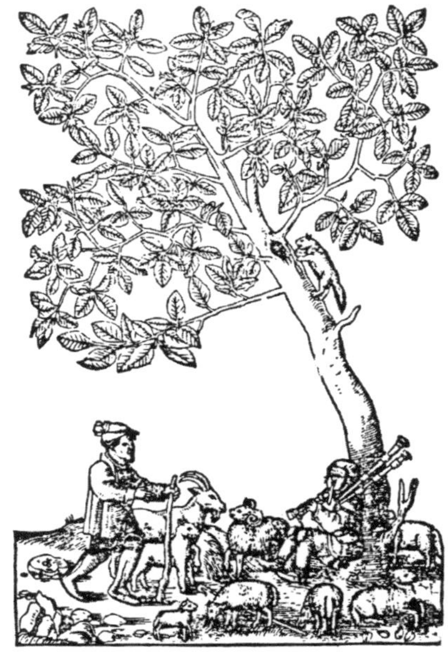

Mit Süßholzpulver und Glyzerin zu Kreosotpillen verarbeitet, wurde er bei Magenstörungen und tuberkulösen Erkrankungen verschrieben. Heute ist der Buchenholzteer als krebserregend in Verruf geraten. Er wird nur noch in der Homöopathie als völlig unschädliches Mittel bei schweren Magenleiden, Geschwüren und Blutungen eingesetzt.

In der Bachblütentherapie stellt man aus der Buche das Heilmittel »Beech« her. Es fördert Toleranz und Nachsicht und stärkt das Einfühlungsvermögen. Beech ist ein Heilmittel für pedantische und überkritische Menschen.

Anwendung in der Küche

Bevor der Bauer das gehackte Buchenholz in den Holzschuppen schaffte, legte er sich einige besonders gute Stücke beiseite, um daraus Buchenspäne zu raspeln. Im mittelalterlichen Haushalt hatte man für diese Buchenspäne verschiedene Verwendung, worauf noch in späteren Kochbüchern hingewiesen wird. Ein Korb voll kam in die Küche, um damit Essig anzusetzen. In Weinanbaugebieten färbte und läuterte der Bauer mit Buchenspänen den Wein. Im Rauch der glimmenden Buchenspäne erhielten die darüber aufgehängten Fleisch- und Fischstücke einen besonders würzigen Geschmack und sollten dadurch auch haltbar gemacht werden.

Die frischen, zarten Buchenblätter verlocken zum Anbeißen. Tatsächlich kann man daraus einen Salat oder ein Gemüse bereiten. Zusammen mit anderen Kräutern schmecken sie gut in Quark oder Joghurt. Im Frühjahr kann man die frischen Blätter mit Alkohol und Zucker zu einem Buchenlikör ansetzen.

Buchenlikör

Trank der Försterin

Eine weithalsige Flasche mit Schraubdeckel wird zur Hälfte oder zu zwei Dritteln mit ganz jungen, frischen Buchenblättern gefüllt. Mit einem Obstschnaps (besonders gut passt Birnenschnaps) ganz auffüllen und 2 bis 3 Wochen stehen lassen; dabei öfter gut schütteln. Dann abseihen.

1 l Wasser und 400 g Zucker so lange unter ständigem Rühren kochen, bis eine sirupartige Flüssigkeit entsteht. Den Zuckersirup mit dem Alkohol vermischen, in dunkle Flaschen füllen und wenn möglich weitere 4 bis 6 Monate ruhen lassen.

Auch die Bucheckern verwendete man in früheren Zeiten in der Küche. Sie wurden zu Speiseöl gepresst oder zu Mehl vermahlen und in Brot, Kuchen oder Pfannkuchen verbacken. Von frischen, rohen Bucheckern sollte man nicht zu viel essen. In der dünnen Haut, die sie umgibt, ist Fagin enthalten, eine Substanz, die Übelkeit und Kopfschmerz verursachen kann. Durch das Rösten wird dieser Stoff jedoch zerstört.

Wildnis-Crunchey

Eine köstliche Leckerei, die sich sehr gut für die Lagerfeuerküche eignet.

1½ Tassen Bucheckern
4 EL Butter
1 Tasse Zucker

Die Bucheckern aus der harten Schale lösen und in einem Sieb über dem Feuer unter ständigem Schütteln und Schwenken anrösten. Die Butter in einer Pfanne über dem Feuer schmelzen, den Zucker hinzufügen und unter ständigem Rühren etwa 10 bis 15 Minuten erhitzen, bis die Masse schmilzt und braun geworden ist, das heißt karamellisiert. Nun die Bucheckern dazugeben und noch einige Minuten weiterrühren. Auf einen gefetteten flachen Stein oder in eine Pfanne geben, glattstreichen und fest werden lassen. Nach dem Abkühlen in Stücke brechen.

Tipps: Statt Bucheckern kann man auch andere Nüsse wie Haselnüsse, Walnüsse oder Mandeln verwenden.

In gut sortierten Geschäften kann man zum Teil Bucheckernöl kaufen, ein goldgelbes Öl mit einem intensiv nussigen Geschmack. Es eignet sich besonders gut für Salatsaucen, zum Beispiel für Rapunzelsalat (Feldsalat, Nüsslisalat).

Vinaigrette Rapunzel

4 EL Bucheckernöl
1 EL Himbeeressig
1 Prise frisch gemahlener Pfeffer
1 Prise Salz
1 Prise Zucker

Den Essig mit dem Schneebesen unter das Öl schlagen. Pfeffer, Salz und Zucker nach Geschmack dazugeben.

Botanische Erkennungszeichen

Vorkommen	in ganz Europa außer in nördlichen und östlichen Gebieten, südlich bis Sizilien
Standort	kalkreiche Böden, von strengen Winterfrösten geschützte Lage, bis auf 1000 m Höhe
Höhe	bis 50 m
Rinde	in der Jugend graubraun, später silbergrau und glatt
Blätter	wechselständig, eiförmig, leicht gewellter Rand, Unterseite heller
Blüten	im Mai, einhäusig; Buchen blühen erst nach 25 Jahren; weiblich: 2–3 gelbliche, aufrechte Blüten in einer Hülle; männlich: gestielte, gelbliche Knäuel aus mehreren Kätzchen
Früchte	September bis Oktober, Bucheckern, dreikantig, in stacheligem Fruchtbecher
Sammelzeit	Früchte Oktober, Blätter Mai
Inhaltsstoffe	Gerbstoffe, in den Bucheckern bis zu 40 % fettes Öl und 23 % Eiweiß
Holz	gelblich, rötlich, feinporig, kurzfaserig, reißt leicht, leicht spaltbar

Die Eberesche

Sorbus aucuparia
Familie der Rosengewächse, *Rosaceae*

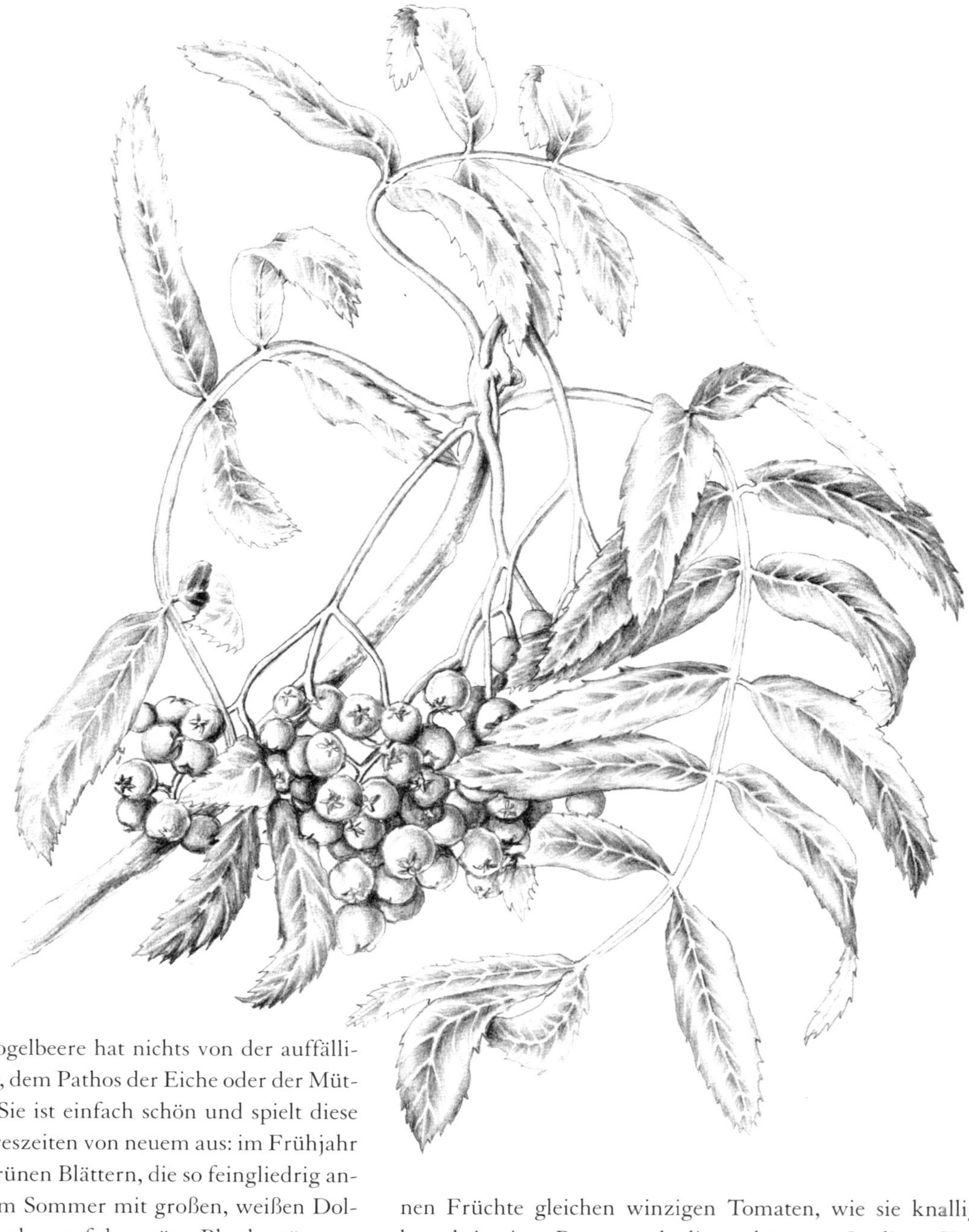

Die Eberesche oder Vogelbeere hat nichts von der auffälligen Majestät der Esche, dem Pathos der Eiche oder der Mütterlichkeit der Linde. Sie ist einfach schön und spielt diese Schönheit zu allen Jahreszeiten von neuem aus: im Frühjahr mit ihren zarten, hellgrünen Blättern, die so feingliedrig aneinandergesetzt sind; im Sommer mit großen, weißen Doldenblüten, die wie Broschen auf das grüne Blattkostüm gesteckt sind. Im Herbst nehmen die Blätter eine warme braune Tönung an, die sich bis ins Blutrote steigert. Jetzt sind aus den Blüten korallenrote Früchte geworden, die schwer an den silbrig-schwarzen Ästen hängen. Die einzelnen Früchte gleichen winzigen Tomaten, wie sie knallig bemalt in einer Puppenstube liegen könnten. In dieser Zeit lockt die Eberesche vor allem Amseln und Drosseln an, die sich im schwarzen Frack über das Früchtebankett hermachen. Die Gier nach den korallenroten Früchten wurde diesen Vögeln in früheren Zeiten oft zum Verhängnis, denn der

Mensch benutzte die Beeren als Lockmittel für den Vogelfang. Der Eigenschaft als Vogellockmittel verdankt die Eberesche ihren deutschen Namen »Vogelbeere«. Auch der lateinische Name ist darauf zurückzuführen. *Aucuparia* leitet sich von *aves capere,* Vögel fangen, ab.

Auch der Name Eberesche lässt sich leicht erklären. Ursprünglich hieß sie Aberesche, das heißt falsche Esche. Die Blätter der Eberesche ähneln jenen der Esche. Der Name bedeutet, dass sie zwar die gleichen Blätter hat wie die Esche, aber dennoch ein anderer Baum ist. In den alten Kräuter- und Botanikbüchern rechnete man die Eberesche zur gleichen Familie wie die Esche. Nach der heutigen Einteilung gehört sie zu einer ganz anderen Familie, nämlich zur großen Gemeinschaft der Rosengewächse.

Es gibt noch einen zweiten Grund für die enge Verbundenheit der Eberesche mit den Vögeln. Der kleine Same im Fruchtfleisch der Beeren passiert unversehrt den Darmkanal der Vögel, und überall wo sie ihn wieder mit dem Kot ausscheiden, »säen« sie neue Ebereschen. Wo immer ein kleiner Ebereschensprössling an einem ungewöhnlichen Ort wie aus einer Felsspalte, einem abgestorbenen Baumstumpf oder einer Dachrinne herauswächst, haben die Kostgänger der Eberesche ihre Mahlzeiten verdaut. Zudem ist die Eberesche sehr anspruchslos und findet deshalb mit ihren flachen, weitläufigen Wurzeln in fast jedem Boden Nahrung und Halt, und so haben viele der Sämlinge eine Chance heranzuwachsen.

Die Eberesche wächst am liebsten am Waldrand. Der Mensch hat sie in die Städte geholt, wo sie als Alleebaum viel befahrene Straßen und staubige Parkplätze säumt. Sie hält die aggressiven Abgase viel länger aus als so manch anderer klassischer Alleebaum.

Die Ebereschenwäldchen, von denen Else Lasker-Schüler schwärmt, hat es einmal wirklich gegeben. Keltische Druiden haben sie gepflanzt und gepflegt. Besonders Orakel- und Gerichtsplätze wurden von Ebereschen umrahmt.

Die Schönheit und Grazie dieses Baumes hat die keltischen Priester inspiriert, sie zum Baum des Lebens zu machen. Sie haben aus der Reihe der sich als erste im Frühjahr belaubenden Bäume die Eberesche ausgesucht und sie zum Symbol des Wiedererwachens nach der toten Winterzeit gemacht.

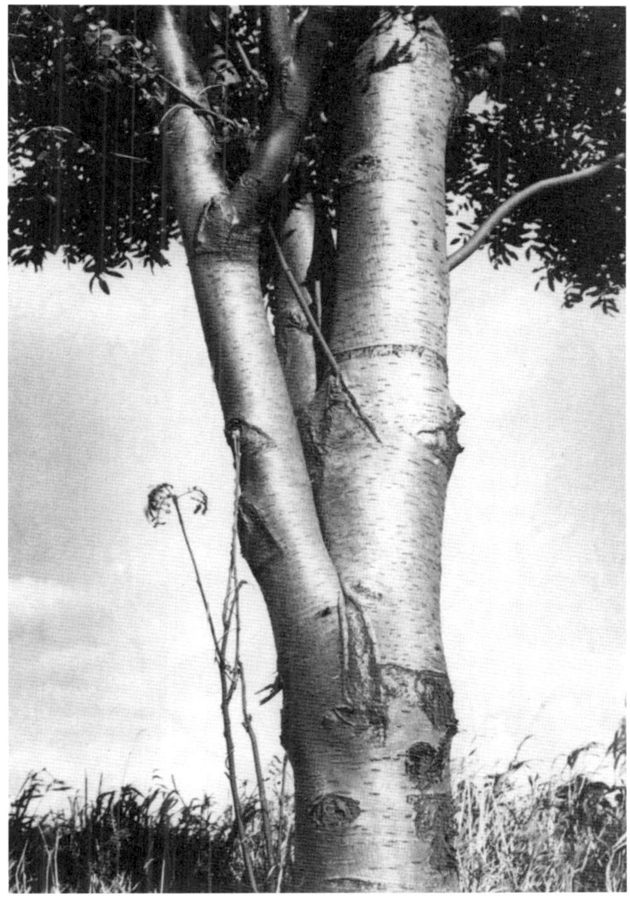

Die Kelten pflegten eine sehr tiefe und geheimnisvolle Beziehung zu den Bäumen. In der keltischen Sprache bedeutet das Wort »Baum« auch gleichzeitig »Lernen« und »Wissen«. Jeder Laut wurde durch eine Pflanze versinnbildlicht. So hatte diese Sprache einen Bezug zum Lebendigen und war erlebbar. Das magische Alphabet der Druiden bestand aus einer Reihe von Baumnamen. Gleichzeitig war es ein heiliger Kalender. Das »Beth-Luis-Nion«, wie die Druiden dieses Alphabet nannten, ist streng geheim gehalten worden. Der Name setzt sich aus den ersten drei Bäumen zusammen, mit deren Anfangsbuchstaben das Alphabet beginnt. Dieser uralte Kalender mit seinen verschiedenen Stationen im Mondjahr stand immer mit der Anbetung der dreigestaltigen Weißen Göttin in Verbindung.

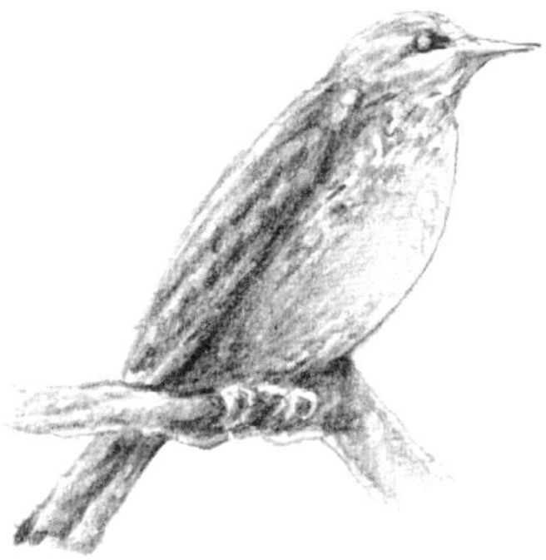

Drossel

Robert Graves beschreibt in seinem Buch »The White Goddess«, wie er »zufällig« beim Lesen eines alten Bardengedichts auf die Auflösung des Geheimnisses um das alte Alphabet stieß. Nachdem diese »Erleuchtung« ihn gepackt hatte, begann er mit jahrelangen Nachforschungen und Studien. Er entdeckte Zusammenhänge zwischen bestimmten Bäumen und Festtagen in allen Gebieten Europas und kam zu dem Schluss, dass er einen seit der Bronzezeit gültigen Kalender enträtselt hatte.

Im *Beth-Luis-Nion* spiegeln die Bäume den Kreislauf der Natur wider. Die Konsonanten der verschiedenen Baumarten standen für die einzelnen Monate. Die Vokale standen für Tagundnachtgleichen, Sonnenwenden und die einzelnen Standpunkte der Sonne. Das Alphabet beginnt mit der Birke, *Beth,* dem ersten sich begrünenden Baum, als Symbol für den Sieg des Lichts über die Dunkelheit. Den zweiten Buchstaben symbolisierte die Eberesche, *Luis,* der Baum des Lebens. Waren zur Zeit der Birke die Eindrücke des kalten Winters noch nicht ganz verschwunden, so war jetzt der endgültige Sieg des Lebens sicher. Der Eberesche sprachen die Druiden die Kraft zu, vor Unheil und bösem Zauber zu schützen; deshalb bepflanzten sie ihre heiligen Stätten mit Ebereschenbäumen. Auch in der germanischen Mythologie galt die Eberesche als Glücksbringer. Sie war dem Gewittergott Donar geweiht, dessen Lieblingstier, die Ziege, dem Ebereschenlaub besonders gern zusprach.

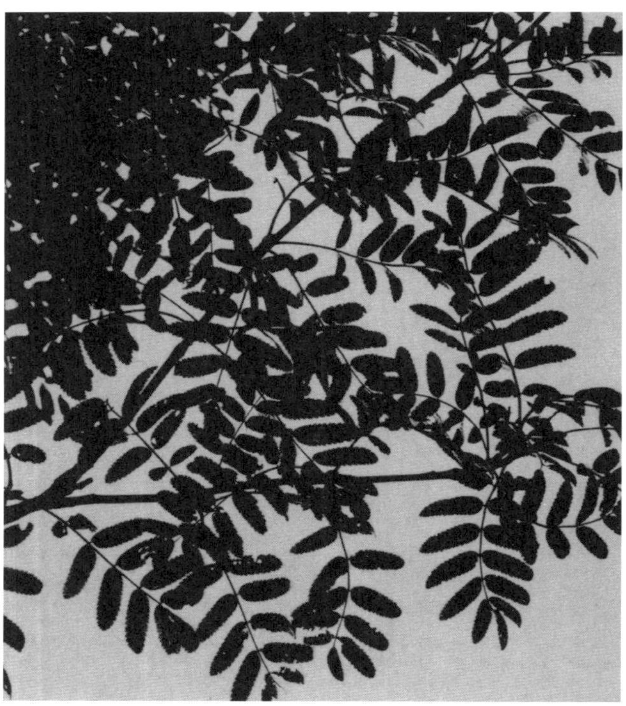

Der uralte Glaube um die schützenden und fruchtbar machenden Kräfte der Eberesche, der mit dem Kult der alten Götter über ganz Europa verbreitet war, hat noch bis in unsere Zeit hinein gelebt. In alten Kräuterbüchern und in Bauernweisheiten wird das Ebereschenlaub als besonders heilkräftig gelobt. Für kranke Ziegen soll es eine gute Arznei sein. Am Morgen des 1. Mai schlug der Bauer seine Kühe im Stall mit den Zweigen der Eberesche; dieses Ritual sollte die Tiere fruchtbar machen. Um das Vieh vor Krankheiten zu schützen, wurden einige Zweige an die Stalltüre geheftet. Diese Bräuche sind noch die verblassten Reste des alten Fruchtbarkeits- und Abwehrzaubers, der mit der Eberesche in Verbindung stand.

Heilanwendung

Die Eberesche oder Vogelbeere wird oft im gleichen Atemzug mit der Tollkirsche genannt. Ein Brot mit Vogelbeermarmelade ist für viele schon ein halber Giftmord! Und das Gerücht von der verheerenden Giftigkeit der Vogelbeere hält sich hartnäckig.

Zugegeben, nach dem Genuss größerer Mengen frischer Beeren kann es zu Durchfall und Erbrechen kommen. Da der Geschmack der Beeren aber sehr bitter und zusammenziehend ist, wird man nach dem ersten Probieren aber kaum herzhaft zulangen. Diese Eigenschaften der Beeren beschreibt Hieronymus Bock in seinem im 16. Jahrhundert erschienenen Kräuterbuch folgendermaßen: *»sie sind eines seltsamen unlustige geschmacks / so man deren zuvil isset / mache sie unwillen.«*

Diese Symptome werden durch die in den Früchten enthaltene Parasorbinsäure hervorgerufen. In kleinen Mengen genossen oder richtig verarbeitet, sind die Beeren jedoch nicht giftig; im Gegenteil, die Eberesche kann als ein Heilmittel verwendet werden. Die Beeren sollten vor dem Verzehr jedoch gekocht werden. Zu Marmelade, Gelee oder Chutney verarbeitet, ergeben sie köstliche Speisen. Durch das Kochen wird die Parasorbinsäure zerstört, und andere Wirkstoffe treten in den Vordergrund: Apfelsäure, Vitamine, Gerbstoffe, Sorbit, Pektin, Karotin. Die Wirkungsweise kehrt sich dadurch um: Während sie im frischen Zustand abführend wirken, sind sie nun stopfend.

Die Blätter haben eine ähnliche Wirkung wie die Beeren. Sie enthalten ebenfalls Gerbstoffe, und der daraus zubereitete Tee hilft bei Durchfall und Magenverstimmung. Auch eignen sich die Blätter für Hausteemischungen. Für den reinen Tee übergießt man 2 Teelöffel der getrockneten, fein zerschnittenen Blätter mit einer Tasse kochendem Wasser. Bei Durchfall trinkt man davon einige Tassen täglich, bei Magenverstimmung und zur Magenstärkung sind 2 Tassen täglich die übliche Dosis.

Auch die Blüten haben eine heilende Wirkung. Sie helfen bei Husten, Bronchitis und Lungenentzündung. In folgender Mischung haben sie sich besonders für Kinder bewährt.

Hustentrank

2 Teile Königskerzenblüten
2 Teile Thymiankraut
1 Teil Ebereschenblüten
1 Teil Holunderblüten

1 Esslöffel der Mischung mit einem Becher Milch kurz aufkochen, ziehen lassen, abseihen und mit Honig süßen.

Beerentee

Zur Bereitung eines Tees aus den getrockneten Beeren übergießt man 1 Teelöffel Beeren mit 1 Tasse kaltem Wasser, lässt es kurz aufkochen und seiht dann ab. Nicht süßen! Die übliche Tagesdosis beträgt 2 bis 3 Tassen.

Dieser Tee wirkt anregend auf Blase und Nieren, ist blutreinigend und entschlackend.

Verwendung in der Küche

Die Beeren der Eberesche enthalten mehr Vitamin C als die Zitrone! Deshalb wurden sie früher zur Heilung von Skorbut, einer Vitamin-C-Mangelkrankheit, verwendet. Das Sorbit der Beeren ist ein für Diabetiker besonders gut geeigneter Zucker.

Die Beeren der wilden Eberesche schmecken sehr bitter. Um sie etwas schmackhafter zu machen, kann man sie über Nacht in Essigwasser einweichen.

Es gibt jedoch eine Ebereschenart, *Sorbus aucuparia edulis,* deren Beeren den bitteren Geschmack verloren haben und angenehm nach Preiselbeeren schmecken; sie wird auch süße Eberesche genannt. Diese Art kommt bei uns nicht wild vor, man kann sie aber in jeder Baumschule erstehen und problemlos im Garten ziehen. Zubereitungen aus ihren Beeren schmecken milder als die aus den wilden Ebereschenbeeren.

Aufgrund ihres hohen Pektingehalts geliert Marmelade, Mus und Gelee aus den Beeren sehr gut und ist außerdem lange haltbar. Die Beeren sammelt man nach dem ersten Frost.

Ebereschenmus

2½ kg Ebereschenbeeren
1½ kg Äpfel
1 kg Zucker oder Honig
1 TL Zimt
½ TL Kardamom

Die abgezupften und gewaschenen Beeren über Nacht in Wasser einweichen, dem ein Schuss Essig hinzugefügt wurde. Am nächsten Morgen abseihen und die Beeren mit wenig Wasser so lange kochen, bis sie aufspringen und weich sind. Durch ein Sieb passieren. Die Äpfel in Stücke schneiden, weich kochen und ebenfalls durchpassieren. Beides in einem Topf mischen, Zucker und Gewürze hinzufügen und zirka 15 Minuten leicht kochen lassen. Wird statt Zucker Honig verwendet, gibt man diesen erst ganz zum Schluss dazu. In saubere Marmeladengläser füllen und mit Cellophan abdecken.

Tipps: Ebereschenmus schmeckt als Brotaufstrich, zu Pudding und zu allen Süßspeisen. Außerdem kann es zu Wildgerichten gereicht werden. Statt der Äpfel können auch Birnen oder Quitten verwendet werden.

Ebereschenkompott

Für dieses Kompott eignen sich die süßen Ebereschenbeeren besser.

1 kg Ebereschenbeeren
750 g Zucker
½ l Wasser
1 Vanillestange

Die Beeren von den Dolden zupfen und waschen. Den Zucker mit dem Wasser aufkochen, die Beeren und die Vanillestange dazugeben und so lange unter ständigem Rühren kochen, bis die Beeren weich sind. Die Beeren abtropfen lassen und in vorbereitete Gläser füllen. Die Zuckerlösung noch einmal aufkochen und über die Früchte gießen; auch die Vanillestange mit ins Glas geben. Mit Cellophan abdekken.

Tipp: Schmeckt gut zu Vanilleeis, zu Gebäck, aber auch zu Wild.

Ebereschenlimonade

Ein durststillendes Getränk für heiße Tage. Es lässt sich leicht in einem Topf über dem Lagerfeuer zubereiten.

500 g frische Ebereschenbeeren
1 l Wasser
Ahornsirup, Honig oder Zucker nach Belieben

Die Ebereschenbeeren von den Stengeln befreien und in Wasser zirka 15 Minuten kochen. Anschließend nochmals etwa 20 Minuten ziehen lassen, dann abseihen. Von dieser Flüssigkeit jeweils eine kleine Menge süßen und mit Quellwasser und Mineralwasser auffüllen.

Russische Ebereschenlimonade

300 g frische Ebereschenbeeren
3 l Wasser
150 g Zucker
2 EL Rosinen

Die frischen Beeren von den Stielen befreien und pürieren. Mit dem Wasser in einem Topf etwa 20 Minuten weich kochen, dann den Zucker einrühren. Mit einem Tuch bedecken und an einen warmen Ort stellen, bis die Flüssigkeit leicht zu gären beginnt. Dies dauert je nach Wetterlage 1 bis 3 Tage. Es bilden sich dann an der Oberfläche kleine Luftbläschen. Nun die Flüssigkeit durch ein sauberes Tuch abseihen und in Flaschen mit Bügelverschluss abfüllen. In jede Flasche etwa 4 Rosinen geben. Die Flaschen liegend aufbewahren.

Die Limonade kann auch mit Wasser oder Alkohol verdünnt werden.

Die Blütenstände der Eberesche kann man wie Holunderblüten in Teig ausbacken (siehe Holunder, Seite 100).

Botanische Erkennungszeichen

Vorkommen	West- und Mitteleuropa
Standort	Waldränder, Lichtungen bis auf 2400 m Höhe
Höhe	bis 20 m
Rinde	glänzend, längsrissig, silbrig-schwarz
Blätter	wechselständig, gestielt, 9 bis 19 gesägte Fiederblättchen, lanzettlich
Blüten	Mai bis Juni, zwittrig, in großen, aufrechten Doldenrispen, weißlich, Bestäubung durch Insekten
Früchte	August bis September, orange bis korallenrote Beeren
Sammelzeit	Blüten Mai bis Juni, Blätter bis Mitte Juni, Beeren nach dem ersten Frost

Die Eibe

Taxus baccata
Familie der Eibengewächse, *Taxaceae*

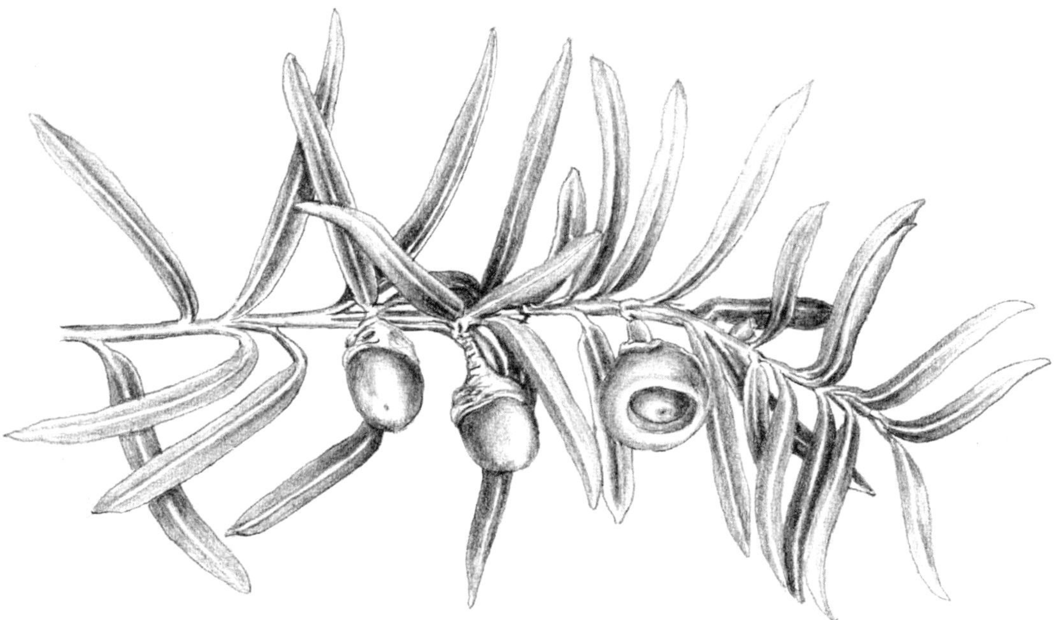

Der Weg zur Unterwelt ist mit Eiben gesäumt. Dunkel und unheimlich umgibt sie ein düsteres Licht. Ein strenger und intensiver Geruch liegt in der Luft. Hinter jeder dieser knorrigen Baumgestalten könnte eine Furie lauern, die mit ihrer Fackel aus Eibenholz den vorüberziehenden Wanderer niederschlägt.

Die schweigenden Eiben sind den Göttern des Todes geweiht, und jeder Mensch muss auf dem Weg zu seinem letzten Ziel durch diese schreckliche Allee. So berichtet die griechische und römische Mythologie. In allen Kulturen, die die Eibe kannten, galt sie als heiliger Baum und war immer mit dem todbringenden Aspekt der Götter verknüpft. Noch heute steht sie am Ende der Allee zur Unterwelt: auf den Friedhöfen. Hier scheint sie am üppigsten zu gedeihen, ernst und gewissenhaft hält sie Wache.

Es fällt mir schwer, im dunklen Nadelkleid der Eibe etwas Fröhliches zu entdecken, und ich wunderte mich zuerst über die Beurteilung, die Hildegard von Bingen vor 800 Jahren in ihrer Schau der Natur zur Eibe niederschrieb: »Der Ybenbaum ist ein Sinnbild der Fröhlichkeit.« Diese Worte kann nur jemand sprechen, der fest an eine Auferstehung nach dem Tode glaubt. Dann symbolisiert die Eibe das ewige Leben. Dies war auch der tiefere Sinn der Rituale um die Eibe in vorchristlicher Zeit.

Warum war gerade die Eibe der Baum, der die Fortdauer nach dem Tod symbolisierte? Die Eibe macht den Wechsel der Jahreszeiten nicht mit. Sie behält ihre Nadeln und wirkt im Winter nicht so kahl wie die Laubbäume. Zudem können Eiben bis zu 3000 Jahre alt werden, und so manches Exemplar hat schon viele Menschengeschlechter überdauert. Die Eibe erscheint zeitlos.

Auch den Germanen war die Eibe ein heiliger Götterbaum. Sie besaßen wie die keltischen Druiden ein magisches Alphabet und widmeten eines ihrer Runensinnbilder der Eibe. *Ihwaz* nannten sie Rune wie den Baum, und beiden wurden große Heilkräfte zugesprochen. Krankheit und Unheil sollte die Eibe wie auch ihr Zeichen abwehren können. Eiben säumten die heiligen Plätze, wo Gottesdienste und Gerichtsverhandlungen abgehalten wurden. Noch bis ins vorletzte Jahrhundert hat sich der Eibenzauber erhalten. Eiben, so glaubte man zu jener Zeit, können Dämonen vertreiben. Deshalb hängte man sich ein Amulett aus Eibenholz um den Hals. »Vor Eiben kann kein Zauber bleiben«, hieß es in einem alten Spruch.

Wir können nicht mehr nachempfinden, was unsere Vorfahren erlebten, wenn sie durch die riesigen geschlossenen Eibenwälder zogen. Die Eibe war einst ein bestimmender Baum der germanischen und keltischen Wälder. Noch

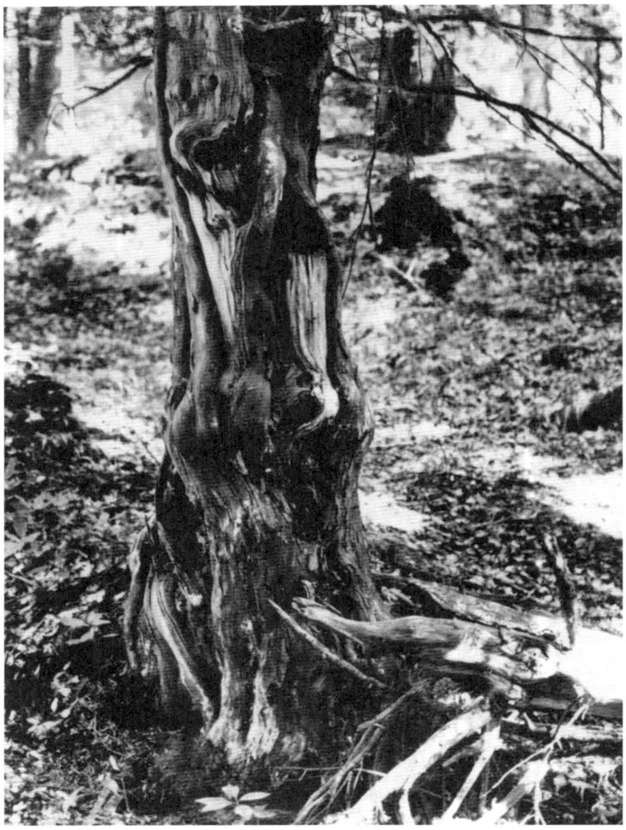

heute lassen Orts- und Flurnamen auf alte Eibenstandorte schließen: Taxberg, Ibersheim, Iba, Ibach, Taxöldern und andere mehr. Den eindringenden Römern war diese dunkle Waldlandschaft nicht geheuer. Cäsar zeigt sich beeindruckt von den großen, düsteren Wäldern, die das wilde Land der Germanen bedeckten. Er bezeichnete die Eibenwälder auch als großen Reichtum – natürlich als Reichtum für die Kolonialmacht Rom. Damit begann die Dezimierung der Eiben in größerem Stil.

Denn das Eibenholz ist zäh, hart und gleichzeitig sehr elastisch. Seit der Steinzeit wurde es zur Fertigung von Waffen wie Bögen, Pfeilen, Armbrüsten und Wurfhämmern gebraucht. Auch für kostbare Truhen und sonstiges Mobiliar mussten die Bäume fallen. Die Eiben lassen sich mit allem sehr viel Zeit, und deshalb dauert es auch länger als bei anderen Bäumen, bis aus einem kleinen Eibensprössling ein ausgewachsener Baum geworden ist. Die durch Raubbau ausgelichteten Eibenwälder hatten nicht genügend Zeit, nachzuwachsen und sich wieder zu schließen. Die Ausrottung der Eiben setzte sich in den folgenden Jahrhunderten fort, und heute sind diese Bäume vom Aussterben bedroht. Besonders in Westeuropa sind die Eiben fast ganz verschwunden. Eine winzige Bauminsel der Eiben steht noch bei Paterzell in Oberbayern. Hier habe ich einige Tage unter den dunklen Bäumen verbracht.

Hinter Ahorn, Fichten und riesigen Buchen, ducken sich hier die knorrigen Eibengestalten, als wollten sie der letzten Ausrottung entgehen. Jeder dieser alten Bäume ist ein Individuum; keiner gleicht dem anderen. Was in Jahrzehnten und Jahrhunderten aus dem Miteinander von Rinde, Holz, Farbe, Wetter, Linie und Licht entstanden ist, sind wahre Kunstwerke. Jeder Baum ist eine lebendige Landschaft: Stromlinienförmig reihen sich die braunroten Schuppen aneinander wie auf der Haut urweltlicher Tiere. Weiter oben fließen die Linien mit der glatten, karamellfarbenen Rinde zusammen. Aus ziegelrotem Grund sprühen meergrüne Sternchen, die einmal zu Ästen heranwachsen werden. Manchmal öffnet sich im Stamm ein großes, schwarzes Loch, denn viele der Stämme sind hohl, und sicher haben schon oft die großen Augen einer Eule aus der Öffnung gespäht. Über allem liegt das dunkle Nadeldach, das jeden noch so hellen, vorlauten Sonnenstrahl auffängt und in ein gedämpftes, ernstes Grün verwandelt.

Die Beeren, die die Bäume an der Unterseite ihrer Zweige tragen, sind verführerisch knallrot gefärbt und sollen so wohl zum Probieren verleiten. Doch der wächserne, blasse Glanz und die unnatürliche Farbe lassen erkennen, dass hier etwas nicht stimmt. Die Todesgöttin wirbt allzu plump mit ihren Früchten. Die Kerne der Beeren enthalten wie alle Teile des Baumes, außer dem roten Fruchtfleisch, das für den Menschen tödlich giftige Taxin. Der Gehalt des Taxins soll im Winter am höchsten sein. Nicht nur im Amazonasgebiet gab es Giftpfeile, sondern auch in den germanischen und keltischen Wäldern, hier schwirrten mit Eibenabsud getränkte Giftgeschosse durch die Luft. Die Einnahme der Beeren und anderer Teile der Eibe führt zu Vergiftungserscheinungen wie Erbrechen, Schwindel und Koliken. Das Bewusstsein schwindet, es folgen Erstickungsanfälle, und schließlich tritt der Tod durch Atemlähmung und Kreislaufversagen ein.

Schon die Ausdünstungen der Eiben sollen gefährlich sein. Hieronymus Bock warnt in seinem Kräuterbuch besonders eindringlich davor, indem er behauptet, dass jeder, der unter einer Eibe einschläft, des Todes sei. Ich glaube, er hat ein bisschen übertrieben, ich habe viele Stunden im Eibenwald unter den Bäumen gesessen und bin wieder lebendig aus dem Wald herausgekommen.

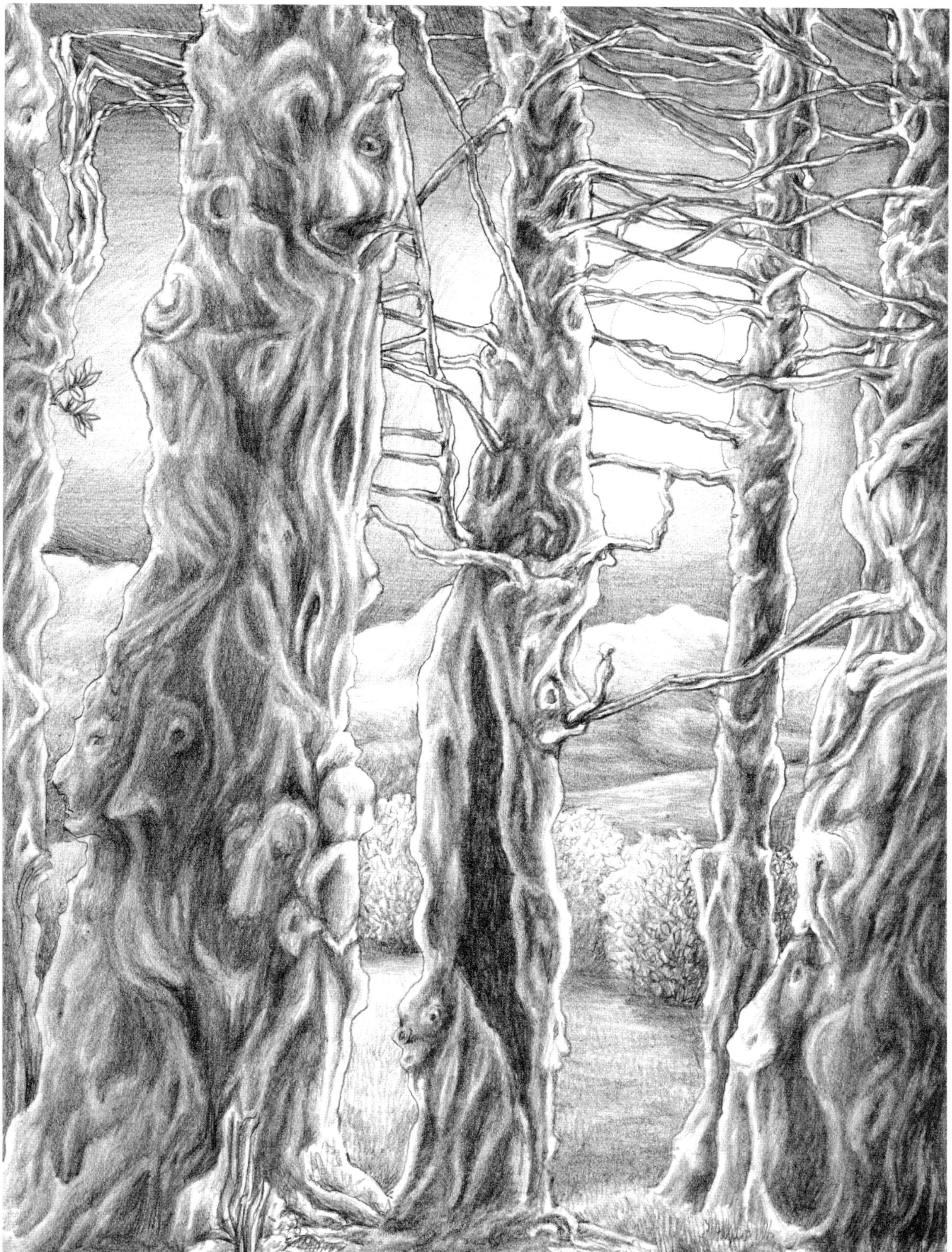

Auch für Tiere ist das Taxin giftig. Es ist interessant, dass dies besonders für Pferde, Kühe und Esel gilt, auch für Hund und Katze ist das Gift tödlich. Rehe und Wildschweine können sich jedoch ruhig ein Mahl aus Eibenzweigen erlauben.

Unter einem Eibenbaum stehend bestaune ich die seltsamen Beeren. Ich pflücke einige und zerdrücke sie zwischen den Fingern. Das Fruchtfleisch fühlt sich kühl und schleimig an. In jeder Beere steckt ein olivgrüner oder schwarzer Samenkern. Diese Samen liegen oft jahrelang in der Erde, bevor sie anfangen zu keimen. Wenn man 2000 Jahre Zeit hat, braucht man sich auch nicht zu beeilen!

Die Beeren entstehen aus den recht unscheinbaren weiblichen Blüten. Die Eibe ist zweihäusig, was für einen Nadelbaum etwas sehr Besonderes ist. Die roten Beeren hängen also nur auf weiblichen Eiben. Die männlichen Blüten haben einen Baum für sich. Es sind kugelige Kätzchen, die im Frühjahr verschwenderisch ihren hellgelben Blütenstaub verstäuben.

Am Abend war ich doch froh, den dunklen Eibenwald zu verlassen. Diese Bäume faszinieren, doch auf die Dauer bedrückt einen das dunkle, fahle Licht unter ihren Kronen.

Heilanwendung

In den 1960er Jahren entdeckte man, dass das Alkaloid Taxol, heute Paclitaxel genannt, ein Inhaltsstoff aus der Rinde der Pazifischen Eibe, das Tumorwachstum zu hemmen vermag. Dieser Stoff wird erfolgreich in der Behandlung von Brust-, Eierstock- und Bronchialkrebs eingesetzt. Der Krebs kann dadurch zwar nicht restlos geheilt, das Leben der Erkrankten jedoch verlängert werden. Bis in die 1990er Jahre konnte dieser Stoff nur aus der Rinde der Pazifischen Eibe isoliert werden, was beinahe zur Ausrottung dieser Art an der Westküste Nord- und Mittelamerikas geführt hätte. Denn diese Bäume wachsen extrem langsam, und es wird eine relativ große Menge Rinde gebraucht, um eine kleine Menge des isolierten Stoffes zu erhalten. Nachdem ähnliche Wirkstoffe auch in der Europäischen Eibe entdeckt und isoliert und die Möglichkeiten der chemischen Umwandlung dieser Stoffe weiterentwickelt wurden, brauchte man weit weniger Eiben. Nun wurden Zweige und Nadeln der europäischen Eibe von der Pharmaindustrie zu Krebsheilmitteln verarbeitet. Erst 2002 ist es gelungen, in einem biotechnologischen Verfahren Eibenzellen in Kulturen zu züchten und so den Wirkstoff im Labor herzustellen.

Einige Zeitlang war das Taxin als Herzmittel gebraucht worden; da seine Wirkung aber nicht zufriedenstellend war, wurde diese Anwendung wieder verworfen. Eibenzubereitungen dienten in früheren Zeiten auch zur Abtreibung. Oft endeten diese Versuche tödlich.

Heute werden homöopathische Zubereitungen aus den Eibennadeln bei Gicht, Rheuma und Leberkrankheiten eingesetzt.

Botanische Erkennungszeichen

Vorkommen	in ganz Europa, vereinzelt, im südwestlichen Asien. Die Eibe steht unter Naturschutz.
Standort	schattige, feuchte Lagen, Kalkböden, in den Alpen bis auf 1200 m Höhe
Höhe	bis 25 m
Rinde	rötlich, sich ablösende Schuppen
Nadeln	dunkelgrün, flach, auf der Oberseite glänzend, Unterseite matt, immergrün
Blüten	Mai, zweihäusig; weiblich: grünlich, an der Unterseite der Zweige; männlich: kugelige Kätzchen, hellgelb stäubend
Früchte	August bis Oktober, Scheinbeere (Scheinfrucht) mit hartem dunkelbraunem Samen, hellrot, glasig
Inhaltsstoffe	Taxus-Alkaloide (Taxine)
Holz	rot bis braunrot, zäh, hart, elastisch
Vorsicht	Alle Pflanzenteile mit Ausnahme des roten Samenmantels sind stark giftig.

Die Eiche

Quercus petraea, Wintereiche, Traubeneiche
Quercus robur, Sommereiche, Stieleiche
Familie der Buchengewächse, *Fagaceae*

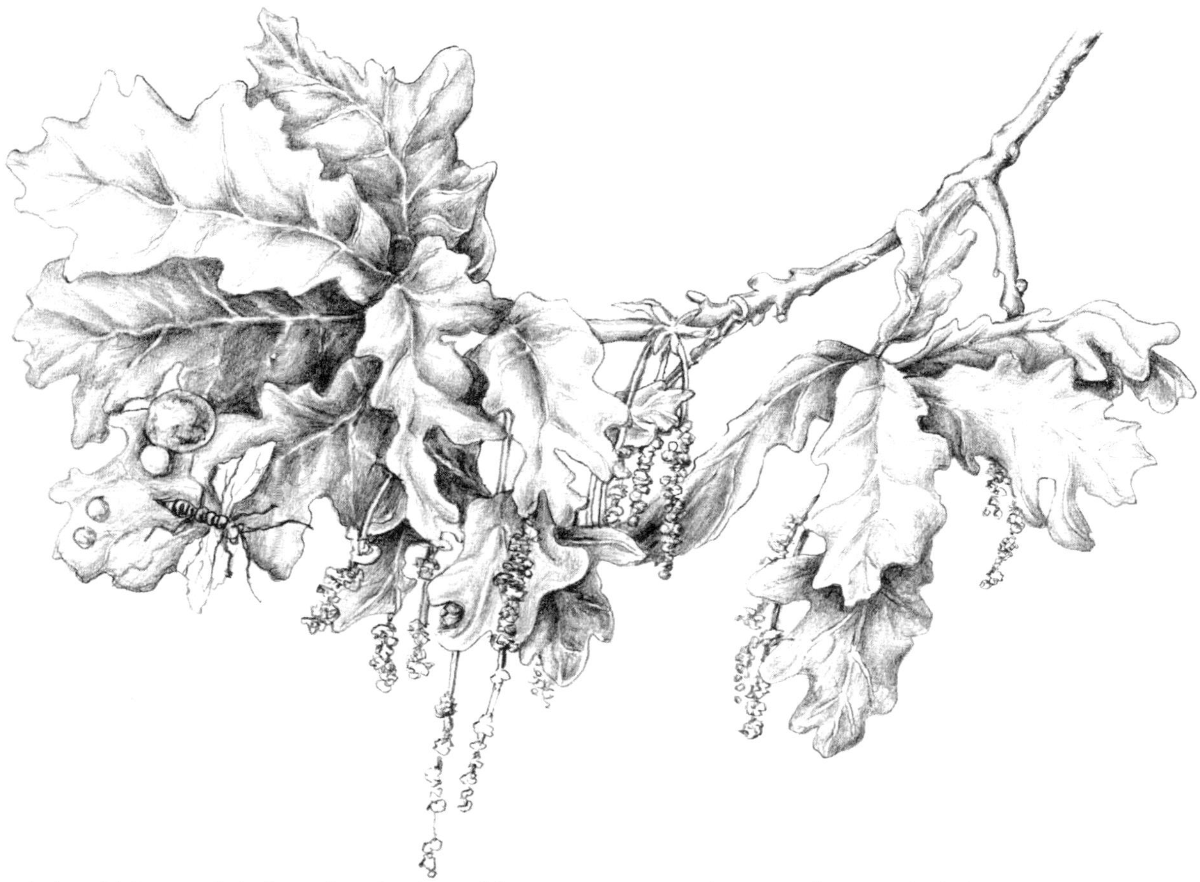

Zwischen hohen Birken und riesigen alten Buchen schlängelt sich der von armdicken, freigelegten Baumwurzeln durchzogene Waldpfad. Die Luft ist schwül, jeden Augenblick wird es zu regnen anfangen. Über meine bloßen Arme fallen Stechmücken her; sie scheinen zu diesem Wald zu gehören. Es liegt eine eigenartige Atmosphäre über diesen alten Bäumen – ein Zauberwald, in dem die Zeit stillzustehen scheint. Die Mücken werden immer aufdringlicher; nirgendwo habe ich solch eine Vielfalt von stechenden Insekten gesehen. Die Bäume zu beiden Seiten des Pfads werden immer größer und mächtiger. Zu Füßen dieser Titanen liegen ungeheure Astarme, irgendwann einmal von Blitz oder Sturm heruntergebrochen. Die verbliebenen Äste werfen bizarre Schatten. Wir nähern uns einem kleinen Platz, in dessen Mitte sich eine einzeln stehende Rieseneiche erhebt. Auf halber Höhe des dicken Stammes, den wir zu viert gerade noch umfassen können, klafft ein großes, dunkles Loch. Wir steigen hinein, indem wir die hohen Wurzeln als Trittbrett benützen.

Uns ist, als beträten wir die geheimnisvolle Einweihungshöhle, den dunklen, warmen Schoß der uralten Baumgöttin einer versunkenen Kultur. Zu viert sitzen wir in der Baumhöhle, über uns der über mehrere Meter hohle Stamm, durch dessen obere Öffnung die Baumkrone zu sehen ist. Draußen hat es zu regnen begonnen. Wir kauern uns bequem zusammen. Der Baum inspiriert uns zu Baumgeschichten, erfundenen, erlebten und solchen aus der Geschichte. Und als wir nach einigen Stunden zum Stamm hinausschauen, ist es dunkel geworden.

Wir sind etwas der Geschichte und den Geschichten um diese alten Bäume des Reinhardswaldes bei Kassel nachgegangen. So wie diese Eiche hat wahrscheinlich die berühmte »Donareiche« ausgesehen. Vielleicht war sie noch mächtiger. Sie soll mitten auf einem bewaldeten Hügel in der Nähe der heutigen Stadt Kassel gestanden haben. Sie war eines der vielen Eichenheiligtümer der Germanen, die Donar, dem Gewitter- und Kriegsgott unterstellt waren. Seine Eichen liebkoste er besonders gern mit Blitzen, was für die Germanen die Gegenwart des Gottes bedeutete. Das Sprichwort »Eichen sollst du weichen, Buchen sollst du suchen, kannst du Linden grad nicht finden« zeugt von der Liebschaft zwischen dem Blitzgott und den Eichenbäumen. Eichen stehen mit Vorliebe auf Kreuzungspunkten von Wasseradern, in die bevorzugt der Blitz einschlägt. Ihre langen Pfahlwurzeln bohren sich tief in die Erde, bis sie Wasser gefunden haben und bilden dadurch einen mächtigen Blitzableiter.

Die Donareiche stand mitten im Land des germanischen Stammes der Chatten, der Vorfahren der Hessen. Ihnen war diese Eiche das wichtigste Heiligtum. Sie muss, genau wie die von uns besuchte Eiche, eine große Öffnung im Stamm gehabt haben, in der das Standbild Donars untergebracht war. Sicher war es keinem Normalsterblichen erlaubt, in diese Baumhöhle einzudringen. Nur die Priester durften sich dem Gott so weit nähern. Unter dem Dach der Eiche hielten die Chatten ihre religiösen Feiern und Gerichtsversammlungen ab. Sie waren dem damaligen Papst Gregor II. schon lange ein Dorn im Auge, denn sie hatten sich noch nicht zum rechten Glauben bekehren lassen. So erlaubte der Papst es Bonifatius gerne, dieses Volk von seinem ursprünglichen Glauben abzubringen. Wynfrith, der unter seinem Namen Bonifatius in die Geschichte einging, war ein fanatischer Bekämpfer der germanischen Religion. Er kam aus dem Land der Angelsachsen und war ständig im Auftrag der Heidenbekehrung unterwegs. Papst Gregor ernannte ihn zum Bischof über die Völker, »die noch der Sorge eines christlichen Hirten entbehren«. Mit einem Freibrief des damaligen Herrschers Karl Martell wagte Bonifatius den entscheidenden Schlag gegen die Chatten: 723 soll er die Donareiche gefällt haben.

Was mag wohl die germanische Bevölkerung empfunden haben, als Bonifatius sich daranmachte, den Baum zu fällen? Jahrhunderte hindurch war es bei ihnen Sitte gewesen, einen Baumfrevler zum Tode zu verurteilen. Viele glaubten sicher, dass Bonifatius beim ersten Axthieb der Blitz treffen würde. Donar musste sich doch rächen! Aber es

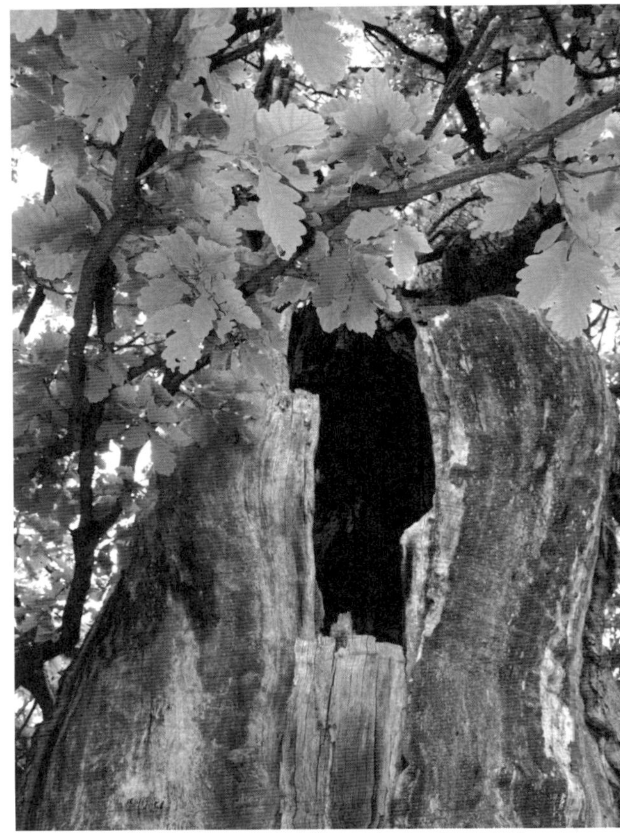

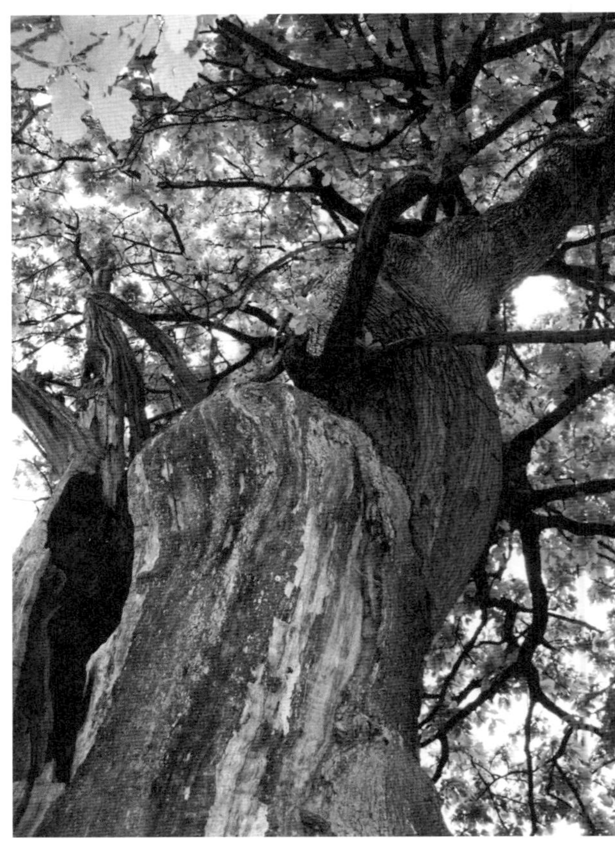

geschah nichts. Bonifatius blieb unversehrt, und keiner der anwesenden Chatten richtete sich in seiner Enttäuschung gegen ihn. Das wäre auch nicht möglich gewesen, denn durch den Schutzbrief Karl Martells war jedem, der sich gegen ihn aufgelehnt hätte, die Todesstrafe sicher gewesen.

In der Folge fiel ein Baumheiligtum nach dem anderen, und viele Germanen wurden gezwungen, den neuen Glauben anzunehmen. 764 wurde Bonifatius bei dem Versuch, die wilden Friesen zu bekehren, erschlagen. Karl der Große setzte die Christianisierung der Germanen rigoros fort; jeder, der »rückfällig« wurde, war des Todes. Er ließ folgenden Erlass verbreiten: »Wer an Quellen oder Bäumen oder in Hainen ein Gelübde macht oder nach heidnischem Brauch Opfer darbringt oder zu Ehren böser Geister Speisen zu sich nimmt, hat als Adeliger 60, als Freigeborener 30, als Abhängiger 15 Shillinge zu zahlen. Kann er es aber nicht sogleich leisten, so soll er in den Dienst der Kirche treten.«

Auch den Kelten waren die Eichen heilig. Von dem keltischen Namen *dair* für Eiche ist die Bezeichnung »Druide« abgeleitet. Für die Druiden, die geistigen Führer der Kelten, war eine kleine Pflanze, die auf den Eichen gedeiht, das heiligste Gewächs. Einmal im Jahr, im sechsten Mond des Jahres, wurden die Eichenmisteln von den Druiden geschnitten. In weißen, weiten Gewändern bestiegen sie die Bäume und schnitten die Misteln mit goldenen Sicheln. Ohne die Erde zu berühren, waren die Misteln gewachsen, und ohne mit der Erde nach dem Schnitt in Berührung zu kommen, wurden sie an die Bevölkerung verteilt. Man fertigte daraus Amulette, die das ganze Jahr über getragen wurden und vor Krankheit und Dämonen schützen sollten. Die Verwendung von Mistelzweigen als Weihnachtsschmuck, wie es noch heute in England und Amerika und neu zum Teil auch bei uns Brauch ist, stellt ein Überbleibsel des einstigen alten Eichenmistel-Mysteriums dar.

Die Ehrfurcht, die man den großen Bäumen entgegenbrachte, lebte noch lange weiter. Im 11. Jahrhundert schreibt ein Mönch des Regensburger Klosters St. Emmeram: »Es gibt Bauern, die es für einen Frevel halten, in einem Wald Bäume zu fällen, unter denen einst die Heidenpriester geweissagt haben.«

Bis ins 18. Jahrhundert hinein blieben die Eichen die berühmten Zehntbäume, unter denen Recht gesprochen wurde. Als weithin sichtbare Markierung der ausgedehnten Landsitze der Grafen standen sie als »Grenzbäume«, die nie weiter als eine Stunde voneinander entfernt waren. Als freistehende Bäume hatten sie genügend Platz, sich zu mächtigen Individuen zu entwickeln. Sie durften, wie bei den Germanen, nicht gefällt werden. Während der Bauernkriege wurden die riesigen Bäume zu traurigen Zwecken missbraucht: An ihren unteren Ästen sollen scharenweise die geschlagenen Bauem aufgeknüpft worden sein. Sicher war danach noch recht lange die Gegend um diese einsamen Bäume als unheimlich verschrien.

Zum Hausbaum wurde die Eiche nie gemacht. Eschen, Linden und Buchen durften als Schutzbaum bei Haus und Hof stehen. Auf eine Eiche hatten nur wenige Bauern Lust. Das hat praktische Gründe: Wer will sich schon einen mit dem Blitz- und Donnergott in Verbindung stehenden Baum zum Haus holen? Außerdem verrottet das besonders gerbstoffreiche Laub der Eiche sehr langsam, bleibt lange unter den Bäumen liegen und wird von den Tieren nicht so gern gefressen. Deshalb wurde die Eiche nie als Laubfutterbaum verwendet. Auch ist die Form der Eiche nicht gefällig und anschmiegsam, sie hat zu viel Erdenschwere und sträubt sich gegen alles. Sie ist ein Baum der Wildnis. Deshalb holte man sich lieber »zahmere« Bäume in die Nähe des Hauses.

Im 18. Jahrhundert wurde die Eiche zum typisch deutschen Wappenbaum. Mit Friedrich Gottlieb Klopstock (1724–1803), dem Dichter und Vater des deutschen Nationalgedankens, begann der patriotische Kult um die alten Bäume. Die der Eiche zugeschriebenen Eigenschaften der Freiheitsliebe und des unbeugsamen Stolzes dichtete man den Deutschen gerne als selbstverständliche Eigenschaften an. Die Gedichte und Lieder dieser Zeit sind erhalten geblieben, aber von den bekannten Eichenheiligtümern der Germanen, den Zehntbäumen, Gerichtsbäumen und Grenzbäumen ist uns nur noch wenig geblieben. Viele sind Blitz und Unwetter zum Opfer gefallen. Und viele der alten knorrigen Eichen waren dem Menschen auch im Weg, seinen geraden Straßen, seinen neuen Wohnsiedlungen.

Die Germanen und Kelten kannten noch geschlossene Eichenwälder, die einst das europäische Tiefland bedeckten. Sie waren einst beherrschende Bäume. Vieles hat den Eichen zugesetzt: die sie bedrängenden Buchen, das Klima und natürlich auch der Mensch. Er hat schon sehr früh damit begonnen, die Eichenwälder zu dezimieren, indem er sie zur Weide seiner Tiere erklärte. Bevor die Landwirtschaft nach dem Prinzip der Dreifelderwirtschaft betrieben wurde, weideten Rinder, Ziegen und Schweine in den Wäldern. Besonders der Schweinehirt trieb seine Tiere gerne in die Nähe der »fruchtbaren Bäume« Eiche und Buche. Durch die Beweidung konnten die kleineren Bäumchen nicht mehr nachwachsen, nur noch einige alte Bäume blieben stehen. Der Reinhardswald ist ein Überbleibsel dieser alten Waldweidewirtschaft.

Zwischen den knorrigen Bäumen blieb nur noch Heide- und Dornengestrüpp übrig. Das Land wurde zum Ödland erklärt. Beim Anblick der Triebhölzer, wie das Eichenödland genannt wurde, kamen dann die Forstleute auf die Idee, dort schnellwachsende Fichten, Birken und Kiefern zu pflanzen. Auf dem Land der einstigen Eichenwälder stehen heute Fichtenplantagen, nur noch alte Flurnamen erinnern an die früheren Eichenbestände: Kälberstelle, Stiereiche, Hirteneiche.

Die Flurnamen Eichenlohe, Lohhof, Eichenmühle erinnern an eine weitere alte Nutzung der Eichenbäume. Ihre Rinde ist sehr gerbstoffreich und eignet sich deshalb hervorragend zum Gerben der Felle. Als man den Gerbstoff noch nicht künstlich herstellen konnte, war man auf diese Gaben der Natur angewiesen. Die Rinde wurde in »Lohmühlen« zerkleinert, und damit behandelte man dann die gegerbten Felle.

Kehren wir noch etwas zur Geschichte der alten Eiche zurück. Man könnte nach dem bisher Gesagten glauben, der Kult um die heiligen Eichbäume wäre eine typisch deutsche Erfindung. Doch nicht nur den Germanen, allen Völkern, in deren Land Eichen wuchsen, waren diese Bäume heilig. Von Hethitern, Persern, Griechen und Römern sind uns Eichenkulte bekannt. Überall galten sie als Symbol der Kraft und der Willensstärke. Die Griechen hörten im Rauschen der Bäume ihren Gott Jupiter sprechen. In der uralten Stadt Dodona in Epirus sollen die heiligen Eichen des Jupiter gestanden haben. Weißgekleidete Priesterinnen huschten zwischen den dunklen Stämmen umher, und das Volk strömte von weit her, wenn an bestimmten Tagen das Orakel befragt wurde. Wenn dann der Wind in die mächtigen Zweige fuhr, war es soweit: Jupiter war gekommen, und die Hohepriesterin las aus dem Rauschen der Bäume das Orakel.

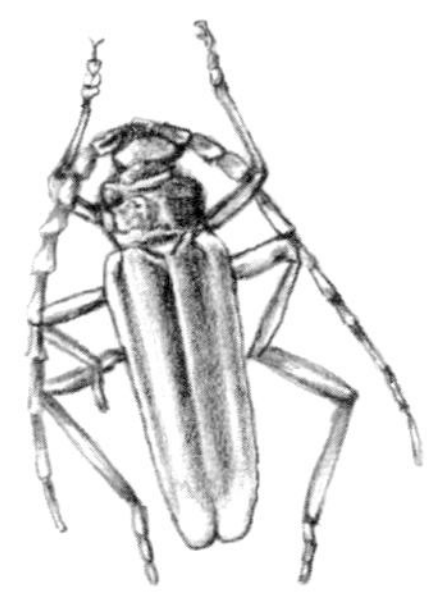
Eichenbock

Das Rauschen der Eichen ist wirklich etwas Besonderes. Es ist kein Miteinander zwischen Wind und Baum wie etwa bei der Espe, der Weide oder der Birke. Die Eiche ringt mit dem Wind. Sie zeigt ihm ihre Ellbogen, ihre winkligen, dicken Äste, die wie erstarrte, riesige Schlangen vom Hauptstamm abstehen.

Jeder Baum hat seine bestimmten Tierarten, die mit ihm verbunden sind. Die Tiere der Eiche tragen ihren Namen: Eichhörnchen, Eichelhäher, Eichengallwespe, Eichenbock. Die Eicheln und die Blätter sind für diese Tiere eine wichtige Nahrung. Doch auch dem Baum ist diese Vorliebe nützlich. Die Eiche kann ihre Früchte nicht dem Wind anvertrauen, sie sind viel zu schwer und haben keine Flügel. So hat die Eiche dafür gesorgt, dass sie für einige flinke Tiere schmackhaft sind, damit diese sie dann forttragen, irgendwo vergraben, vergessen und so neue Eichen pflanzen. Der Eichelhäher forstet regelrecht neue Eichenbestände auf: Er steckt die Eicheln in sinnvoller Entfernung voneinander in den Boden. Er macht sich diese Mühe nicht nur, um sich einen Futtervorrat anzulegen, sondern, wie es scheint, um Eichbäume zu pflanzen, die seinen fernen Nachfahren Nahrung bieten sollen.

Eine seltsame Verbindung besteht zwischen der Eiche und der Eichengallwespe. Die Gallwespen sehen kleinen Wespen sehr ähnlich. Das Weibchen sticht die Eichenblätter an und legt ihre Eier dort ab. Dieser Stich ist ein Signal für die Eiche: Sie beginnt an der Einstichstelle mit einer zunehmenden Gewebswucherung und verstärkter Gerbstoffabsonderung und baut so für die Nachkommen der angreifenden Wespen ein Haus, die Galläpfel. Auch die aus den Eiern schlüpfenden Larven stimulieren die Pflanzenzellen des

Eichenblatts zu immer höherer Gerbstoffproduktion. Die Eiche übernimmt die Versorgung der Eier und Larven, sie bietet Kost und Logis.

Wenn im Herbst der Saftstrom nachlässt, schlüpfen die kleinen Wespen aus: schwarz mit glashellen Flügeln. Die kleinen, runden Galläpfel waren jahrhundertelang ein wichtiges Material zur Herstellung von Farbe und Tinte, zum Gerben, Färben und zur Bereitung von Heilmitteln.

Doch das Wertvollste an der Eiche ist damals wie heute ihr Holz. Es ist dauerhaft und haltbar wie kein anderes und besonders resistent gegen Schädlinge. Eichenbohlen und -balken, -truhen und Möbel aller Art überdauern Generationen. Der Slogan der Möbelindustrie, »jedem Deutschen seine Eiche«, scheint auf fruchtbaren Boden gefallen zu sein. Die obligate Schrankwand »Eiche rustikal« in vielen deutschen Wohnzimmern zeugt davon.

Heilanwendung

Die große Heilwirkung der Eiche beruht auf ihrem hohen Gerbstoffgehalt: Bis zu 20 Prozent Gerbstoff ist in der Rinde enthalten. Gerbstoff wirkt zusammenziehend, und diese Eigenschaft hat man sich zum Heilen vieler Krankheiten zu Nutze gemacht. Gerbstoffe sind wasser- und alkohollöslich. Aus diesem Grund wird die Eichenrinde hauptsächlich für Abkochungen in Wasser und für alkoholische Tinkturen verwendet.

Eichenrindensitzbäder helfen bei Hämorrhoiden, Mastdarmfisteln und Mastdarmvorfall, Scheidenkatarrh, Dammriss. Fußbäder aus Eichenrinde helfen bei Fußpilz und übermäßiger Schweißbildung.

Als Umschlag oder Waschung gebraucht man den wässrigen Eichenrindenabsud bei Hautunreinheiten, Psoriasis, fettiger Haut, Frostbeulen, Kropf, Drüsenschwellungen, nässenden Ekzemen und Krampfadern. Diese Zubereitungen werden auch in der Behandlung von Hautallergien mit Juckreiz, Wunden, Verbrennungen und Unterschenkelgeschwüren erfolgreich eingesetzt.

Als Gurgelwasser hilft die Abkochung bei geschwollenen Mandeln, Angina und zur Festigung des Zahnfleischs. Für ein Vollbad wird 1 kg Eichenrinde in einem Topf mit Wasser etwa ¼ Stunde lang aufgekocht und der abgeseihte Tee dann dem Badewasser hinzugefügt. Für Umschläge, Waschungen und zum Gurgeln reichen 2 gehäufte Esslöffel, die man mit ½ Liter Wasser gut kocht.

Eichenrinde ist ein gutes Kinderheilmittel. Kindern, die ständig unter Hautausschlägen und geschwollenen Drüsen leiden und einfach nicht richtig gedeihen wollen, tun öftere Eichenrindenbäder besonders gut. Hierfür gibt man Eichenrindenabsud, zu gleichen Teilen mit Walnussblättertee vermischt, ins Badewasser. Die Wirkung des Bads wird noch durch ein schmackhaftes Eichengetränk verstärkt: Eichelkaffee (Rezept siehe Seite 60), zu gleichen Teilen mit Kakao oder Milch gemischt, ist ein guter Gesundheitstrank für diese Kinder.

Der Tee aus der Eichenrinde ist auch ein Heilmittel bei Erkrankungen der Magen- und Darmschleimhaut. Seine Gerbstoffe stärken und tonisieren die Schleimhaut. Gleichzeitig wirkt er stopfend. Bei Durchfall hat sich die folgende Mischung bewährt: Eichenrinde und Tormentillwurzel (auch Blutwurz genannt) zu gleichen Teilen mischen, 1 Teelöffel der klein geschnittenen Rinde und Wurzeln mit 2 Tassen kaltem Wasser übergießen. Aufkochen und abseihen. Bei starkem Durchfall davon mehrere Tassen täglich trinken.

Schön zerkleinerte Eichenrinde gibt es in Apotheken und Kräuterhäusern zu kaufen. Will man die Rinde selbst sammeln, sollte man beachten, den Bäumen nicht zu sehr zu schaden und ihnen keine größere Wunde zuzufügen. Am besten bricht man im April oder Mai einige etwa fingerdicke Äste ab, entfernt die Blätter und schabt die dünne, glatte Rinde, die sogenannte Spiegelrinde, ab. Diese wird dann mit einem Messer oder einer Schere klein geschnitten und gut getrocknet. Den höchsten Gerbstoffgehalt hat die bis zu vier Millimeter dicke Rinde von etwa zehn Jahre alten Zweigen. Die dicke, rauhe Borke von älteren Zweigen und Stämmen wird für Heilanwendungen nicht gesammelt.

Die heilenden Zubereitungen aus den Eicheln sind heute fast in Vergessenheit geraten. Neben dem Eichelkaffee wurden aus ihnen noch verschiedene andere Arzneien hergestellt. Rademacher, der naturkundige Arzt des 19. Jahrhunderts, der eifrig die Schriften des Paracelsus studiert hatte, lobte die Heilkraft der Eicheln sehr. Er setzte Eichel-

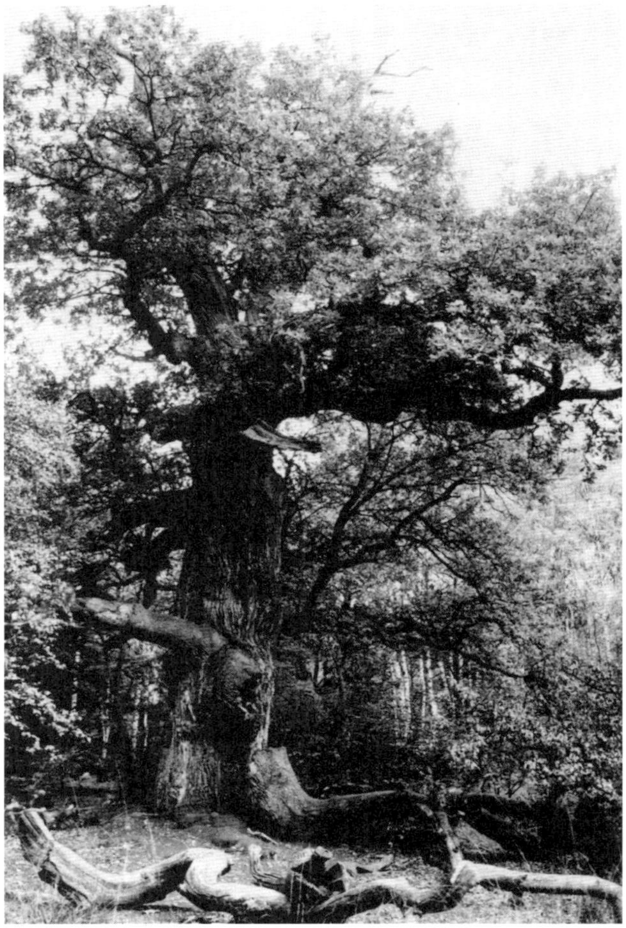

geist, ein Destillat aus zerkleinerten Eicheln, Wasser und Alkohol, erfolgreich bei der Behandlung von Milzkrankheiten ein. Dazu wurde 5-mal täglich ein Teelöffel Eichelgeist in Wasser verabreicht. Dadurch ging die Milzschwellung zurück.

Innerlich eingenommene Gerbstoffzubereitungen wie solche aus der Eiche können die Wirkung von manchen Medikamenten herabsetzen.

In der Bachblütentherapie hilft die aus der Eiche hergestellte Zubereitung »Oak« Kämpfernaturen und Workoholics, ihre Schwächen zuzulassen und sich mehr Erholungsphasen zu gönnen.

Verwendung in der Küche

Eichelkaffee

Im Herbst sammelt man die zu Boden gefallenen Eicheln, entfernt die Schale und schneidet die Früchte klein. In einer Pfanne rösten, aber nicht schwarz werden lassen, dann im Mörser zu grobem Pulver zerstoßen. Gut verschlossen aufbewahren. Auf 1 Tasse Wasser gibt man 1 gestrichenen Teelöffel des Pulvers. Kurz aufkochen, mit Zimt oder Kardamom würzen und mit Milch trinken.

Mit der doppelten Menge Roggenkaffee und etwas Zichorienkaffee gemischt, erhält man einen wohlschmeckenden und gesunden Hauskaffee. Für die Zubereitung des Roggenkaffees weicht man Roggen über Nacht in kaltes Wasser ein und gießt das Wasser am folgenden Morgen wieder ab. Nun gibt man den Roggen in einen Topf, füllt mit frischem, kaltem Wasser auf und bringt alles zum Sieden. Wenn die Körner aufgesprungen sind, seiht man wieder ab. Die Körner im Sieb lassen und zweimal kochendes Wasser darübergießen. Gut abtropfen lassen. Auf einem Backblech ausbreiten und im Ofen gut trocknen, bis die Körner dunkelbraun geworden sind. Die Körner zerstoßen und mit dem Eichelkaffee vermischen. Der Kaffee schmeckt aromatischer, wenn die Körner und Eichelstückchen erst kurz vor der Kaffeezubereitung zerstoßen werden.

Zichorienkaffee war einst sehr bekannt und verbreitet. Zur Zeit der Kontinentalsperre, als keine Waren aus England auf dem Festland eingeführt werden durften, wurde auch der Kaffee knapp. Da besann man sich einer schönen blauen Blume, der Wegwarte oder Zichorie. Der Kaffee aus ihrer Wurzel wurde zum gängigsten Kaffee-Ersatz. Es ist etwas mühsam, sich die Wurzeln für einen großen Vorrat Zichorienkaffee zu sammeln, denn sie stecken oft tief im steinigen Boden. Sie werden im Frühjahr oder Herbst ausgegraben, gereinigt, klein geschnitten, geröstet und zu Pulver zerstoßen.

Wer schon einmal in eine Eichel gebissen hat, kann sich sicher noch gut an den bitteren, zusammenziehenden Geschmack erinnern. So hat es mich gewundert zu erfahren, dass für die Indianer Nordamerikas die Eicheln eine wichtige Nahrungsquelle waren. Sie hatten Methoden entwickelt, um die bitteren und giftigen Stoffe aus den Eicheln zu entfernen. Ich durfte in Amerika einer Indianerfrau bei dieser mühsamen Prozedur über die Schulter schauen: Sie schälte die frisch gesammelten Eicheln und zerrieb sie in einem Steinmörser. Dieses Eichelmehl füllte sie in einen sehr fein geflochtenen Korb und stellte ihn im nahe gelegenen Bach so auf, dass Wasser von oben in den Korb und durch das Mehl hindurch floß und unten wieder abfließen konnte.

Zwei Tage stand der Korb im Wasser, bis sie ihn wieder herausnahm. Nun drückte sie das Mehl aus und breitete es in einem flachen Korb zum Trocknen aus. Mit diesem Mehl wurden später Pfannkuchen und Brot gebacken, Suppen und Süßspeisen gekocht. Meistens wurde es zu gleichen Teilen mit Mais- und Weizenmehl gemischt. Gerichte aus Eichelmehl haben einen würzigen, nussartigen Geschmack.

Später habe ich in einem alten deutschen Kräuterbuch fast dasselbe Rezept entdeckt. In Notzeiten scheint man auch hier die Eicheln zum Brotbacken verwendet zu haben. Man hat sie dafür geschält, klein geschnitten und mit Wasser übergossen. Dann ließ man sie über Nacht stehen und goss das Wasser am folgenden Tag ab. Dies wurde so oft wiederholt, bis das Wasser klar ablief. Nachdem man sie im Ofen getrocknet hatte, wurden sie zermahlen und mit gleich viel Roggen- oder Weizenmehl vermischt. Aus dieser Mehlmischung wurde dann ein Sauerteigbrot gebacken.

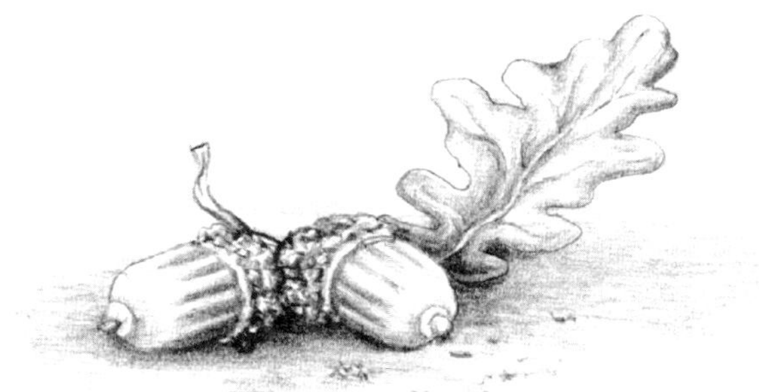

Botanische Erkennungszeichen

	Sommereiche	Wintereiche
Vorkommen	fast ganz Europa, mit Ausnahme des hohen Nordens	ganz Europa, jedoch nicht so weit östlich wie die Sommereiche
Standort	Auenwälder	Hügelland, Mittelgebirge bis auf 700 m Höhe
Höhe	bis 35 m	30–40 m, schlankere Gestalt
Rinde	glatt und grau, im Alter grobrissig, schwarz	wie bei der Sommereiche
Blätter	wechselständig, in Büscheln am Ende der Triebe, kurzgestielt, unregelmäßig gelappt, um Johanni neue Austriebe	wechselständig, gleichmäßig am Zweig verteilt, längere Stiele, regelmäßig gelappt, Johannistriebe wie bei der Sommereiche
Blüten	April bis Juni, einhäusig; weiblich: 2 bis 3 Blüten an aufrechtem, langem Stiel; männlich: grünliche, hängende Kätzchen	wie bei der Sommereiche, jedoch weibliche Blüten ohne Stiel
Früchte	September bis Oktober Eicheln an langen Stielen (deshalb der Name Stieleiche)	kleiner, kurzer Stiel, Eicheln in Trauben hängend (deshalb der Name Traubeneiche)
Sammelzeit	Rinde: Frühjahr und Herbst; Eicheln: September bis Oktober	
Inhaltsstoffe	Gerbstoffe (bis 20 %), Mineralstoffe, Bitterstoffe, Triterpene; in den Eicheln: 70% Stärke und Zucker, 6% Eiweiß	
Holz	gelblich, bräunlich, fest, elastisch, dauerhaft, leicht spaltbar, relativ unempfindlich gegen Feuchtigkeit	

Die Erle

Alnus glutinosa, Schwarzerle
Alnus incana, Weißerle
Familie der Birkengewächse, *Betulaceae*

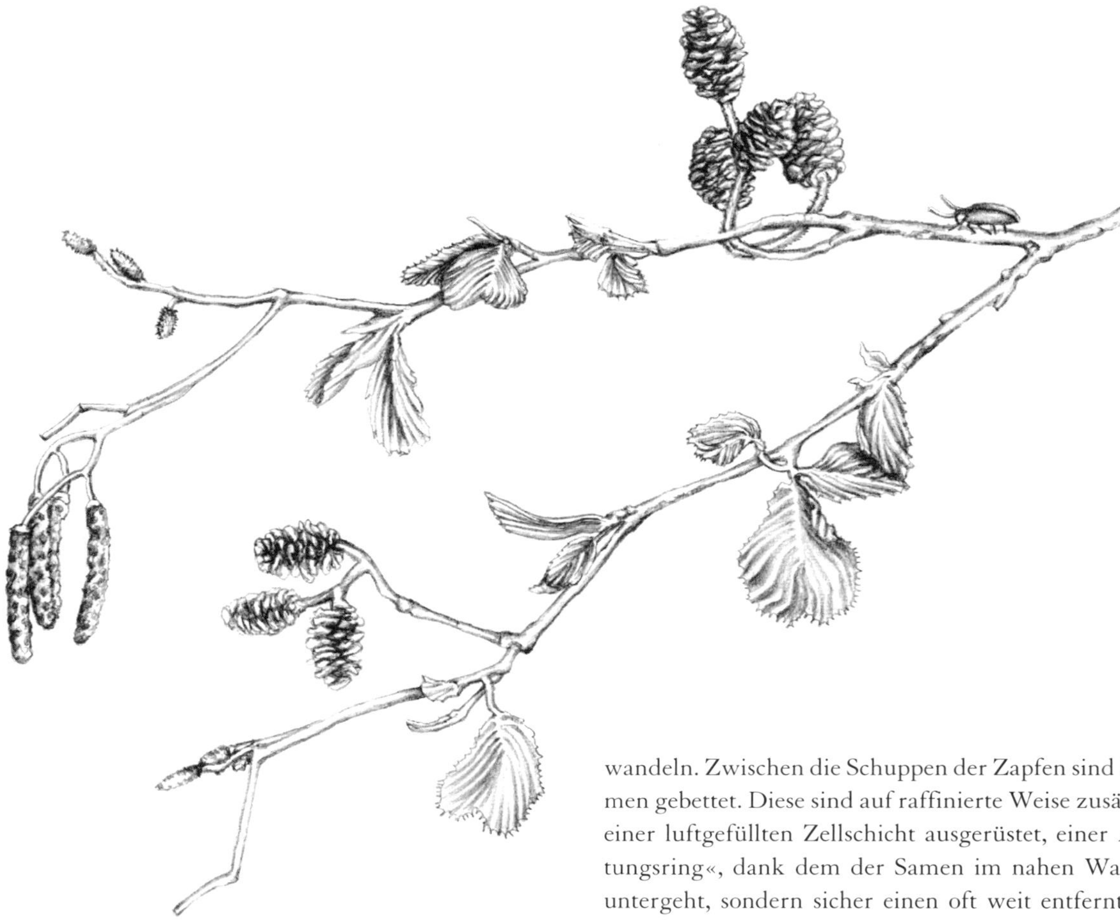

Ich hatte die Erlen unten am Bach das ganze Jahr über beobachtet. Im Winter waren sie mir zuerst aufgefallen. Ihre eigentümliche Silhouette unterscheidet sie von den anderen winterlich-kahlen Bäumen. Durch ihre schmale, abgeflachte Krone wirkt sie dunkel und gedrungen. Die Äste streckt sie fast waagrecht vom Stamm, es scheint ihr dabei der Schwung zu fehlen. Von weitem erschien sie mir fast wollig, und als ich unter ihr stand, entdeckte ich, dass an ihren Ästen viele kleine, holzige Zäpfchen baumeln, die ihr dieses Aussehen verleihen, wie Kiefernzapfen, nur sehr viel kleiner.

Diese Zapfen haben sich aus den kleinen, aufrecht stehenden Kätzchen entwickelt. Es sind die weiblichen Blüten, die, nachdem sie sich in ein hübsches Dunkelrot gekleidet haben, zu den kleinen, zuerst grünen Zapfen verwandeln. Zwischen die Schuppen der Zapfen sind kleine Samen gebettet. Diese sind auf raffinierte Weise zusätzlich mit einer luftgefüllten Zellschicht ausgerüstet, einer Art »Rettungsring«, dank dem der Samen im nahen Wasser nicht untergeht, sondern sicher einen oft weit entfernten neuen Besiedelungsplatz am Bach erreicht. Natürlich kann er dank dieser Erfindung auch fliegen, wenn der Wind als Beförderungsmittel herhält.

Außer den Zäpfchen entdeckte ich noch viele lange Kätzchen an den Zweigen. Die Erle ist einhäusig, das heißt auf ein und demselben Baum sitzen männliche und weibliche Blüten. Die Kätzchen sind die männlichen, die schon seit August des vorhergehenden Jahres ausgebildet wurden und nur darauf warten, im März und April ihren Blütenstaub von sich zu schütteln. Die Kätzchen der Erle, wie auch jene der Weide, sind im Frühjahr für die Bienen eine wichtige Futterpflanze, und die Kätzchenträger stehen deshalb unter Naturschutz.

Die Rinde der jungen Erle ist grau und glänzend, die älterer Bäume dunkelbraun mit vielen Rissen.

Die alte Sage, dass Bäume bluten, wenn man sie fällt, entstand vielleicht beim Fällen einer Erle: Ihr Holz läuft an der Schnittstelle blutrot an. Ihr heute als nutzlos betrachtetes Holz fand früher reichlich Verwendung: Sie war der »Holzschuhbaum«, und jeder Vater, der für seine Kinder neue Schuhe herstellen musste, schaute sich erst einmal nach Erlenholz um. Dauerhaftes Küchengeschirr und Schusterleisten fertigte man ebenfalls bevorzugt aus Erlenholz an. Die Rinde diente zum Gerben von Leder und zur Herstellung einer dauerhaften schwarzen Lederfarbe. Dazu wurde die Rinde zusammen mit rostigen Eisenstücken über längere Zeit in Wasser eingeweicht. Selbst für die kleinen Zapfen kannte man eine Verwendung: Man stellte daraus eine schwarze Tinte her.

Die Erle war dem Menschen in früheren Zeiten unheimlich. Am liebsten besiedelt sie feuchtes Gebiet wie Bachränder und Moorlandschaften, das im Mittelalter noch unbebaute Land, das Unland, von dem man nicht wusste, wer es bewohnte. In den Zwischenbereichen, wo die Erde noch nicht ganz vom Wasser geschieden war, siedelt sie sich an.

So nah wie möglich am Wasser möchte sie stehen, so viel wie möglich möchten ihre Wurzeln davon spüren. In dieser dunklen und nebligen Erlenlandschaft gibt es Wassergeister, Nebelfeen, Moorgeister, Irrlichter, Elfen, Erlkönige und Hexen mit Haaren, so blutrot wie das gefällte Erlenholz.

Im Erlenbaum lebt die Arie, Irle oder Else, wie die Erlenfrauen genannt wurden. In ihren Namen hört man förmlich das Murmeln des Wassers. Gefährlich sind sie für einen verirrten Wanderer, den sie in die Tiefe ziehen können. In der Wolfdietrichssage, die im 13. Jahrhundert verfasst wurde, wird von solch einer Erlenfrau erzählt. Die »rauhe Else« erscheint nachts am Lagerfeuer. Schuppig wie ein Baumstamm ist ihre Haut und wirr wie die Flechten in den Bäumen ihr Haar. Den erschreckten Wolfdietrich fordert sie auf, »sie zu minnen«. Entsetzt lehnt er ab. Am liebsten wäre er geflohen. Die rauhe Erlenfrau erkennt, dass ihr Bitten umsonst ist, und so verzaubert sie ihn erst einmal. In der folgenden Nacht irrt er wie ein Tier zwölf Meilen durch den Wald, und als er am nächsten Morgen unter einem Baum erwacht, erscheint ihm die Zauberin wieder. Sie wiederholt ihre Frage: »Willst du mich minnen?« Natürlich will er noch immer nicht. Jetzt legt sie einen Schlafzauber über ihn, sodass er schlaftrunken zu Boden sinkt. Sie schneidet ihm zwei Haarlocken vom Kopf und zwei Fingernägel, die sie als Pfand behält. Dadurch ist er ihr verfallen. Ein halbes Jahr läuft er ohne Besinnung durch den Wald, schläft in Höhlen und ernährt sich von Kräutern. Ein Engel endlich bittet die Zauberin, den Bann rückgängig zu machen. Davon befreit, erscheint die rauhe Else dem Mann ein drittes Mal, und jetzt willigt er in ihre Bitte ein und nimmt sie zur Frau. Sie führt ihn auf ein großes Schiff, das nach einer wunderbaren Reise im Land der Zauberin ankommt. Das Volk begrüßt seine Königin. Einem Bad im Jungbrunnen entsteigt die rauhe Else vor den Augen ihres Mannes als die »schönste aller Frauen«.

Nicht immer enden die Begegnungen mit dem weiblichen Erlengeist so glücklich. Denn sie ist eine Göttin des Todes, die in dieser Form die zerstörerische Kraft des Wassers symbolisiert. Jenseits des vom Menschen bebauten und zivilisierten Landes wirkt sie im Dunkeln an seinem undurch-

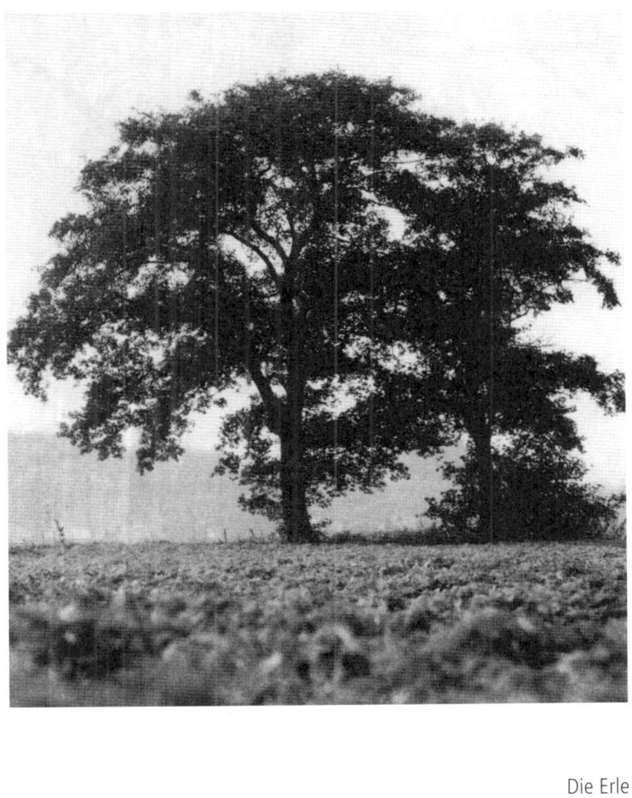

sichtigen Schicksal mit. Doch die alte Göttin hat zwei Gesichter. Mit dem Wasser des Lebens wird sie zur Göttin der Fruchtbarkeit, der Freude und des Lebens nach dem Tode. Alles neue Leben entsteht im Wasser, selbst der noch ungeborene Mensch wächst in einem kleinen See dieses Elements, im Wasser der Fruchtblase, heran. Diese Weisheit der Erle stammt aus einer sehr frühen Zeit unserer Geschichte, als die Menschen noch die Muttergottheiten verehrten. Der tiefere Sinn ist verloren gegangen, nur noch in Märchen und Volksbräuchen klingt er, fast unverständlich, bis in unsere Zeit herüber.

Als Bauholz war die Erle nie besonders beliebt, denn in ihrem proteinreichen Holz siedelt sich besonders gern der Holzwurm an. Die Rinde jedoch war schon seit frühesten Zeiten geschätzt und wurde zu vielen verschiedenen Anwendungen verarbeitet. Man kaute Erlenrinde mit Blutwurz zu einem Brei, mit dem man dann Leder, Zaumzeug, Riemen und Handschuhe rot färbte. Carl von Linné, der große schwedische Botaniker des 18. Jahrhunderts, beschrieb in seinem Tagebuch über eine Forschungsreise zu den Samen im Norden Schwedens deren Brauch, Leder mit Erlenrinde rot einzufärben.

Die Erle hat sich mit dem gefährlichen Element, an dessen Ufer sie wächst, arrangiert. Auf dem unfruchtbarsten Land kann sie noch gedeihen, denn an ihren Wurzeln sitzen kleine Pilze, mit deren Hilfe sie den Stickstoff aus der Luft in die Erde binden kann. Als Gegenleistung versorgt die Erle den Pilz mit Kohlehydraten. Durch diese Symbiose wird die Erle zu einem das Brachland fruchtbar machenden Baum. Der Erle kann das Wasser nichts anhaben: Erlenholz fault im Wasser nicht; es saugt sich voll und wird dadurch noch härter. Deshalb gebrauchte man das Erlenholz für Wasserleitungen, Brunnentröge und Quelleneinfassungen. Halb Venedig ist auf Erlenpfosten gebaut!

Heilanwendung

»Die Erle ist kalter und truckener Natur / zeucht auch zusammen«, heißt es in einem alten Kräuterbuch über die Erle. Ihre zusammenziehende, kühlende, fiebersenkende, die Schleimhaut beruhigende und schmerzlindernde Heilkraft ist ganz in Vergessenheit geraten. Die Heilwirkungen beruhen hauptsächlich auf dem hohen Gehalt an Gerbstoffen (10 bis 20 %).

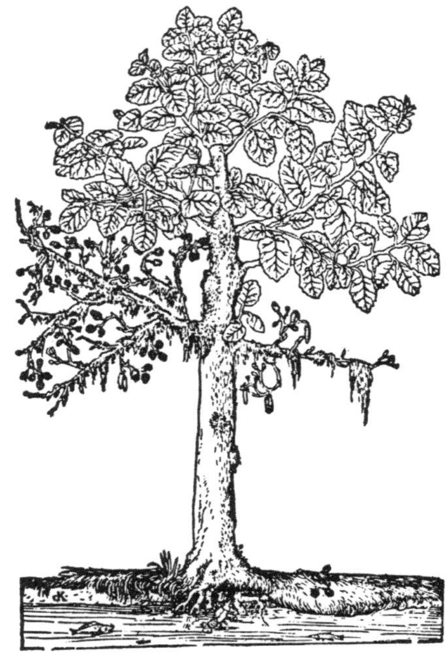

Bei Zahnfleischbluten und Zahnfleischentzündungen bereitet man sich aus den frischen oder getrockneten Erlenblättern oder aus der jungen Erlenrinde einen starken Absud. 2 Teelöffel Blätter werden mit 1 Tasse Wasser zirka 5 Minuten gekocht. Diesen starken Tee verwendet man dann für Mundspülungen.

Die Rinde der jüngeren Zweige ergibt ein gutes Gurgelmittel bei Angina, Rachenkatarrh und Halsentzündung. Die Rinde wird hierfür im Herbst oder Winter abgeschabt, klein geschnitten und gut getrocknet, 1 gehäufter Teelöffel davon reicht für 1 Tasse Wasser. Die Rinde mit dem kalten Wasser übergießen, erhitzen und etwa 5 Minuten kochen lassen. Abseihen und zum Gurgeln verwenden.
Der Rindenabsud eignet sich außerdem zu Waschungen und Kompressen bei Hauteiterung. Ein Tee aus frischen Erlenblättern ergibt eine wirksame Haarspülung bei fettigem Haar und wirkt als Gesichtswasser bei fettiger und unreiner Haut reinigend und klärend.

Gurgelmittel bei Halsentzündung, Rachenkatarrh und Zahnfleischentzündung

1 Teil Erlenrinde
1 Teil Bibernellwurzeln
1 Teil Eibischwurzeln

1 gehäufter Teelöffel der Mischung mit 1 Tasse kaltem Wasser übergießen, erhitzen und zirka 5 Minuten kochen lassen. Abseihen und damit gurgeln oder spülen.

Die Erlenblätter können zum Abstillen verwendet werden. Dazu folgende Teemischung zubereiten:

Abstilltee

1 Teil Erlenblätter
1 Teil Salbeiblätter
1 Teil Walnussblätter

2 Teelöffel der Mischung reichen für 1 Tasse. Die Kräuter mit kochendem Wasser übergießen und zugedeckt 5 Minuten ziehen lassen. Davon täglich 2 bis 3 Tassen trinken.

Zur Unterstützung der Wirkung kann der Tee auch für Umschläge verwendet werden.

Erlkönigs Tochter

Eine Frauenteemischung, die allgemein stärkend und ausgleichend wirkt.

1 Teil Erlenblätter
2 Teile Frauenmantelblätter
2 Teile Lindenblüten
2 Teile Goldmelissenblätter
2 Teile Schlüsselblumenblüten

Die gut getrockneten Kräuter im angegebenen Verhältnis mischen. 1 Teelöffel der Mischung mit 1 Tasse kochendem Wasser übergießen, einige Minuten ziehen lassen und abseihen. Mit Heide- oder Waldhonig süßen.

Botanische Erkennungszeichen

	Schwarzerle (Roterle)	**Weißerle** (Grauerle)
Vorkommen	ganz Europa, Nordafrika, Kleinasien, bis Westsibirien, in Amerika eingebürgert	besonders Nordeuropa
Standort	Flussauen, Teiche, Moore, bis auf 700 m Höhe	Geröllhalden, bis auf 1500 m Höhe
Höhe	bis 30 m	bis 20 m
Rinde	anfangs glatt, später rotbraun und rissig	wie Schwarzerle
Blätter	wechselständig, verkehrt eiförmig, eingekerbte Spitze	wechselständig, eiförmig, am Ende zugespitzt
Blüten	März bis April, einhäusig, weiblich: Kätzchen mit roten Narben; männlich: Kätzchen mit roten Staubbeuteln	wie Schwarzerle
Früchte	Zäpfchen mit hellbraunen Nüsschen, breiter Flügelrand	ebenso, nur kleinere Zapfen
Sammelzeit	Blätter April bis Mai, Rinde Herbst und Winter	
Inhaltsstoffe	Gerbstoffe, Harzsäuren	
Holz	rötlich bis rot, leicht, weich, fest, tragfähig, im Wasser ausdauernd	

Die Esche

Fraxinus excelsior
Familie der Ölbaumgewächse, *Oleacea*

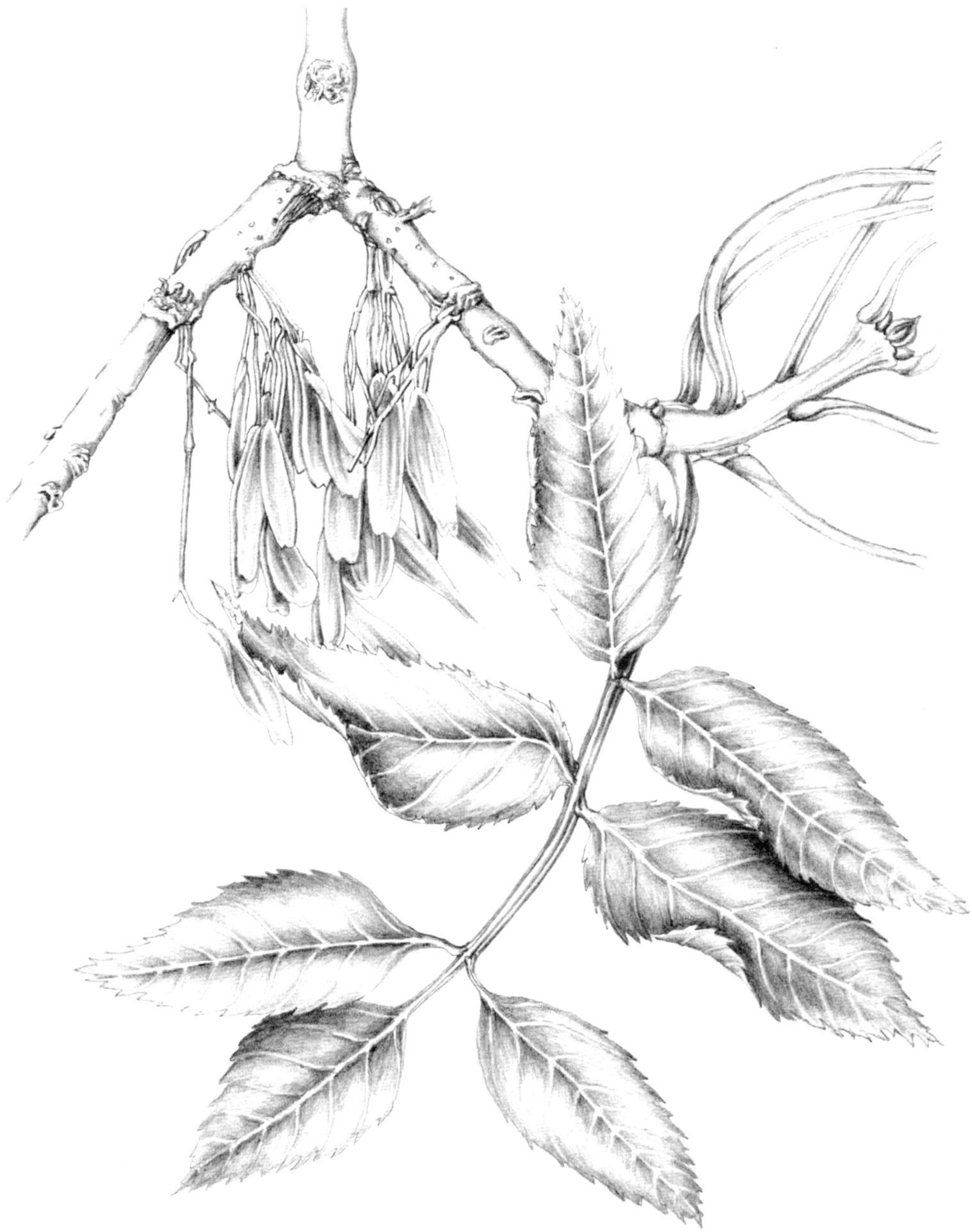

Alles an der Esche ist harmonisch geformt, geradezu nobel. Auf dem schlanken, aschgrauen Stamm erhebt sich eine lichte Krone aus schwungvoll nach oben gerichteten Zweigen. Ich weiß nicht, was mir an ihr am besten gefällt. Im Winter bewundere ich ihre pechschwarzen, samtenen Knospen, die wie Zwiebelturmspitzen auf den Zweigen sitzen. Kein anderer Baum trägt solch sonderbare Knospen.

Mit rund hundert Jahren hat die Esche ihre volle Höhe erreicht und stellt dann schon etwas dar – mit ihren vierzig Metern gehört sie zu den höchsten Bäumen Europas. Diese imposante Erscheinung hat wohl Linné bewogen, ihr den Beinamen *excelsior* zu verleihen. Die Majestät der Esche ist mit Zurückhaltung gemischt. Wenn schon viele unserer einheimischen Bäume in ihrem neuen Blattkleid stehen, trägt die Esche noch kein einziges Blatt. Sie ist frostempfindlich und wartet ab, bis auch wirklich kein Frosteinfall mehr zu erwarten ist. »Sie ist ein Sinnbild der besonnenen Einsicht«, beschreibt Hildegard von Bingen diesen Charakterzug der Esche.

Bevor sie ihre Blätter dann endlich zeigt, sprengt sie im April oder Mai die schwarzen Knospen, und heraus drängen kleine, violette Blütenbüschel, die ihre Bestäubung dem Wind anvertrauen. Sie sind noch schöner als die geschlossenen Knospen, die ich im Winter bestaunte.

Die ausgesuchte Schönheit der Eschenblätter genießt man am besten an einem sonnigen Tag bei einer leichten Brise. Im Sommer lag ich unter ihrem lichten Blätterdach und fühlte mich beim Betrachten der Blätter im Spiel von Licht und Wind wie in einem östlichen Bambuswald.

Die Esche kann sich bei der Wahl ihres Geschlechts nicht so richtig entscheiden: Es gibt männliche, weibliche und gemischt-geschlechtliche Bäume. Sogar die einzelnen Blüten können zwittrig, das heißt männlich und weiblich zugleich sein.

Das zartbraune Holz der Esche ist hart, zäh und besonders elastisch. Deshalb wurde es seit der Antike zur Herstellung von Handwaffen jeder Art verwendet: Armbrüste, Speere, Lanzen, Bögen. Der bekannteste Speer aus Eschenholz ist wohl jener des Kentauren Chiron. Diese Gestalt aus der griechischen Sage, halb Mensch, halb Pferd, bewohnte den sagenumwobenen Berg Pelion in Thessalien. Auf der Spitze dieses Berges wuchsen die heiligen Eschen. Eine davon fällte Chiron und fertigte daraus den Speer, mit dem Achilles Hektor besiegte. Nachdem Armbrüste und Speere aus der Mode gekommen waren, wurden aus Eschenholz Eisenbahnwagen, Skier, Spazierstöcke und Sportgeräte, besonders Barren, hergestellt.

Auch die Esche war ein Sinnbild im keltischen Baumalphabet: »*Nion*« hießen Baum und Laut. Sie galt als Symbol für die Macht des Wassers. Nicht verwunderlich, denn die Esche liebt feuchte Standorte. Die Eschen galten als Schutz vor der zerstörerischen Kraft des Wassers. Die Druiden gebrauchten das Holz für ihren Regenzauber, und die Fischer fertigten einzelne Teile der Boote aus Eschenholz, damit sie nicht kenterten.

In der nordischen Mythologie wird die Esche zum allumfassenden Weltenbaum, der wie eine lebende Säule die verschiedenen Welten durchdringt und verbindet. »Eine Esche weiß ich, heißt Yggdrasil«, berichtet die Edda. Als großer Baum wird sie dargestellt, dessen drei Wurzeln tief hinunterreichen: eine nach Asgard, zu den Göttern, die andere ins Riesenland Jotunheim und die dritte in die Unterwelt, Niflheim. Drei Schicksalsgöttinnen, die Nornen, bestimmen das Los der Menschen. Sie sitzen um die Wurzeln und bewässern diese, um sie zu stärken. Der Weltenbaum ist von verschiedenen Tieren bewohnt: An seinen frischen Blättern knabbern zwei Hirsche und die Ziege Haidrun. Auf dem Gipfel der Krone thront ein riesiger Adler. Doch was dem Baum am meisten schadet, das ist die Schlange Nidhögr: Sie nagt an seinen Wurzeln. Ein Eichhörnchen springt unaufhörlich zwischen Adler und Schlange hin und her, um zwischen beiden Unfrieden zu stiften. So wirken beide Kräfte, die erhaltende und die zerstörende, am Weltenbaum, der den Kosmos, die Welt und den Menschen symbolisiert. Doch werden die erhaltenden Kräfte die Oberhand behalten, wird der Baum beim Weltuntergang nur mächtig erschüttert.

Im Volksglauben haben sich Reste dieser alten Sage erhalten und in vielen Bräuchen, die bis ins vorige 19. Jahrhundert hineinreichen, bewahrt. Die Esche, die dem Biss der Schlange Nidhögr standhält, galt als das beste Mittel, um Schlangen zu vertreiben oder Bisswunden von Schlangen zu heilen. Eine Abkochung der Rinde, Blätter oder Wurzel dieses Baumes wurde von vielen alten Ärzten bei Schlangenbissen angewandt.

Die Esche ist bedroht. Ein Pilz greift flächendeckend die Eschenbestände in Europa an. Er verursacht das Eschentriebsterben, an dem diese Bäume massenhaft sterben. Dieser Pilz kam vor Jahren von Japan nach Osteuropa und verbreitete sich von dort in fast ganz Europa. Die Triebe der Eschen sterben vorzeitig ab, das Holz wird befallen. In fünf Jahren, so wird in Fachkreisen befürchtet, könnte ein Drittel der Eschen in Europa verschwunden sein.

Vielleicht besteht noch Hoffnung für die Eschen: Eine Untersuchung der Forstlichen Versuchsanstalt Baden-Württemberg im Sommer 2016 zeigte, dass 1–5 % der Eschen gegen diese Erreger resistent sein könnten.

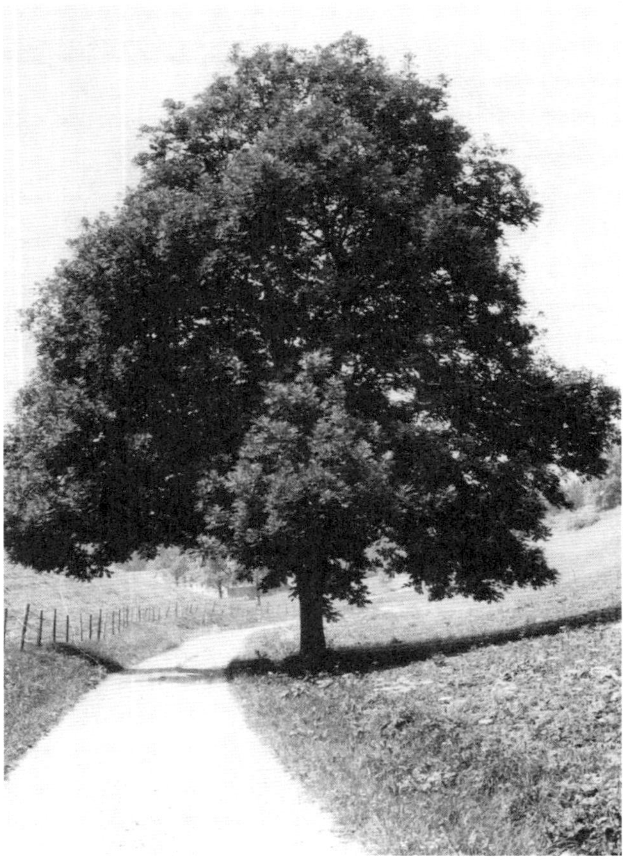

Heilanwendung

Hippokrates beschrieb die Esche als ein gutes harntreibendes und abführendes Heilmittel. Er setzte Eschenzubereitungen zur Heilung von Rheuma und Gicht ein. Dieser Anwendungsbereich hat sich bis heute nicht geändert: Noch immer werden Blätter und Samen zur Heilung von Rheuma und Gicht verwendet. Die Eschenblätter werden im Mai oder Juni gesammelt, von den Stielen gezupft und getrocknet. Zur Teezubereitung überbrüht man 2 Teelöffel der zerkleinerten Blätter mit 1 Tasse Wasser, ziehen lassen, abseihen und davon pro Tag 2 bis 3 Tassen trinken.

Man kann die Eschenblätter aber auch mit anderen Kräutern zu einem Rheumatee mischen.

Rheumatee

Eschenblätter
Weidenblätter
Brennnesselblätter
Birkenblätter
Wiesenkönigin, Blätter und Blüten

Alle Zutaten werden zu gleichen Teilen gemischt. 2 Teelöffel der Mischung mit 1 Tasse kochendem Wasser übergießen und ziehen lassen. Davon pro Tag 2 bis 3 Tassen trinken.

Die Samen sind harntreibend und blutreinigend. Sie werden bei Blasen- und Nierensteinen, Leber- und Milzleiden empfohlen. Man mischt sie am besten in die jeweilige Kräutermischung. Sie werden im Oktober gesammelt, klein geschnitten und gut getrocknet. 2 Teelöffel der Mischung übergießt man mit 1 Tasse Wasser kocht es kurz auf und seiht dann den Tee ab. Pro Tag 2 Tassen davon trinken.

Die Samen wirken auch äußerlich angewendet lindernd bei Rheuma, Gicht, Hexenschuss und Muskelkater. Auch nach neueren wissenschaftlichen Untersuchungen wird die Esche als Rheumamittel wieder vermehrt eingesetzt. Als Teemischung trägt sie zur Linderung von rheumatischen Schmerzen bei. Bei Rheuma wird zusätzlich die innere Einnahme von Weihrauch empfohlen (siehe mein Buch »Das große Buch vom Räuchern«).

In manchen Gegenden wurde die Esche auch Wundbaum genannt. Im *»Arzeney-Schatz«* des Johannes Schröder aus dem Jahre 1685 fand ich darüber folgende Auskunft:

»Etliche halten darvon / dass / wann man dieses Holtz am Tage Johannis des Tauffers haue / solches durch blosses reiben die Wunden heilen solle; andere hauens vor Aufgang der Sonnen / andere selbst am Mittage / und nennen es Wundholtz.«

In einem Kräuterbuch von 1874 hört sich die Anweisung schon etwas klarer an:

»Bei frischen Schnittwunden, sie mögen so bedeutend sein, als sie wollen, lasse man sogleich einen nicht zu jungen, noch zu alten Ast von einer Esche holen, bis zu dessen Ankunft unausgesetzt kalte Umschläge auf die Wunde gemacht werden. Hat man die Eschenrinde abgelöst, so wird die Wunde vom Blut gereinigt und zusammengedrückt, und die innere, saftige Seite der Eschenrinde daraufgebunden, hernach noch mit Leinwand umwickelt und täglich 2- bis 3-mal mit frischer gewechselt.«

Ich habe bei verschiedenen Kräuterkundigen nachgefragt und es auch selbst ausprobiert und kann inzwischen bestätigen, dass die Eschenrinde ein gutes Wundheilmittel ist, das man besonders gut als erste Hilfe gebrauchen kann.

Eschengeist

Zum Einreiben, Massieren und Abklopfen der Haut

- Eschensamen (mit den Flügeln)
- Wacholderbeeren
- Melissenblätter
- Majoran oder wilder Dost
- Pfefferminzblätter
- Korn, je nach Kräutermenge
- ätherische Öle aus Rosmarin und Weißtanne, je nach Kräutermenge

Alle Zutaten werden, frisch oder getrocknet, zu gleichen Teilen gemischt und in ein weithalsiges Glas gegeben, sodass dieses zur Hälfte gefüllt ist. Mit Korn auffüllen und 3 Wochen an einen warmen, sonnigen Ort stellen, dabei gelegentlich schütteln. Anschließend abseihen. Auf 1 l Flüssigkeit gibt man nun 10 Tropfen Rosmarinöl und 10 Tropfen Weißtannenöl. Gut verschütteln und in dunkle Flaschen abfüllen.

In früheren Zeiten wurde die Rinde der Esche als »europäische Chinarinde« zur Fiebersenkung, zur Behandlung von Durchfall, Ruhr und Infektionskrankheiten verwendet. Dafür schälte man im Frühjahr von drei- bis vierjährigen Eschenzweigen die Rinde, schnitt sie in kleine Stücke und legte sie zum Trocknen aus. Die folgende Rezeptur eignet sich zum Einnehmen zur Unterstützung des Heilungsverlaufs bei Infektionskrankheiten, Durchfall und Fieber.

Fieberpulver

- Eschenrinde, getrocknet
- Fieberkleeblätter, getrocknet
- Kunigundenkrautblätter, getrocknet

Alle Zutaten im Mörser sehr fein pulverisieren, bei Bedarf 3- bis 4-mal täglich ½ gestrichenen Teelöffel des Pulvers mit Wasser oder Tee einnehmen.

Botanische Erkennungszeichen

Vorkommen	nur in Europa, Kleinasien
Standort	Bachufer, Auenwälder bis auf 1000 m Höhe, tief wurzelnd, liebt gut durchlüftete, basenreiche, tiefgründige Böden
Höhe	bis 40 m
Rinde	graugrün und glatt, später schwarzbraun und rissig
Blätter	kreuzweise gegenständig, lang gestielt, unpaarig gefiedert, aus 9 bis 15 länglichen, gesägten Fiederblättchen bestehend. Die Esche wirft im Herbst als einziger einheimischer Baum die Blätter im grünen Zustand ab.
Blüten	April, polygam oder wirrhäusig, das heißt eingeschlechtlich oder zwittrig, violette Blütenbüschel
Früchte	flache, elliptische Nüsschen in länglichen Flügeln; die reifen, zweisamigen Nüsschen bleiben den ganzen Winter hindurch an den Ästen hängen
Sammelzeit	Blätter Mai bis Juni, Rinde im Frühjahr oder Winter, Samen im Oktober
Inhaltsstoffe	Gerbstoffe, Flavonoide, Cumarinderivate, Sterole, Mannitol, Quercitrin
Holz	zartbraun, zäh, elastisch
Höchstalter	250 bis 300 Jahre

Der Faulbaum

Frangula alnus
Familie der Kreuzdorngewächse, *Rhamnaceae*

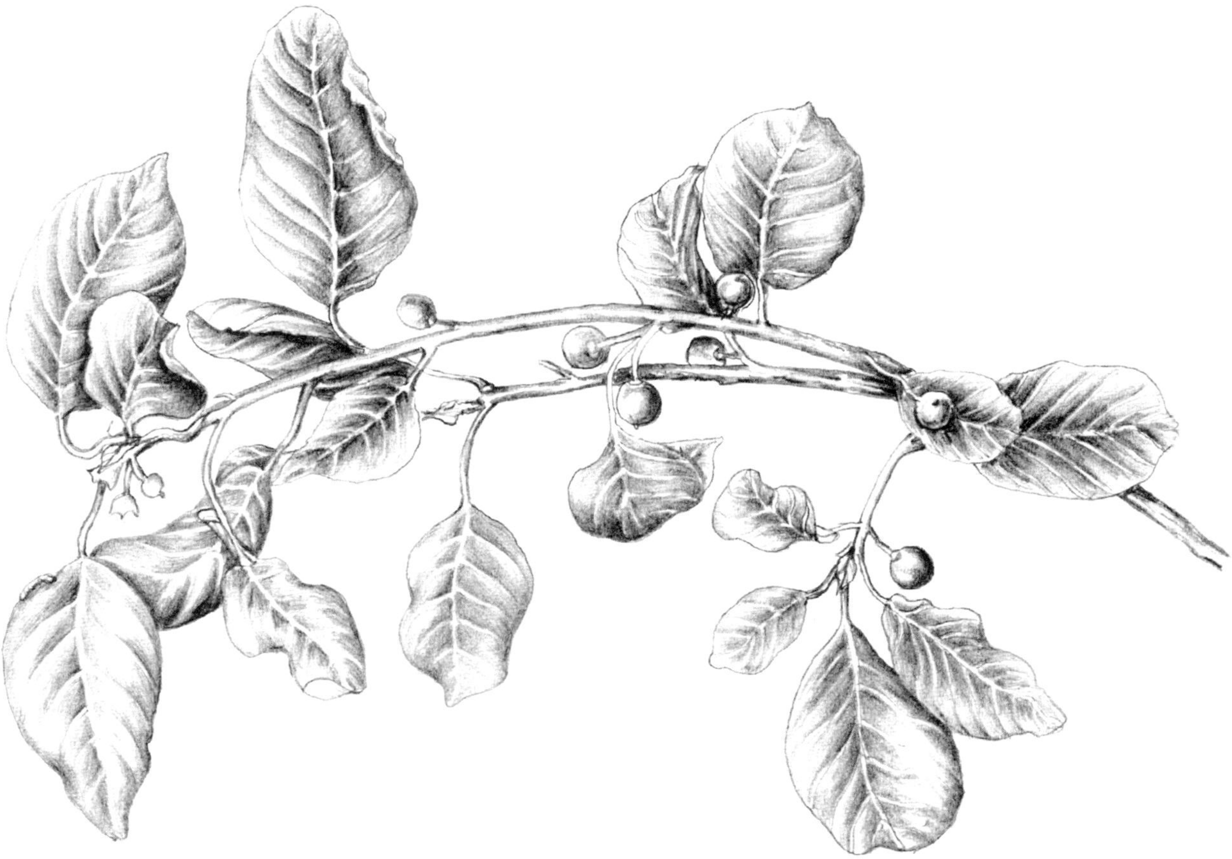

Im Auenwald, entlang dem Fluss unter den Erlen und Weiden, ganz vorn in der ersten Reihe, wo es noch genügend Licht gibt, wächst ein kleiner Baum. Frisch riecht seine Rinde etwas faulig, weshalb man ihm den wenig attraktiven Namen »Faulbaum« oder »Stinkbaum« verliehen hat. Dabei gehört gerade diese faulig riechende Rinde zu den größten Schätzen der Naturapotheke: Sie ist ein zuverlässiges und unschädliches Abführmittel. Vor dem Gebrauch muss sie jedoch mindestens ein Jahr lagern.

Es gibt noch einen dritten Namen, mit dem man den Faulbaum früher bezeichnete, der ebenfalls etwas über seine einstige Verwendung verrät: der Name »Pulverbaum«. Der Name ist nicht mehr gebräuchlich. Wer braucht auch heute noch selbst gemachtes Schießpulver? Faulbaumkohle war ein häufig verwendeter Bestandteil des Schieß- oder Schwarzpulvers. Das Holz des Faulbaums eignet sich besonders gut dafür, denn die daraus gebrannte Kohle ist sehr aschenarm. Zur Holzkohle wurde noch Salpeter und Schwefel gemischt, und dann konnte das Gewehr gestopft werden. Nach jedem Schuss entwich aus dem Gewehrlauf eine kleine, weiße Rauchwolke. Als dann später das rauchlose Schießpulver erfunden wurde, brauchte man den Faulbaum nicht mehr. Er geriet in Vergessenheit, die dafür angelegten Haine verwilderten. Nur die Kräuterweiblein kamen gelegentlich vorbei, nestelten ein Messer hervor und machten sich an der Rinde zu schaffen.

Außer zur Pulverherstellung scheint man das Holz des Faulbaums nie in größerem Ausmaß gebraucht zu haben. Der lateinische Name des Baums warnt auch geradezu davor. Er leitet sich ab von *frangere,* brechen, in Bezug auf die Brüchigkeit des Holzes.

Es ist nicht leicht, den Faulbaum im Unterholz des Auenwalds auszumachen. Besonders auffällig ist er nicht. Von weitem ähnelt er vielen anderen Sträuchern. Meist wächst er als drei bis vier Meter hoher Strauch. Er kann aber auch ein bis sieben Meter hohes Bäumchen werden. Dem aufrechten Stamm entspringen die horizontalen Zweige; wie die Blätter sind auch die Zweige wechselständig angeordnet.

Der Faulbaum gehört zwar zur Familie der Kreuzdorngewächse, er hat jedoch auf die für diese Familie obligaten Dornen verzichtet. Somit scheiden an Verwechslungsmöglichkeiten erst einmal alle Sträucher mit Dornen aus: Kreuzdorn, Schlehdorn, Weißdorn.

Die jungen Zweige des Faulbaums sind mit einer grünen Rinde umgeben. Die älteren Äste tragen die typisch getupfte Rinde: Auf dunkelbraunem Untergrund sitzen verstreute helle Warzen. Diese Rinde wird zu medizinischen Zwecken im Frühjahr abgeschabt und getrocknet.

Die Faulbaumblätter sitzen an kurzen Stielen an den Zweigen. Sie sind eiförmig, und ihre Blattnerven sind besonders stark gezeichnet. Auf der Unterseite glänzen sie leicht. Trotzdem wirkt das ganze Blattkleid des Faulbaums matt. Wie die Blätter haben auch die Blüten kleine Stiele. Sie sitzen zu mehreren an den Blattachseln. Man könnte sie fast übersehen, so unscheinbar sind sie. Erst bei näherem Betrachten erkennt man die kleinen, fünfstrahligen Sternchen, die grüngelb und blass zwischen den Blättern hängen. Immer wieder entstehen neue Blüten – selbst im August und September habe ich sie noch entdeckt. Diese lange Blütezeit macht den Faulbaum zu einer guten Bienenweide, auf der die Bienen von April bis in den Herbst Nahrung finden.

Während er im Sommer eher zurückhaltend ist, hat sich der Faulbaum im Herbst mit seinen Früchten eine besondere Überraschung ausgedacht. Im September und Oktober behängt er sich mit erbsengroßen Früchten, die gleich in drei verschiedenen Farben an den Zweigen baumeln. Die Farben entsprechen dem jeweiligen Reifegrad. Da sie nicht alle zur gleichen Zeit reif werden, finden sich alle drei Farben am Baum: Hellgrün, Rot und Tiefschwarz. Oft stehen noch einige blasse Blütensternchen dabei, und wenn der Herbst etwas vorangeschritten ist, beginnen sich die Blätter zu verfärben und geben dem ganzen Schauspiel noch einen kupferroten Hintergrund.

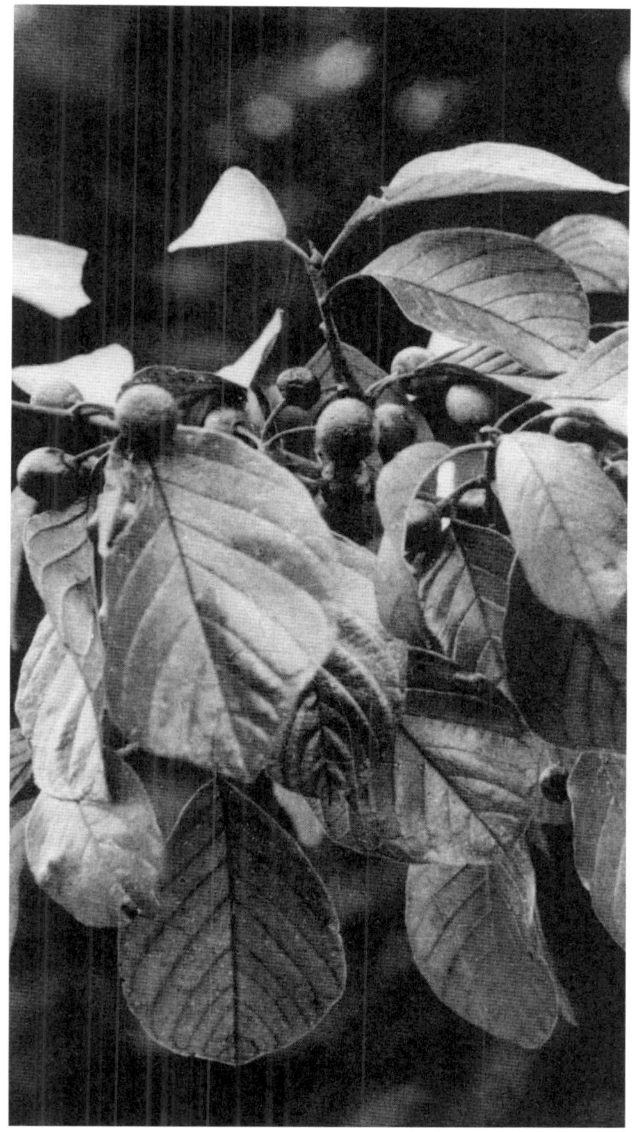

Die Früchte schmecken zusammenziehend und bitter. Gelegentlich werden sie wie die Rinde als Abführmittel gebraucht. Sie müssen nicht gelagert werden und können als Heilmittel roh, getrocknet oder zu Mus verarbeitet gegessen werden. Kinder sollte man vor dem Verzehr der Beeren warnen, sie könnten Erbrechen und Bauchschmerzen verursachen.

Heilanwendung

Faulbaum, Kreuzdorn, Aloe, Sennes und Medizinalrhabarber bilden die Gruppe der Anthrachinondrogen. Diese Pflanzen enthalten alle mehr oder weniger Anthrachinon, einen Stoff, der die Nerven des Dickdarms anregt, dadurch die Sekretion der Darmschleimhaut vermehrt und den Darm zu verstärkter Bewegung veranlasst. Somit sind alle Anthrachinon-Pflanzen starke Abführmittel, die den erschlafften Darm kräftig anregen. Bei längerem Gebrauch und zu hohen Dosen kann es jedoch zu Darmschleimhautreizungen und zur Schädigung der Unterleibsorgane kommen. Auch kann eine Gewöhnung eintreten, sodass schließlich ohne das Abführmittel die Verdauung gar nicht mehr in Gang kommt. Tees, die antrachinonhaltige Pflanzen enthalten, sollten höchstens 1 bis 2 Wochen lang täglich getrunken werden. Eine längere Anwendung bringt den Ionenhaushalt des Körpers aus dem Gleichgewicht, da zu viel Kalium ausgeschieden wird; Herz- und Kreislaufsystem können dadurch Schaden erleiden. Bei Verstopfung sollte man es zunächst mit harmloseren Mitteln probieren wie Schlehenblütentee, Leinsamen, Indische Flohsamen, getrocknete Pflaumen und Feigen.

Die Faulbaumrinde übt eine schonendere Wirkung auf die Dickdarmnerven aus als Aloe, Sennes oder Rhabarberwurzel. Sie reizt bei normaler Dosis und richtiger Zubereitung die Schleimhaut nicht und ist ein zuverlässiges Abführmittel. 6 bis 10 Stunden nach der Einnahme des Tees kommt es zum Stuhlgang. Daher wurde Faulbaumrindentee auch zur Entleerung des Darms vor Operationen verwendet. Wie andere anthrachinonhaltige Pflanzen darf der Faulbaumrindentee nicht bei entzündlichen Darmerkrankungen und Darmverschluss angewendet werden. Schwangere, stillende Mütter und Kinder unter 12 Jahren sollten ebenfalls darauf verzichten. Für eine Kur trinkt man 7–10 Tage lang täglich eine Tasse Faulbaumrindentee. Faulbaumrinde sollte ohne ärztlichen Rat nicht länger als 10 Tage eingenommen werden.

Neben der abführenden Wirkung fördert der Tee auch den Gallenfluss. Faulbaumrinde kann man daher auch in Teemischungen für Gallenstau, Leberstauungen, Verstopfung bei Leber-, Galle- und Milzleiden hinzugeben.

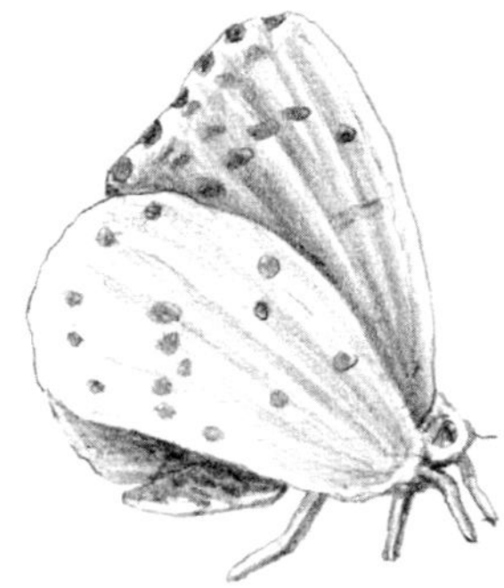

Faulbaumbläuling

Die wirksamen Anthrachinonbestandteile bilden sich in der Faulbaumrinde erst nach einer Lagerzeit von einem Jahr. Die frische Rinde enthält noch die Anthrachinonderivate, die starkes Erbrechen und Koliken verursachen. Die Rinde wird im März oder April von zirka 3- bis 4-jährigen Ästen geschabt, zerkleinert und gut getrocknet. Nach einem Jahr ist sie für den Gebrauch als Tee, Wein oder Pulver verwendbar.

Ein Esslöffel Faulbaumrinde wird mit 2 Tassen Wasser kalt angesetzt und über Nacht ziehen gelassen. Dann kurz aufkochen. Vom Tee je 1 Tasse morgens nüchtern und abends vor dem Schlafengehen trinken.

Der Tee sollte nicht länger als 10 Tage getrunken werden, möglichst in Absprache mit dem behandelnden Arzt oder Heilpraktiker. Um den Darm langsam wieder auf eine normale Funktion umzustellen, braucht es die richtige Ernährung. Dazu gehören vor allem Vollkornprodukte und Rohkost, die genügend Schlackenstoffe zur Anregung des Darms liefern. Wechselbäder, Bauchmassagen und viel Bewegung unterstützen die Behandlung.

Wer sich über den bitteren Faulbaumgeschmack mit einem Gläschen Wein hinwegtrösten möchte, dem rate ich zu einem Faulbaumwein.

Kräuterwein

Zur Anregung der Verdauung

- 4 Teile Faulbaumrinde (abgelagert oder aus der Apotheke)
- 1 Teil Löwenzahnwurzel
- 1 Teil Wegwartenwurzel
- 1 Teil Schafgarbe, Blüten und Blätter
- Rotwein, je nach Kräutermenge

Die Wurzeln und Kräuter am besten frisch mit der Faulbaumrinde mischen und in ein weithalsiges Glas geben, so-dass dieses zu einem Drittel gefüllt ist. Mit einem guten Rotwein auffüllen, verschließen und 3 Wochen stehen lassen, dabei gelegentlich schütteln. Abseihen und in eine Weinflasche füllen. Kurmäßig während maximal 10 Tagen täglich vor dem Essen ein Likörglas davon trinken.

Zubereitungen aus Faulbaum werden auch äußerlich angewendet. Ein Absud der Rinde dient als Kompresse zur Behandlung von Abszessen, zur Einreibung bei Milchschorf und für Sitzbäder bei Hämorrhoiden. Hierfür wird zunächst ein Absud aus der Rinde zubereitet.

Faulbaumrindenabsud

- 1 Esslöffel Faulbaumrinde, abgelagert, getrocknet, klein geschnitten
- ½ Esslöffel Eichenrinde, getrocknet, klein geschnitten

Die Rindenmischung in einem Topf mit 1 l Wasser übergießen und etwa 25 Minuten kochen. Vom Herd nehmen und einen halben Tag lang ziehen lassen. Abseihen und Kompressen zum Auflegen darin tränken.

Botanische Erkennungszeichen

Vorkommen	Europa, außer Mittelmeergebiet, bis Zentralasien, Nordwestafrika, in Nordamerika eingebürgert
Standort	Auenwälder, Laubwälder, Haine, Moore, Wasserläufe, feuchte, schwere Böden, bis auf 1000 m Höhe
Höhe	3–4 m hoher Strauch oder bis 7 m hoher Baum
Rinde	junge Rinde grün, später graubraun mit weißen Warzen
Blätter	wechselständig, eiförmig, vorn zugespitzt, stark ausgebildete Blattnerven
Blüten	Mai bis September, zwittrig, unscheinbar, grünlich-gelb, zu mehreren an den Blattachseln sitzend
Früchte	erbsengroß, zuerst grün, dann rot, zuletzt schwarz an kurzen Stielen, mit 1–3 Kernen
Sammelzeit	Rinde März bis April, Beeren im Herbst
Inhaltsstoffe	Anthrachinonglycoside, besonders Glucofrangulin A und B, Gerbstoffe, Bitterstoffe

Die Fichte

Picea abies
Familie der Kieferngewächse, *Pinaceae*

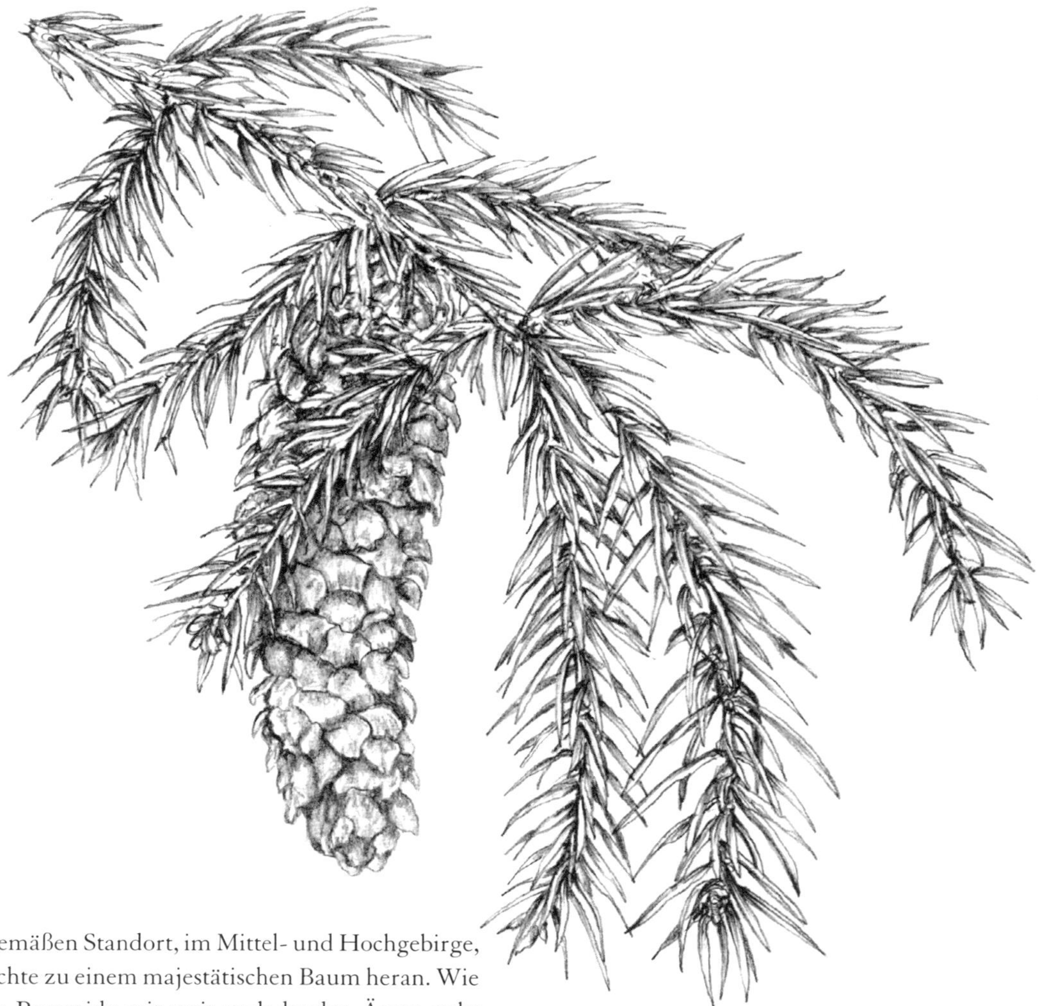

An dem ihr gemäßen Standort, im Mittel- und Hochgebirge, wächst die Fichte zu einem majestätischen Baum heran. Wie eine mächtige Pyramide mit weit ausladenden Ästen steht sie da. Fast verträumt und melancholisch wirken die großen, alten Wetterfichten hoch oben im Gebirge; an ihren herabhängenden Zweigen baumeln lange Bartflechten, die diesen Eindruck noch unterstützen. Um sich zu solch einem charakteristischen Baum zu entwickeln, braucht die Fichte sehr viel mehr Zeit und Platz, als ihr im Tiefland gewährt wird. Das Holz der Bergfichten ist deshalb viel fester und haltbarer als das schnell gewachsene Plantagenholz.

Einst streiften seltsame Käuze durch die Fichtenwälder der südlichen Alpen. Männer, mit Äxten bewaffnet, die sie hauptsächlich dazu benutzten, die alten Fichtenstämme zu beklopfen. Immer wieder einmal hielten sie in anscheinend genau bemessenem Abstand das Ohr an den Stamm und lauschten auf ein Geräusch. Das dauerte wochenlang, bis sie endlich den richtigen Baum gefunden hatten. Dies geschah zur Zeit des berühmtesten Geigenbauers Antonio Stradivari (1644–1737). Auch weitere berühmte Geigenbauer wie Amati oder Bergonzi suchten so das passende Holz für ihre Instrumente. Sie zogen höchstpersönlich in die Berge, um sich die besten Bäume auszuwählen. Nur langsam gewachsene Fichten liefern gutes Klangholz für exzellente Geigen. Das Holz unserer Fichten ist natürlich für solch edle Zwecke nicht mehr zu gebrauchen. Es wird als Bauholz, zur Zellulose-, Papier- und Kistenherstellung verwendet.

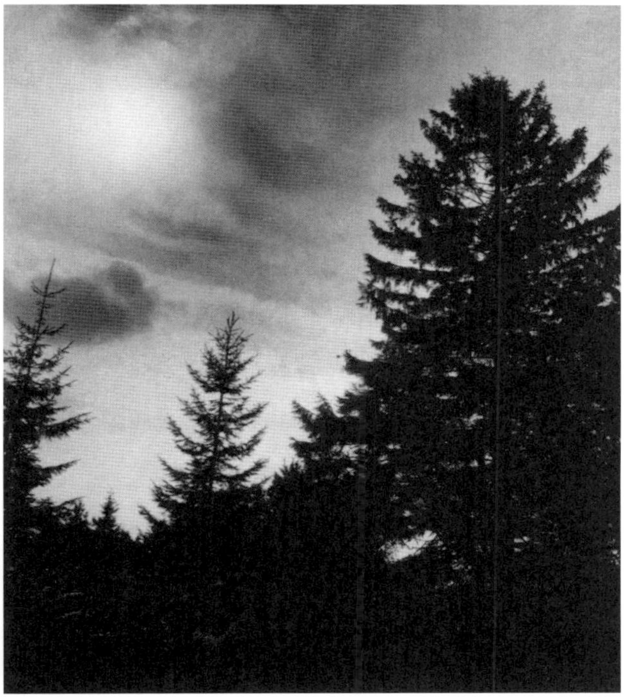

Beim Anblick der gewaltigen Bergfichten verstehen wir vielleicht, dass die Fichte von unseren Vorfahren einst als Schutzbaum verehrt wurde. Sie symbolisierte das schützende weibliche Element, sie war ein Lebens- und Mutterbaum. Wenn sich eine ganze Schar kleiner Fichtenbäumchen nicht weit von der alten Fichte zusammendrängt, wirkt sie wie eine große Glucke aus, die die kleinen Bäumchen unter ihre hängenden Fittiche nehmen will.

Wie der Birnbaum sollte auch die Fichte dem Menschen Krankheiten abnehmen. So lautete die Anweisung für einen Gichtkranken:

> *»Der Kranke soll sich vor Tagesanbruch im Wald einfinden und dort drei Tropfen seines Blutes im Spalt einer jungen Fichte versenken. Nachdem er die Öffnung mit Wachs und*
> *Honig verschlossen hat, soll er laut rufen:*
> *›Guten Morgen, Frau Fichte,*
> *da bring ich dir die Gichte‹.«*

Weit bekannter, auch bis in unsere Zeit hinein, ist der Brauch des Maibaums. Hierfür wurde neben der Birke auch die Fichte verwendet. In den Dörfern und Städten Bayerns werden noch heute die Maibäume aufgestellt. Die »Maie«, das heißt der Maibaum, ist hier immer eine Fichte. Am Morgen des 1. Mai wird die große Fichte aus dem Wald geholt, bis auf die Krone entästet, mit Bändern, Eiern, Wappen usw. geschmückt und auf dem Dorfplatz aufgestellt. Dieser Brauch ist seit dem Mittelalter urkundlich überliefert. Er lässt sich jedoch sehr viel weiter zurückverfolgen. Der Maibaum war der Schutzbaum vorchristlicher Völker, er war

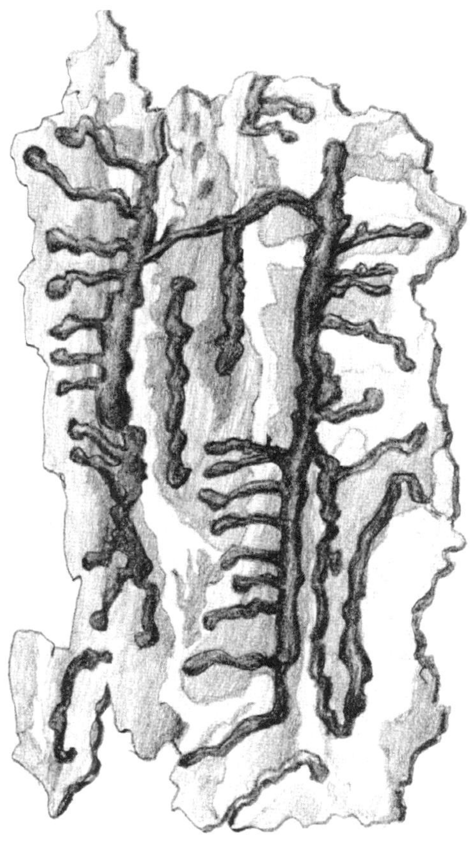

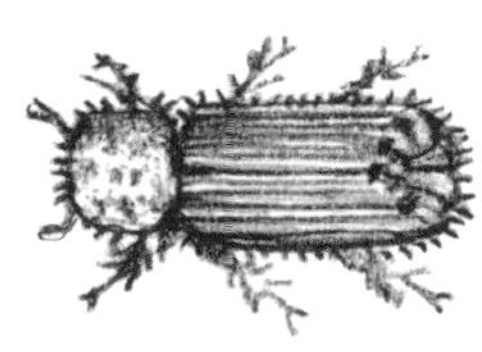

die Irminsäule der Nordländer und das Baumheiligtum der Germanen. Symbolisch für die sich erneuernde Kraft der ganzen Natur sollte dieser Baum als Pfand für das wiederkehrende Leben dastehen. Die Fichtenfeste waren fast identisch mit dem Fest der Birke. Der Naturgeist sollte das Dorf oder, wie es noch heute mit dem Richtbaum und Richtfest gehalten wird, ein einzelnes Haus vor allem Unglück schützen.

Diese symbolische Bedeutung ist in einem alten Maibaumfest, das im 17. Jahrhundert in Böhmen gefeiert wurde, dem Todaustreiben, deutlich zu erkennen. Die Frauen des Dorfes zogen mit Trauerschleiern angetan aus, banden eine Strohpuppe zusammen, bekleideten diese mit einem Hemd, gaben ihr Sense und Besen in die Hand und trugen sie bis an die Grenze des Dorfes. Dort zerrissen sie die Puppe. Dann fällten sie im Wald einen Baum, hängten das Hemd daran und trugen ihn unter Gesängen heim. Dort wurde der Baum mit Bändern, Eiern und Kuchen geschmückt. In manchen Dörfern sangen die Frauen beim Einzug ins Dorf:

»Den Tod tragen wir aus dem Dorf,
den Sommer tragen wir in das Dorf.«

Den Brauch des Maibaumfestes verschmolz später, zusammen mit anderen Baumfesten, zum christlichen Weihnachtsfest. Auch der Weihnachtsbaum hat noch die gleiche Aussage wie die alten Baumheiligtümer: Er symbolisiert den Sieg des lichten Geistes über den Tod.

Bei den alten Griechen war die Fichte ausgerechnet dem Meeresgott Poseidon geweiht. Wie kommt die Fichte zum Meer? Als stattlicher Baum liefert die Fichte die längsten und besten Schiffsmasten. Poseidon sollte deshalb als Dank für die Weihung die Schiffe vor Sturm beschützen.

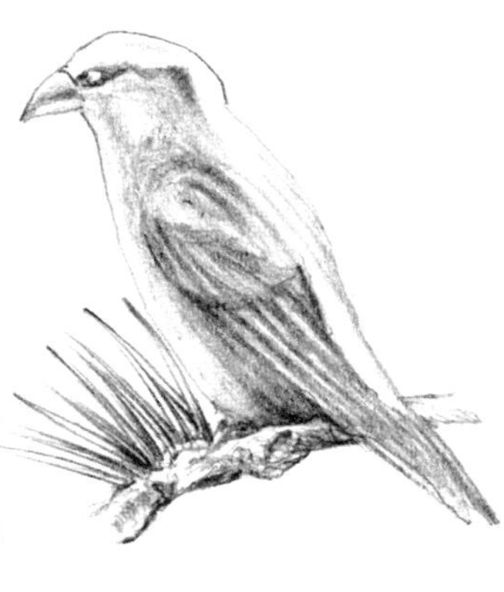
Fichtenkreuzschnabel

Bei uns wurde so manche unheimliche Geschichte vom Klabautermann erzählt, der im Fichtenmast wohnt. Nicht wie bei den Griechen ein Gott, sondern ein Baumgeist war es hier, der sich im Holz eingenistet hatte und die Seemänner über die Meere begleitete. Besonders nachts soll der Klabautermann den Stamm verlassen und sein Unwesen getrieben haben.

Heilanwendung

Die Fichte hat ungefähr die gleichen heilenden Eigenschaften wie die Tanne. Ihr Harz wurde zu Pflastern verwendet. Bestandteil vieler Salben und Öle zum Einreiben bei Rheuma, Hexenschuss und Gliederschmerzen.

Aus Fichtenzweigen kann man die gleichen Bäder wie aus Tannenzweigen herstellen. Sie wirken durchblutungsfördernd, schleim- und hustenlösend.

Fichtenhonig ist, löffelweise eingenommen, ein gutes Mittel bei Husten, Grippe und Erkältung. Natürlich ist er auch ein guter Brotaufstrich. Zur Herstellung dieses Honigs sammelt man im Mai die jungen Triebe der Fichten und Tannen. Nie Triebe aus der Krone der Bäumchen (Gipfeltrieb) abreißen, da dies zur Verkrüppelung der Bäume führen kann: Es entsteht dadurch ein »Zwiesel«, ein zweistämmiger Baum, der stark schneebruch- und sturmgefährdet ist, und an der Stelle, wo die zwei Stämme auseinanderwachsen, dringt meinst der Rotfäulepilz ein. Deshalb besser von möglichst vielen Einzelbäumen Seitentriebe sammeln. Die frischen Fichtensprossen in ein weithalsiges Glas geben, mit Wasser übergießen, sodass sie damit vollständig bedeckt sind, und 4 Tage an die Sonne oder an einen warmen Platz stellen. Danach die Sprossen samt Wasser in einen großen Topf füllen. Auf 5 l gibt man 2 Handvoll frische Walderdbeerblätter hinzu. Den Topf abdecken und erhitzen. Etwa 20 Minuten kochen lassen, dann abseihen. Die Flüssigkeit mit Zucker eindicken: Auf 1 l Flüssigkeit gibt man 1 kg Zucker. Den Schaum abschöpfen und den Honig in saubere Marmeladegläser füllen.

Das ätherische Öl der Fichte wirkt schleimlösend, durchblutungsfördernd und hat eine antibakterielle Eigenschaft. Es wurde und wird in vielen Präparaten zum Einreiben und Einnehmen verarbeitet. Das reine ätherische Fichtenöl sollten Patienten mit Keuchhusten und Bronchialasthma nicht verwenden, da sich durch das Öl die krampfartigen Beschwerden verschlimmern können.

Franzbranntwein

Zum Einreiben bei Rheuma, Gicht, Muskelkater, Rückenschmerzen und Hexenschuss

3 Handvoll fein gehackte frische Fichtensprossen
½ Tasse Wacholderbeeren
10 Tropfen ätherisches Rosmarinöl
0,7 l Korn

Ein Glas bis zum Rand mit den Fichtensprossen und den Wacholderbeeren füllen. Mit dem Korn übergießen. 3 Wochen an der Sonne oder an einem warmen Platz stehen lassen und gelegentlich schütteln. Abseihen und in eine dunkle Flasche füllen.

Frühjahrs-Wellness-Drink

Gegen Frühjahrsmüdigkeit

1 Handvoll Fichtenspitzen
¼ l grüner Tee (aus Teebeutel oder losem Tee zubereitet)
Saft von ½ Zitrone

Die Fichtenspitzen mit ½ l kochendem Wasser übergießen und etwa 5 Minuten ziehen lassen, dann abseihen. Den Grüntee zubereiten und Fichtentee, Zitronensaft und Grüntee mischen. Den Drink in eine Thermoskanne füllen und über den Tag verteilt genießen.

Verwendung in der Küche

Fichtenspitzensirup

Für die Dessertküche und bei Erkältungen

Frische Fichtenspitzen
brauner Zucker

In ein großes Schraubglas frische, klein gehackte Fichtensprossen in zirka 3 Zentimeter dicken Lagen abwechslungsweise mit etwa 2 Zentimeter dicken Lagen Zucker einschichten. Fest zusammenpressen und das Glas zuschrauben. 3 Wochen an einem warmen Ort stehen lassen. Der Zucker entzieht nun den Fichtenspitzen die Flüssigkeit und somit auch die Inhaltsstoffe. Anschließend alles gut abfiltern und in Schraubgläser füllen.

Tipps: Dieser Sirup ist ein gutes Heilmittel bei Erkältungskrankheiten. Man rührt davon 1 Esslöffel in ein Glas heißes Wasser. Er eignet sich aber auch für die feine Küche und verleiht Obstsalaten, Desserts, Joghurtspeisen und Eis einen köstlichen Waldgeschmack. Warmer Fichtenspitzensirup ergibt eine raffinierte Zutat zu Bratäpfeln und gedünsteten Pfirsichen.

Botanische Erkennungszeichen

Vorkommen	Mittel- und Nordeuropa
Standort	Mittelgebirge und Bergwälder, im Tiefland angepflanzt
Höhe	bis 60 m
Rinde	rötlich, glatt, im Alter graubraun und schuppig
Nadeln	vierkantig, spitz, glänzend grün auf erhabenen Blattkissen, erneuern sich alle 7 Jahre
Blüten	April bis Mai, einhäusig, weiblich: kleine, rötliche Kerzen; männlich: rötliche bis grünliche Zapfen
Früchte	kaffeebrauner Samen mit Flügeln und Schuppen
Zapfen	hängend
Sammelzeit	Triebe im Mai
Inhaltsstoffe	Vitamin C, Harz, ätherische Öle
Holz	gelblich-weiß, feiner Seidenglanz, elastisch, langfaserig, weich, leicht

Unterscheidungsmerkmale zwischen Fichte und Tanne

	Fichte	Tanne
Zapfen	hängend, ganzer Zapfen fällt vom Baum	aufrecht stehend, Schuppen fallen ab, Spindel bleibt stehen
Rinde	rötlich (deshalb auch Rottanne genannt)	silberweiß, glatt
Nadeln	rauh, sitzen auf Blattpolstern, beim Abreißen kommt etwas Rinde mit, entnadelter Zweig fühlt sich rauh an, vierkantig, spitz	an den Seitenzweigen, kammförmig gescheitelt, runde vertiefte Markierung nach dem Abreißen auf der Rinde, flach, 2 weiße Längsstreifen auf der Unterseite

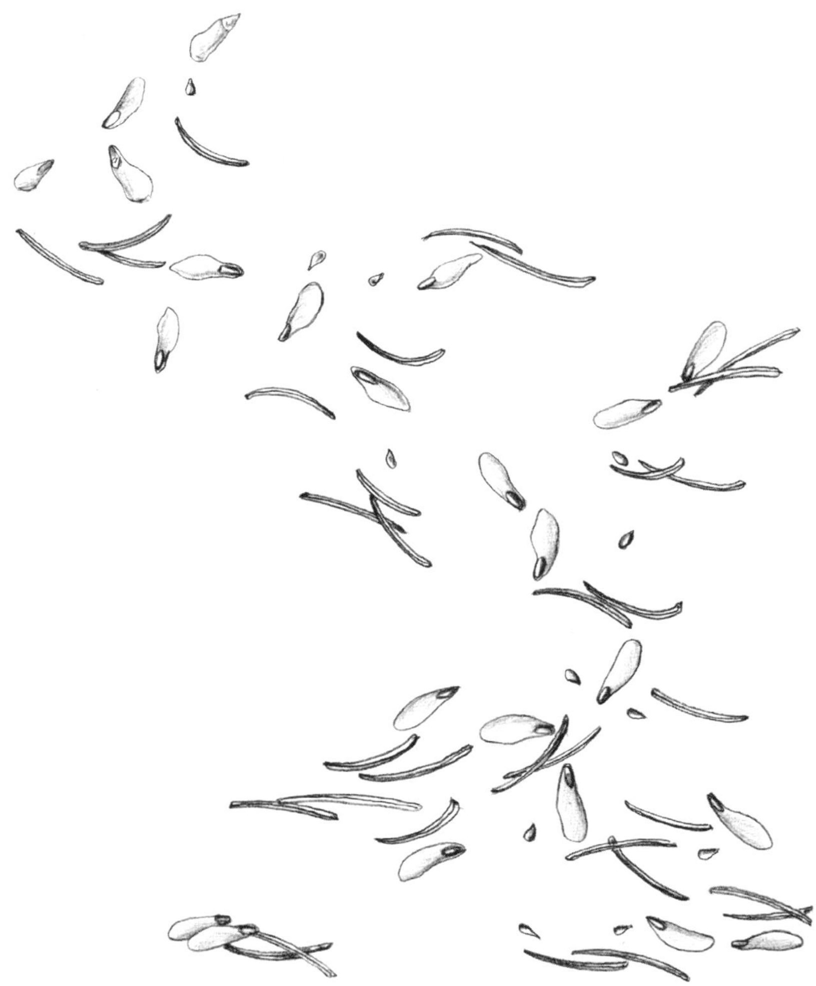

Die Hainbuche

Carpinus betulus
Familie der Birkengewächse, *Betulaceae*

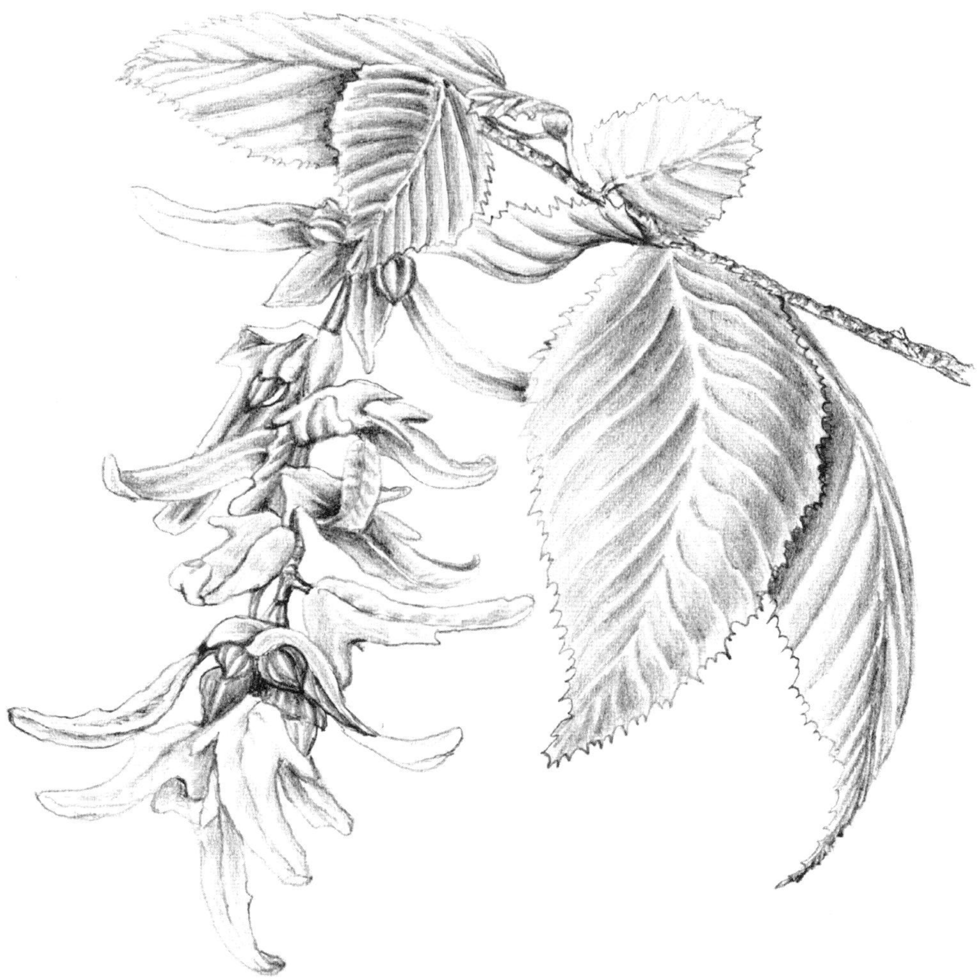

Die Hainbuche, auch Weißbuche oder Hornbaum genannt, ist erst spät nach der letzten Eiszeit aus Südosteuropa in die Gebiete nördlich der Alpen zurückgekehrt. Nie bildete sie eigene Wälder, obwohl sie allein stehend ein bis zu 25 Meter hoher Baum werden kann. In den Eichenwäldern, die unser Land vor rund 7000 Jahren vor der Zeitenwende bedeckten, war sie nur ein Begleiter der mächtigen Baumriesen, das schützende Unterholz in deren Schatten.

Viel später, nachdem der Mensch große Teile der einstigen Urwälder gerodet hatte, diente die Hagebuche, wie sie auch genannt wird, zum Einhagen der Felder und Wiesen. Und auch schon die heiligen Stätten unserer Vorfahren waren oft mit Hainbuchenhecken umzäunt. Sie bildet nämlich dichte, sichtundurchlässige Hecken und wird deshalb auch noch in unseren Zeiten gerne als Umpflanzung von Grundstücken verwendet. Der Name Hagebuche leitet sich vom germanischen Wort *haga*, der Bezeichnung für einen weltumfassenden mythischen Baum, ab. Auch das Wort Hexe geht darauf zurück. Hexe, die ursprüngliche *hagediese*, war eine mit besonderen Kräften ausgestattete Frau, die die Menschen in ihren Behausungen über die Hecke hinweg mit den Kräften der Wildnis verband.

Die Hainbuche hält die größten Verstümmelungen aus. Man kann sie zurechtschneiden, wie man will, sie nimmt es nicht übel. So war sie in jener Zeit, in der man die Natur ordentlich und sauber herrichten wollte, dazu ausersehen, als schnurgerade Hecke Grundstücke und Parks einzuzäunen. Besonders im 18. Jahrhundert scheute man nicht davor zurück, sie in rechteckige, kastenförmige und quadratische Formen zu pressen. Kein Ast oder Blättchen durfte aus der Reihe tanzen. Ihre Stecklinge waren zudem nicht teuer, denn die Hainbuche lässt sich einfach vermehren. Zu allem Übermaß züchtete man noch völlig identisch wachsende Exemplare.

Die Hainbuche ist zwar ein Baum, der im Hain wächst, aber sie ist keine Buche. Sie gehört einer ganz anderen Familie, nämlich der der Birkengewächse an. Die entfernte Ähnlichkeit ihrer Blätter mit jenen der Buche hatte zu der Namensgebung geführt. Gerade an den Blättern kann man aber den Unterschied leicht feststellen: Die Blätter der Hainbuche sind am Rand doppelt gezähnt, während die der Buche glattrandig sind. Das Buchenblatt wirkt seidig schimmernd, das der Hainbuche etwas älter durch die vielen Falten längs der Seitenrippen, und es fühlt sich härter an. Das Gleiche gilt für die Rinde der beiden Bäume: Glatt und grau schimmernd zeigt sich die Buchenrinde, während die Hainbuche lieber Längsfalten trägt.

Die Hainbuche ist einhäusig: Männliche Kätzchen, blassgrün bis rötlich, und weibliche Kätzchen, grün mit roten Narben, gesellen sich auf einem Baum zusammen. Die Befruchtung besorgt der Wind. Dafür sind die kleinen, flach gerippten Samennüsschen, wie bei Ahorn, Esche und Ulme, mit Flügeln ausgerüstet. Gleich drei auf einmal sind es bei der Hainbuche, mit denen der Samen oft kilometerweit vom Wind weggetragen werden kann. Die Flügelfrüchte sind besonders hübsch angeordnet: Sie hängen meist zu acht Paaren übereinander angeordnet an den Zweigen. Die 21 Hainbuchenarten in Europa, Asien und Amerika spielen mit den verschiedensten Anordnungen ihrer Samenpärchen. Am besten gefallen mir die Flügelfrüchte der japanischen Hainbuche, *Carpinus cordata,* bei der die Flügelbüschel wie lange Hopfenstände bis weit in den Winter hinein an den Zweigen baumeln.

Eine Eigenschaft besitzt die unscheinbare Hainbuche, mit der sie alle einheimischen Nutzholzbäume übertrifft. Sie war der »Eisenbaum« zu einer Zeit, in der Eisen noch knapp und kostbar war. Denn hart wie das Metall ist ihr Holz, kernlos und schwer. 800 Kilogramm wiegt ein Kubikmeter

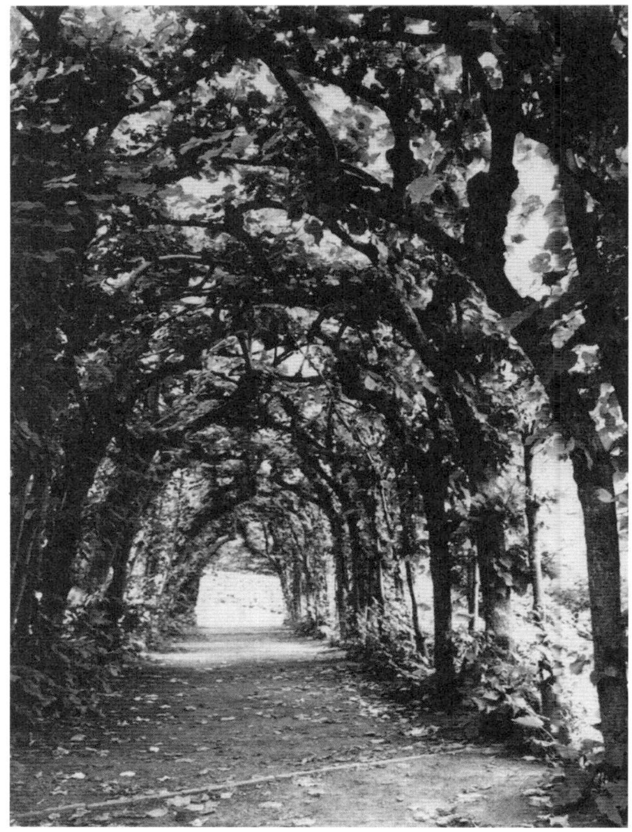

Hainbuchenholz. Zum Vergleich bringt die Pappel, unser leichtestes Nutzholz, nur 400 Kilogramm auf die Waage. Aus welchem Holz war wohl der Hackklotz des Metzgers? Woraus das Mühlrad, die Zahnräder, die Speichen, die Holzschrauben, die Gewinde der Obstpressen, die Werkzeugschafte, die Butterfässer, die Milchkübel? Überall dort hielt das Hainbuchenholz der stärksten Beanspruchung stand.

Die aus Hainbuchenholz hergestellte Holzkohle verbrennt so heiß, dass man damit Eisen schmelzen kann. Ob wohl deshalb Hildegard von Bingen Menschen, die öfter unter Albträumen leiden, empfahl, sich an ein Feuer aus Hainbuchenholz zu setzen?

Einen grobklotzigen, derben Menschen bezeichnet man gelegentlich mit dem seltsamen Adjektiv »hanebüchen«. Ein hanebüchener Geselle ist so hart und klotzig wie das Hagebuchenholz. Das Wort leitet sich vom mittelhochdeutschen *hagebüechin,* das heißt aus Hagebuchenholz bestehend, ab.

Heilanwendung

Die Heilkraft der Hainbuche ist heute nur noch wenigen bekannt. Hildegard von Bingen empfahl die Abkochung von Zweigen und Blättern der Hainbuche als Getränk bei Unfruchtbarkeit der Frau. Sie schätzte die Heilkraft der Hainbuche so sehr, dass sie empfahl, das Holz immer griffbereit zu haben. Der Duft eines Feuers von Hainbuchenholz soll sich positiv auf die Stimmung des Menschen auswirken. Wer sich draußen in der Natur unter einem Baum zum Schlafen legt, soll sich dafür, wie die Äbtissin rät, eine Hainbuche aussuchen, denn unter ihr schläft man besonders gut.

Vielleicht hat sich deshalb in der Volksheilkunde der Brauch gehalten, Hainbuchenblätter und weitere getrocknete Pflanzen wie Lavendelblüten, Hopfenzapfen und Honigklee als Füllung für Duftkissen zu verwenden. Diese werden als Schlafkissen verwendet und sollen bei unruhigem Schlaf und Albträumen Hilfe leisten.

Die Hainbuche enthält besonders in ihrer Rinde Gerbstoffe, woraus sich ihre Hauptanwendung erklärt. Ein Tee aus der dünnen Rinde junger Hainbuchenäste wird bei Blasenerkrankungen und als Spülung bei Weißfluss verwendet. Auch die Blätter haben zusammenziehende und wundheilende Wirkung. Sie wurden in früheren Zeiten als Wundpflaster auf Verletzungen aufgelegt. Aus den Blättern stellte man ein Destillationswasser her, das man als Augenlotion zur Behandlung von Entzündungen verwendete. (Siehe mein Buch »Das große Buch der Pflanzenwässer«.)

Hainbuchen-Fußbad

3 Teile Hainbuchenblätter
1 Teil Salbeiblätter
1 Teil Thymiankraut

Die getrockneten Kräuter gut miteinander mischen. 3 Esslöffel davon mit 2 l kochendem Wasser übergießen. Zugedeckt 10 Minuten ziehen lassen. Abseihen und für ein Fußbad verwenden. Bei geschwollenen Füßen und bei Schweißfüßen.

In der Bachblütentherapie wird aus den Blüten der Hainbuche das Mittel »Hornbeam« hergestellt. Es hilft geistig erschöpften Menschen, die aus dem Rhythmus gefallen sind und sich seelisch ausgebrannt fühlen. Das Mittel unterstützt den Menschen dabei, den eigenen natürlichen Rhythmus wiederzufinden, und inspiriert so zu einem Gefühl der inneren Freude und Ausgeglichenheit.

Botanische Erkennungszeichen

Vorkommen	ganz Europa
Standort	Mischwälder bis auf 700 m Höhe
Höhe	10–20 m
Rinde	dunkelgrau, helle Längsfalten
Blätter	wechselständig, länglich, am Rand doppelt gesägt, zugespitzt
Blüten	Mai bis Juni, einhäusig, weiblich: gelbgrüne Kätzchen mit roten Narben; männlich: gelbgrüne, walzenförmige Kätzchen
Früchte	kleine, gerippte Nüsschen in dreilappigem Flügel, meist in 8 Paaren am Zweigende hängend
Inhaltsstoffe	Gerbstoffe, Triterpene
Holz	gelblich-weiß, grauweiß, hart, schwer, fein, zäh, elastisch, fest, schwerstes Holz aller Baumarten Mitteleuropas

Der Haselnussstrauch

Corylus avellana
Familie der Birkengewächse, *Betulaceae*

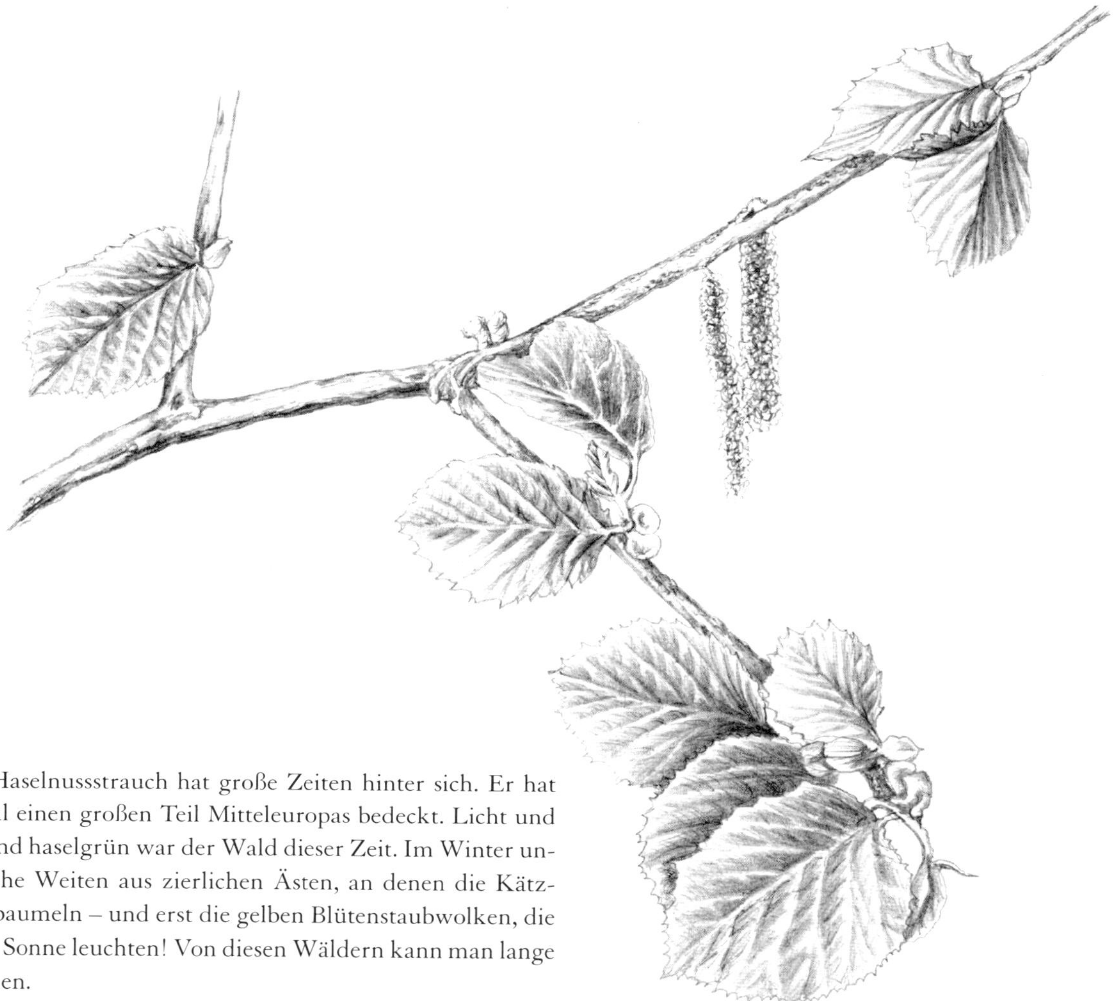

Der Haselnussstrauch hat große Zeiten hinter sich. Er hat einmal einen großen Teil Mitteleuropas bedeckt. Licht und hell und haselgrün war der Wald dieser Zeit. Im Winter unendliche Weiten aus zierlichen Ästen, an denen die Kätzchen baumeln – und erst die gelben Blütenstaubwolken, die in der Sonne leuchten! Von diesen Wäldern kann man lange träumen.

Das war vor rund 8000 Jahren. Es herrschten optimale Lebensbedingungen für den Haselstrauch. Das Klima war nämlich wärmer und trockener als heute und ermöglichte der Pionierpflanze, die der Haselstrauch ist, die durch die Gletscher der Eiszeit baumlos gewordene Landschaft neu zu besiedeln. Vor etwa 7500 Jahren kam es dann zu einer kleinen Klimaänderung auf unserem Planeten. Und wie immer bei solch einem Ereignis hatte dies große Veränderungen der Vegetation und damit auch in der Tierwelt zur Folge. Das warme, trockene Klima wechselte langsam in ein feuchtwarmes über. Genau das richtige Wetter für die größeren Laubbäume. Allmählich verdrängten Eichen, Ulmen und Linden den kleineren Haselnussstrauch. Er war jetzt nur noch Beiwerk dieser Baumriesen. Von den prähistorischen Urwäldern, die einst das gesamte europäische Tiefland bedeckten, ist heute nur noch ein 50 Quadratkilometer großer Wald an der Ostgrenze Polens erhalten geblieben: Der Bialowieza Nationalpark ist heute ein Weltkulturerbe.

In unserer Zeit hält sich der Haselstrauch an den Menschen. Wir finden ihn hauptsächlich in der Nähe menschlicher Behausungen, und er scheint auch seit langem unseren besonderen Schutz zu genießen: Zusammen mit dem Holunderstrauch durfte er nach alter Sitte in keinem Bauerngarten fehlen. Sicher kann sich jeder und jede von uns an ei-

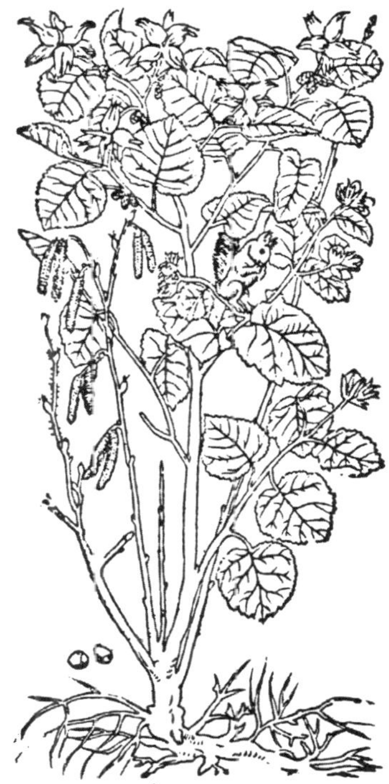

nen bestimmten Haselnussstrauch in seiner oder ihrer Kindheit erinnern, der die herrlich elastischen Äste für Bögen und Ruten lieferte und in dessen raschelndem Laub die Nüsse zu finden waren. Diese haben auch schon den Menschen der Jungsteinzeit geschmeckt, in deren Behausungen und Gräbern man bei Ausgrabungen Haselnüsse gefunden hat. Die Nüsse sind durch ihren hohen Eiweiß- und Ölgehalt sehr nahrhaft.

Die elastischen und leicht biegsamen Äste des Haselnussstrauches werden seit tausenden von Jahren als Wünschelruten verwendet. Wie aus vielen Quellen hervorgeht, dienten sie den Rutengängern Asiens und Europas auf der Suche nach Wasseradern, nach positiven und negativen Energiefeldern. Die Volkssage, nach der am Haselstrauch silberne Schlüssel hängen, mit denen man Schatztruhen öffnen kann, ist eine schöne Umschreibung dieses alten Brauches. Ein erfahrener Rutengänger antwortete auf meine Frage, warum gerade der Haselstrauch zur Wünschelrutenherstellung verwendet wird: »Das Haselholz ist wie kein anderes ein ausgezeichneter Leiter für Energieströme. Es besitzt eine starke Durchlässigkeit und schwingt sich, als Wünschelrute verarbeitet, über den gesuchten Kraftfeldern leicht ein. Ein Haselstrauch neben einem Haus gepflanzt, wirkt wie ein ›Blitzableiter‹ für störende und krankmachende Strahlungen aus der Erde.« Vielleicht ist dies das Geheimnis des Haselstrauchs im Bauerngarten. Die Sensibilität und damit das Vertrauen in solche Vorgänge haben wir längst verloren. Vor noch nicht allzu langer Zeit wussten die Menschen noch damit umzugehen.

Im Volksglauben wurde dem Haselnussstrauch auch eine blitzabwehrende Kraft zugesprochen. Bei Aufzug eines Gewitters steckte man Haselnusszweige ans Fenster. Wurde man draußen auf dem Feld von einem Gewitter überrascht, steckte man sie sich einfach an den Hut.

Die weissagende Kraft, die die keltischen und germanischen Priester dem Strauch zusprachen, hängt vielleicht mit der Verwendung seiner Zweige als Wünschelruten zusammen. In Aufzeichnungen über Volksgebräuche finden sich noch weitere Angaben zur Verwendung der Haselgerten als Wünschelruten: An bestimmten Tagen, an Johanni, Dreikönig und Fastnacht, sollte man sich die Rute vom Baum schneiden. Waren dies auch die Tage, an denen die Priester mit den Haselzweigen weissagten? Mit folgendem Spruch schnitt man sich noch im 19. Jahrhundert den Zweig vom Baum:

»Ich schneide dich, liebe Ruthen,
Dass du mir musst sagen,
Um was ich dich zu fragen.
Und dich so lang nit rühren,
bis du die Wahrheit tust spüren.«

Gehen wir nochmals einen Schritt zurück in die Zeit der keltischen Druiden: In der keltischen Mythologie spielte der Haselnussstrauch eine große Rolle. Dort, wo er wächst, so hieß es damals, gibt es eine Verbindung zur Anderswelt. In der keltischen Vorstellung war der Haselstrauch ein Abwehrmittel gegen Blitz, giftige Schlangen und viele Krankheiten.

Die Druiden hatten den Haselstrauch auch in ihr Baumalphabet aufgenommen. Zwischen Stechpalme und Weinrebe bildete er die Nummer neun, *Coll* genannt. Der weißen Göttin, deren Dienst neun Priesterinnen ausführten, war der Strauch geweiht. Auch der Haselnussstrauch selbst ist mit der Zahl neun verbunden, denn er trägt erst im neunten Jahr Früchte. Die Haselnüsse, erst in Verbindung mit der fruchtbar machenden Göttin und später losgelöst von diesem Kult, galten als Symbol der Fruchtbarkeit und der sexuellen Kraft. In Volksliedern und Reimen wird noch heute das Nüsseknacken mit der sexuellen Kraft in Verbindung gebracht. Mancher Bauer kennt den Spruch: Wenn es im Herbst viele Haselnüsse gibt, gibt es im kommenden Jahr

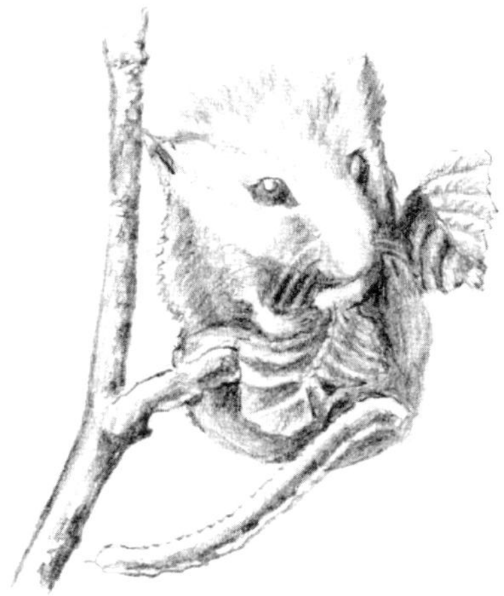

Haselmaus

viele Kinder. Die in Verbindung mit der Göttin und somit auch mit dem Haselnussstrauch gefeierten Fruchtbarkeitsfeste waren nach der Christianisierung mit der christlichen Moralvorstellung nicht in Einklang zu bringen. Alte Fruchtbarkeitsriten, wie das Eiersuchen an Ostern, konnten durch die engen Maschen des neuen Gesetzes gerade noch durchschlüpfen. Nicht so die Haselnuss, sie wurde erst einmal verteufelt: »Der Haselbaum ist ein Sinnbild der Wollust, zu Heilzwecken taugt er kaum«, schimpft denn auch die heilige Hildegard. Er wurde über lange Zeit hinweg zum Sinnbild der Untreue und Unsitte. Doch schon in einem Rezept der gleichen Autorin taucht der alte Gebrauch des Haselstrauchs wieder auf:

»Zur Behebung der Unfruchtbarkeit des Mannes: (...) dieser Mann soll Haselkätzchen nehmen, davon den dritten Teil Mauerpfeffer und soviel, wie der vierte Teil Mauerpfeffer ist, Winde und etwas von dem anderen gebräuchlichen Pfeffer. Dies koche er mit der Leber eines jungen, bereits geschlechtsreifen Bockes zusammen, nachdem auch noch etwas frischgeschlachtetes, fettes Schweinefleisch zugefügt ist. Dann soll er, nachdem jene Kräuter entfernt sind, das Fleisch essen.«

Interessant ist der uralte Glaube einer Antipathie zwischen dem Haselstrauch und den Schlangen. In alten Kräuterbüchern und in Sagensammlungen wird immer wieder beschrieben, wie man sich mittels eines Haselzweiges der Schlangen erwehren kann. In einem Text aus hethitischer Zeit entdeckte ich eine konkrete Angabe zu dieser Anwendung: Eine Zubereitung aus Haselblättern und Nüssen wurde auf die durch einen Schlangenbiss verursachte Wunde aufgelegt. Vielleicht ist dieses alte Heilwissen verloren gegangen, und es blieb nur noch beim Abwehrzauber.

Der Name Haselnuss hat sich in den letzten Jahrhunderten wenig geändert. Das mittelhochdeutsche Wort *hasel* entwickelte sich aus dem althochdeutschen *hasal,* dessen genauerer Ursprung heute nicht mehr erkennbar ist. Der lateinische Name *corylus* leitet sich aus dem griechischen *corys,* Maske, ab. Maskenartig empfanden die Griechen und Römer die Umhüllung der Hochblätter, die sich um die Nuss legen.

Bei Allergien auf Haselnüsse und Haselnusspollen sollten Heilanwendungen und Kochrezepte nicht angewendet werden.

Heilanwendung

Der Gebrauch der Haselnuss für medizinische Zwecke ist in Vergessenheit geraten. Uns ist nur noch die schweißtreibende Wirkung der Blütenkätzchen bekannt. Sie werden, meist mit anderen Kräutern gemischt, zum Grippetee gebraucht.

Grippetee

1 Teil Haselkätzchen
1 Teil Holunderblüten

2 Teelöffel der Mischung mit 1 Tasse kochendem Wasser überbrühen und ziehen lassen. Als Schwitztee verwenden (siehe Holunder).

Der Tee aus Blättern des Haselnussstrauches dient zum Gurgeln bei Entzündungen im Mund- und Rachenbereich.

Die abgeschabte Rinde junger Haselnusszweige wurde in früheren Zeiten mit Wasser aufgekocht und als Tee bei Fieber verabreicht. Unter anderem durch den Gehalt an Gerbstoffen hat dieser Tee auch eine entzündungshemmende und adstringierende Wirkung. Man verwendet ihn deshalb für Kompressen und Umschläge bei Wunden und Unterschenkelgeschwüren.

Das aus den Haselnüssen gepresste Öl ist nicht nur ein schmackhaftes Salatöl von nussigem Geschmack. Es eignet sich auch als wertvolles Gesichts-, Haut- und Pflegeöl, besonders für beanspruchte, gereizte, empfindliche und trockene Haut. Es wirkt entzündungshemmend, beruhigend und gewebefestigend und kann so Faltenbildung entgegenwirken und reife Haut elastisch halten. Während der Schwangerschaft einmassiert, beugt es Schwangerschaftsstreifen vor. Das Haselnussöl hat einen sehr hohen Gehalt an ungesättigten Fettsäuren und Vitamin E.

Haselnuss-Gesichtsöl

50 ml Haselnussöl
50 ml Jojobaöl
10 Tropfen ätherisches Myrrhenöl
2 Tropfen ätherisches Rosenöl
5 Tropfen ätherisches Immortellenöl

Alle Zutaten miteinander verschütteln. In eine dunkle Flasche füllen.

Tipps: Dieses sehr wirkungsvolle Öl nährt die Haut und glättet sie. Es eignet sich auch hervorragend speziell für den empfindlichen, strapazierten Augenbereich.

Schwangerschaftsöl

100 ml Haselnussöl
10 ml Weizenkeimöl
10 Tropfen ätherisches Rosengeranienöl
10 Tropfen ätherisches Mastixöl

Alle Zutaten gut miteinander verschütteln. Zur Vorbeugung von Schwangerschaftsstreifen, täglich einmal im Bauchbereich einmassieren.

Verwendung in der Küche

In jedem Kochbuch sind auch einige Rezepte mit Haselnüssen zu finden, vom Nusskranz über die Haselnusstorte bis zur Weihnachtsbäckerei mit Nüssen. Deshalb möchte ich hier nur einige weniger bekannte Rezepte anführen.

Haselnusslikör

500 g Haselnüsse, am besten frisch geerntet
1½ l Brandy
1 Zimtstange
5 ganze Nelken
1 Vanillestange, aufgeschlitzt
350 g Zucker oder Honig

Die Nüsse klein hacken, in eine weite Flasche füllen, die Gewürze hinzufügen, mit dem Brandy übergießen und gut verschließen. An einen warmen Ort stellen, am besten an der Sonne und 3 Wochen stehen lassen; gelegentlich schütteln. Dann abseihen. Den Zucker in ¾ l Wasser unter ständigem Rühren zu Sirupdicke einkochen. Abkühlen lassen und mit dem Nussbranntwein gut vermischen. Durch einen Kaffeefilter oder ein Sieb filtern und in Flaschen füllen. Im Keller noch mindestens 4 Wochen ruhen lassen.

Energiebälle

1½ Tassen Datteln
1 Tasse Feigen
1 Tasse Rosinen
1½ Tassen Haselnüsse
1 TL Johannisbrotpulver
1 TL gemahlener Anis
1 TL Blütenpollen
1 Zitrone, unbehandelt
1 Tasse Sesam, angeröstet

Die Datteln, Feigen und Rosinen durch den Fleischwolf drehen. Die Nüsse mahlen und dazugeben. Die Gewürze und die abgeriebene Schale der Zitrone daruntermischen. Alles zu einem festen Teig kneten. Kleine Bälle formen und im gerösteten Sesam wälzen.

Tipp: Man kann den Teig auch auswallen und daraus Formen ausstechen.

Haselnusspesto

Für 4 bis 5 Portionen

1 Tasse Haselnüsse
2 Knoblauchzehen
2 Frühlingszwiebeln mit Grün
2 rote Chilischoten
1 Fleischtomate
Pfeffer, Salz

Die Haselnüsse in einer Pfanne ohne Fett rösten und dann grob hacken. Die Chilischoten längs aufschneiden und entkernen, dann grob zerschneiden. Den Knoblauch schälen. Frühlingszwiebeln putzen und klein schneiden. Die Fleischtomate mit kochendem Wasser übergießen, die Haut abziehen und die Tomate in Würfel schneiden. Alle Zutaten pürieren, mit Salz und Pfeffer abschmecken.

Tipps: Auf frisch gekochte, gut abgetropfte Pasta oder Gnocchi geben, pro Teller etwa 1 Esslöffel Pesto. Statt der ganzen Haselnüsse können Sie auch ungesalzenes und ungezuckertes Haselnussmus aus dem Naturkostladen verwenden.

Schwäbische Haselnusscreme

70 g ganze Haselnüsse
1 Tonkabohne, auf der Muskatreibe fein gerieben
125 ml Milch
3 Eigelb
50 g Zucker
4 Blatt Gelatine, eingeweicht
¼ l Rahm

Die Haselnüsse in einer Pfanne leicht anrösten und danach fein reiben oder im Mörser zerstoßen. Die Hälfte davon zusammen mit der Tonkabohne in der Milch kurz aufkochen, 10 Minuten ziehen lassen, dann durchseihen. Die Eigelbe mit dem Zucker schaumig rühren, in die Haselnussmilch einrühren. Die aufgelöste Gelatine hinzufügen. Anschließend das Ganze mit dem Schneebesen schlagen und rasch erhitzen, aber nicht kochen, dann vom Herd nehmen und unter weiterem Schlagen wieder erkalten lassen. Den Schlagrahm steif schlagen und mit den übrigen Haselnüssen unter die erkaltete Creme heben.

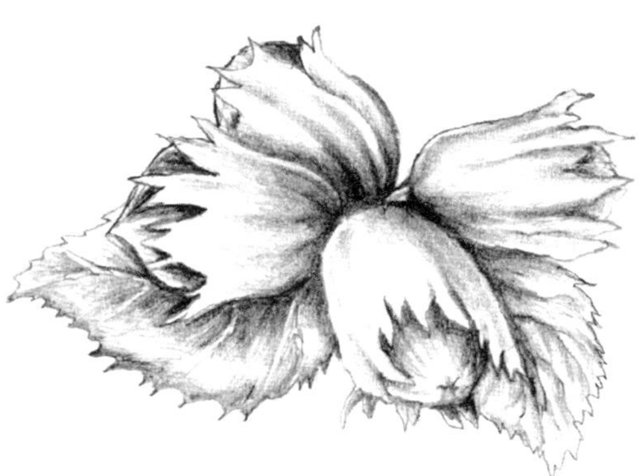

Botanische Erkennungszeichen

Vorkommen	Europa, Türkei, Kaukasus, Nordiran
Standort	Abhänge, Waldrand, Gebüsche bis auf 1800 m Höhe
Höhe	bis 7 m, mehrstämmiger Strauch
Rinde	graubraun, glatt, Zweige leicht behaart
Blätter	wechselständig, kurz gestielt, zugespitzt, rundlich, herzförmig
Blüten	Februar bis März, einhäusig, weiblich: knospenartig, rot, pinselförmig, unauffällig; männlich: gelbe, hängende Kätzchen, die schon im Herbst ausgebildet werden und ab Februar stäuben
Früchte	August bis Oktober, eiförmige Nuss, in grüne, geschlitzte Blätter gehüllt
Sammelzeit	Kätzchen im Frühjahr, Nüsse September bis Oktober
Inhaltsstoffe	Rinde: Gerbstoffe, Flavonoide, Harzsäuren, Lignocerylalkohol, Sitosterin und Betulin; Blätter: Gerbstoffe, ätherisches Öl, Flavonoide, Chlorogensäure; Nüsse: fettes Öl, mit hohem Gehalt an ungesättigten Fettsäuren, Vitamin E

Die Heckenrose

Rosa canina
Familie der Rosengewächse, *Rosaceae*

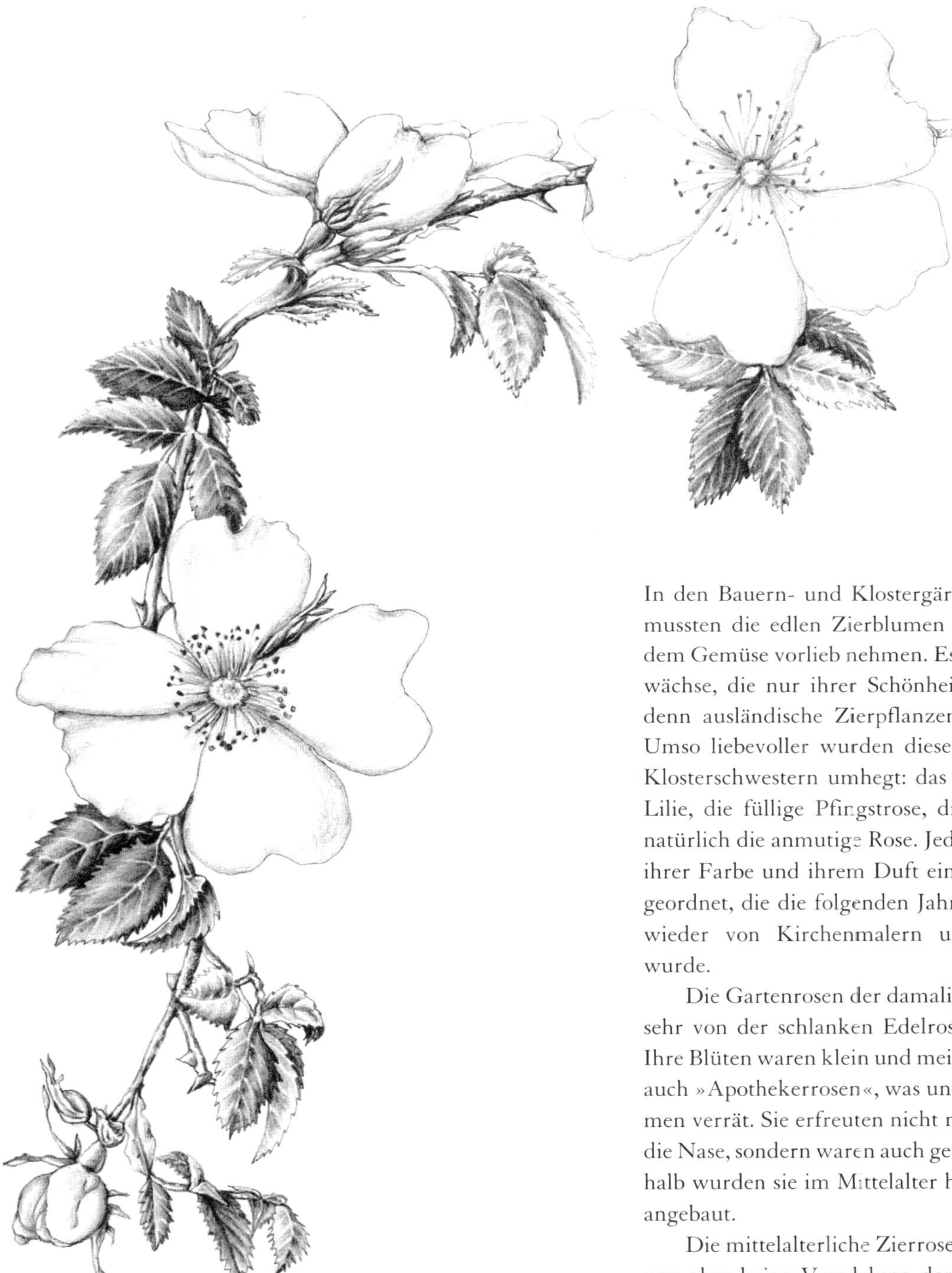

In den Bauern- und Klostergärten des frühen Mittelalters mussten die edlen Zierblumen mit einem Platz zwischen dem Gemüse vorlieb nehmen. Es gab damals nicht viele Gewächse, die nur ihrer Schönheit wegen gezogen wurden, denn ausländische Zierpflanzen kannte man noch nicht. Umso liebevoller wurden diese von den Bäuerinnen und Klosterschwestern umhegt: das kleine Veilchen, die stolze Lilie, die füllige Pfingstrose, die derbe Ringelblume und natürlich die anmutige Rose. Jeder dieser Blumen war nach ihrer Farbe und ihrem Duft eine bestimmte Symbolik zugeordnet, die die folgenden Jahrhunderte hindurch immer wieder von Kirchenmalern und Dichtern aufgegriffen wurde.

Die Gartenrosen der damaligen Zeit unterschieden sich sehr von der schlanken Edelrose in den heutigen Gärten: Ihre Blüten waren klein und meist ungefüllt. Man nannte sie auch »Apothekerrosen«, was uns ein Geheimnis dieser Blumen verrät. Sie erfreuten nicht nur das Auge und natürlich die Nase, sondern waren auch geschätzte Heilpflanzen. Deshalb wurden sie im Mittelalter häufig von den Apothekern angebaut.

Die mittelalterliche Zierrose, die Essigrose, *Rosa gallica,* war aber keine Veredelung der wildwachsenden Heckenrose, *Rosa canina*. Ihr Stammbaum ist jahrtausendealt und führt direkt ins Morgenland. Wahrscheinlich ist sie schon vor 4000 Jahren von Rosenliebhabern gezogen worden. Die ersten bekannten Abbildungen der *Rosa gallica* finden sich auf sumerischen Tontafeln, die aus der Zeit um 2800 vor Christus stammen, und auf einer Mauer in der Nähe des Palastes von Knossos auf Kreta, die vor rund 4000 Jahren errichtet wurde. Auch in ägyptischen Gräbern fand man die kleine Rose. Die Wildrose hat eine sehr lange Tradition als Grabbeigabe. Folgen wir deren Spuren zurück durch die dunklen Korridore der Zeit, gelangen wir zum Grab eines Neandertalers. Damals, vor etwa 60 000 Jahren, begruben die Menschen in einer Höhle bei Shanidar im heutigen nördlichen Irak ihre Toten auf einem Bett aus Kräutern. Die Analyse der Blütenpollen zeigte, dass auch die Heckenrose als Grabbeigabe verwendet wurde. Die Schönheit ihrer Blüten hat die Menschen der damaligen Zeit vermutlich genauso berührt wie uns Heutige.

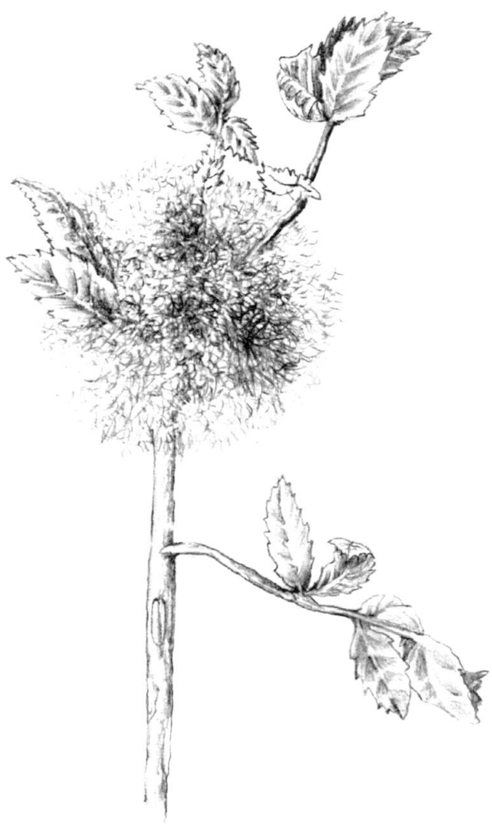

Wie die schöne Apothekerrose von diesen fernen Landen in unsere heimischen Gärten kam, können wir uns nur vorstellen. Sicher waren es Nonnen und Mönche, die sie zum ersten Mal in den abendländischen Klostergärten pflanzten. Der heilige Frumentius soll die Essigrose, wie sie auch genannt wurde, aus Syrien, wo sie in Klostergärten erhalten geblieben war, nach Abessinien gebracht haben. Zur Zeit der Normannen gehörte zu jedem größeren Klostergarten auch ein Rosengarten, *Rosarium* genannt. Dort wurden die Rosen nicht nur ihrer Schönheit wegen gezogen, sondern sie bereicherten auch den Pflanzenschatz der Klosterapotheke. Und in der Klosterküche würzte der Koch mit den frischen Rosenblättern Fleisch und Süßspeisen.

Durch die Kreuzzüge wurden weitere Rosenarten bekannt und eingeführt. Von der Gartenrose, *Rosa centifolia,* ist noch die genaue Jahreszahl ihrer Ankunft in Europa bekannt: 1332 brachten sie die Kreuzfahrer aus Persien mit. Die Staubgefäße und die äußeren Fruchtblätter dieser »hundertblättrigen Rose« sind zu Kronenblättern umgewandelt, wodurch die Rosenblüte gefüllt wirkt. Sie hat die hiesigen Rosenliebhaber entzückt und zu neuen Züchtungen angeregt. Die heutigen Edelrosen haben nur noch den Wurzelstock mit ihren wilden Schwestern gemeinsam. Die Wurzeln der Heckenrosen dienen als Unterlage zur Veredelung der hochstämmigen Edelrosen.

Nicht nur die Farbe und die Zahl der Blütenblätter waren für die Züchtung ausschlaggebend. Mancher Züchter ließ sich auch von seiner Nase leiten. Um den Wohlgeruch der Rosen zu steigern, pflanzte er Knoblauch ins Rosenbeet. Am meisten haben die Damaszenerrosen die Nasen der Rosenliebhaber entzückt, sie gelten seit Jahrhunderten als die Rosen mit dem intensivsten Duft. Ihr Herkunftsland Syrien trägt seinen Namen zu Ehren der Rosen: »Syrien« leitet sich ab von *suri*, was »Land der Rosen« heißt.

Heute werden die schönen Damaszenerrosen vor allem in Bulgarien angepflanzt. Aus ihren Blüten wird das Rosenöl gewonnen. Die Mengenangaben zur Herstellung dieses Öls erstaunen immer wieder: Aus 4000 bis 5000 kg Rosenblütenblättern erhält man 1 kg Rosenöl! Von der Heilkraft des wertvollen Rosenöls berichte ich in meinem Buch »Himmlische Düfte«.

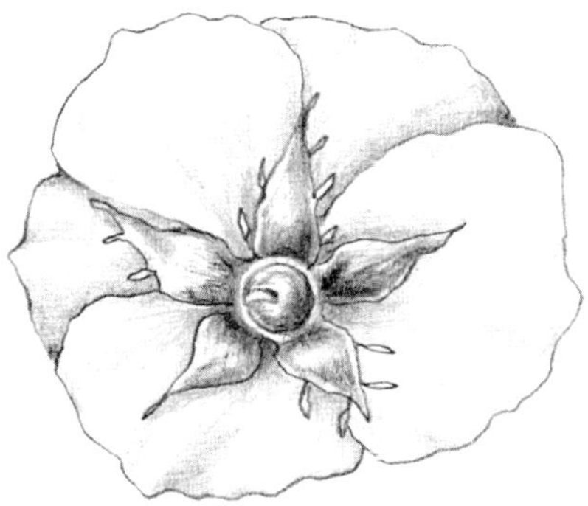

Nicht nur die Rosenzüchter beschäftigten sich mit den Rosen, sondern auch unter den Malern, Bildhauern, Sängern und Dichtern fanden die Rosen ihre Liebhaber. Keine andere Blume hat während der Geschichte der Menschheit so viel Ansehen in diesen Kreisen genossen wie sie. Den Titel »Königin der Blumen« soll ihr die griechische Dichterin Sappho 600 vor Christus verliehen haben. Ein Landsmann und Zeitgenosse der Sappho, der Dichter Anakreon, hat in einer Ode die Schönheit dieser Blume beschrieben. Es ist die älteste bekannte Beschreibung der Rose: Zur gleichen Zeit wie das Meer die Venus gebar, erschuf die Erde ihre lieblichste Blume, die Rose. Von dieser ersten Beschreibung hat sich die Symbolik der Rose bis heute nicht verändert: Sie ist das Symbol der Liebe und die Blume der Frauen. Auch die Römer drückten, wie die Griechen, die Rose der Liebesgöttin selbst in die Hände. Sie vergaßen aber nicht, die Blume gleichzeitig Bacchus zu weihen, den sie damit als Garanten für gute Stimmung während ihrer Liebes- und Blumenfeste verpflichteten. Kleopatra schien über die Gewohnheiten der reichen Römer jedenfalls genau unterrichtet, als sie ihre Gemächer zum Anlass eines Festes zu Ehren Antonius' halbmeterhoch mit frischen Rosenblütenblättern füllen ließ. Von Nero allerdings wird berichtet, er habe so viele Rosenblätter auf die Gäste eines Festes herabrieseln lassen, dass dabei einige erstickt seien. (Es ist allerdings zu vermuten, dass dabei Bacchus mit im Spiel war.)

Da die frühen Christen Roms den Anblick der Rosen wohl mit den ausschweifenden Festen der heidnischen Römer verbanden, wollten sie zunächst mit der unheilschwangeren Rosensymbolik nichts zu tun haben. Doch wer kann der schönen Rose widerstehen? Zuerst erklärte man die fünf Blütenblätter der Rosen zum Sinnbild der fünf Wundmale Christi. So wurde die stolze Rose zur »Blume des Märtyrertums«, wie sie Abt Walahfrid Strabo im 9. Jahrhundert bezeichnete. Dann fand die Rose doch wieder in die zarten Hände einer Göttin zurück: Als Sinnbild der Reinheit und Keuschheit durfte sie Maria auf unzähligen Bildern begleiten. Sie umrankte auf Meister Lochners Bild »Maria im Rosenhag« die Himmelsgöttin oder fiel einfach vom Himmel wie auf Botticellis Gemälde »Krönung Marias«.

Unbeirrt von all diesen Festen, Gelagen und Überhöhungen der edlen Rose über die Jahrhunderte rankte sich unsere einheimische Heckenrose, *Rosa canina,* wie eh und je um Zäune, Höfe, an Wegen und Rainen entlang. Ihren Namen »Hundsrose« erhielt sie nach der ihr seit langem zugesprochenen Wirkung als Heilmittel gegen den Biss tollwütiger Hunde. Sie kann sich zu einem Strauch von mehreren Metern Höhe entwickeln. An den langen, überhängenden Ästen sind die sichelförmigen Dornen aufgereiht, als wollten sie die zarten rosaweißen Blüten beschützen. Die orangeroten Hagebutten entstehen aus dem verdickten Kelchbecher der Blüten. In ihrem behaarten Bauch bergen sie die kleinen Kerne.

Die Heckenrose ist zäh, sie hält starke Beweidung und auch Feuer aus. Ihre unterirdischen Achsen sind geschützt und können immer wieder neue Äste bilden. An den Boden stellt sie keine besonderen Ansprüche. Nur Sonne braucht sie, am besten mit einem Laubwald als Rückendeckung. Diese Eigenschaften haben die Heckenrose zur idealen Einfriedung von Weide, Feld, Haus und Hof gemacht.

Eine Pflanze, die dem Menschen so nahe steht, ist in viele Geschichten und Sagen eingegangen. Ein Dickicht aus Heckenrosen war es, das der Prinz zuerst durchdringen musste, bevor er Dornröschen wachküsste. Für die Germanen war die Heckenrose eine Blume aus Freyas Zaubergarten. Deshalb pflanzten sie den Strauch bei den Heiligtümern der Göttin. Nur am Freitag, dem Tag der Göttin, durften die Rosen gepflückt werden, wollte man sie zu Heil- oder Zauberzwecken verwenden. Die letzten Heiligtümer der germanischen Göttin sind zur Zeit Karls des Großen zerstört worden. Von ihm wird berichtet, dass er die heiligen Stätten der Göttin dem Erdboden gleichmachen ließ. Und so mancher Heckenrosenbusch, der daneben stand, wurde bei solch einer Aktion mit ausgerissen. Bruchstücke des alten Freyakultes haben sich im Volksbrauchtum erhalten und sind bis heute bekannt geblieben. Rosen und Hagebutten, so glaubte man, sollen vor Verhexung und Krankheit schützen. Freya war die Beschützerin der Frauen und wurde um Hilfe während der Geburt angerufen. Daraus haben sich verschiedene Bräuche entwickelt: In Bayern goss man etwas Blut vom Aderlass unter einen Rosenstock. Die Nachgeburt eines Neugeborenen trug die Hebamme in einem Topf zum nächsten Rosenbusch und vergrub sie dort samt Topf. Man glaubte, das Kind bekomme dadurch rote Wangen. In Brandenburg und Schlesien schüttete man das Badewasser eines Neugeborenen unter einen Rosenstock, damit das Kind immer gesund sei.

Manchmal kann man in einem wilden Rosenbusch ein eigenartiges, rundes, etwa walnussgroßes Gebilde entdekken. Wie der wuschelige Haarschopf eines Kobolds steckt es zwischen den Zweigen. Es ist ein durch den Stich der Rosengallwespe entstandener Auswuchs. »Schlafäpfel« wurden die kleinen, runden Bälle genannt, die schon immer die Fantasie der Menschen angeregt haben und seit dem Altertum als wirksames Zauber- und Heilmittel gelten. Die Schlafäpfel sollen, so glaubte man, unter das Kopfkissen gelegt, guten Schlaf bringen. Besonders unter den Kissen der Wiegenkinder fanden sich noch im letzten Jahrhundert die beliebten Zauberkugeln.

Alle Rosen haben fünf Kelch- und fünf Kronblätter. Die Kelchblätter der Heckenrose sind auffällig ungleich gestaltet. Einige sind gelappt oder lang bewimpert, andere haben einen glatten Rand. Doch in dieser Unregelmäßigkeit steckt eine Regel, auf die sich das folgende Rätsel bezieht:

»Fünf Brüder sind's,
zu gleicher Zeit geboren,
Nur zwei von ihnen tragen einen vollen Bart,
dem dritten ist nur eine Wang' geschoren,
die beiden letzten bleiben unbehaart.«

Ich habe mir schon viele Kelchblätter der Heckenrose genauer angeschaut und bei allen die Richtigkeit dieses Rätsels entdeckt. Vielleicht waren die Heckenrosen wegen dieser Eigenart alte Zauberpflanzen, denn die Form der Kelchblät-

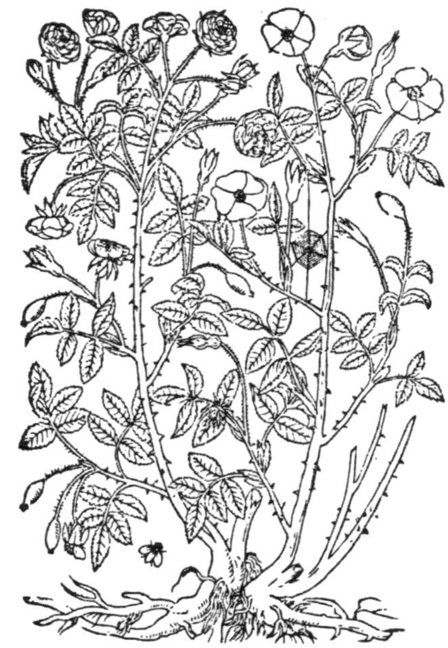

ter entspricht dem Drudenfuß, dem magischen Fünfstern der Druiden und weisen Frauen.

Heilanwendung

Schon im klassischen Altertum waren die Heckenrosen wie auch die Gartenrosen geschätzte Heilmittel. Wurzeln, Blätter, Blüten und Früchte wurden zu den verschiedensten Heilmitteln verarbeitet. In den alten Kräuterbüchern sind den Rosen viele Seiten gewidmet. Ihre stärkende und kühlende Kraft wird gelobt und die Zubereitung von Saft, Sirup, Honig und Essig aus Rosen genau erklärt. Heute sind nur noch die Zubereitungen aus den Hagebutten populär.

Im Juni, wenn die Heckenrosen noch nicht voll erblüht sind, sammelt man die Knospen bei Tagesanbruch. Sie müssen vorsichtig getrocknet werden, sonst werden sie braun und verlieren ihr Aroma. Zum Trocknen von Pflanzen, die man nicht in Sträußen aufhängen kann oder die einen zu hohen Feuchtigkeitsgehalt haben, eignet sich ein mit Fliegengitter oder Stoff bespannter Holzrahmen.

Die Knospen wirken leicht abführend, stärkend, blutstillend und entkrampfend. Ein Tee aus Rosenknospen hilft deshalb bei leichter Verstopfung, Magenkrämpfen und Blutungen. Er muss aber regelmäßig über längere Zeit getrunken werden. Ich füge die Rosenblüten gern den Hausteemischungen zu, sie verleihen ihnen einen angenehmen Geruch und sehen schön aus. Der abgekühlte Tee ist ein guter Fiebertee. Dazu werden 2 Teelöffel der Knospen mit 1 Tasse kochendem Wasser übergossen und abgedeckt 10 Minuten ziehen gelassen.

Durch ihre stärkende und zusammenziehende Kraft eignen sich die Rosenknospen zu Scheidenspülungen bei Scheidenkatarrh. Hierfür mischt man zu gleichen Teilen Frauenmantelkraut, Taubnesselblüten und Rosenblüten, bereitet einen Tee daraus, lässt ihn auf Handwärme abkühlen und gebraucht die Mischung zur Spülung.

Die getrockneten und pulverisierten Rosenblätter waren früher ein bekanntes Wundstreupulver für Kinder.

Den voll erblühten und geöffneten Blütenblättern der Rosen wurden besondere Heilwirkungen zugesprochen. Hildegard von Bingen schreibt darüber in ihrer Naturkunde: »Sammle die Rosenblätter bei Tagesanbruch und lege sie über die Augen, sie machen dieselben klar und ziehen das ›trieffen‹ heraus. Ebenso sind sie dienlich zum Umschlag auf Geschwüre und zu jeglichen Arzneien und Salben.«

Die frischen Rosenblätter haben eine kühlende Wirkung. Auf geschwollene Augen und auf Brandwunden gelegt, lassen sie die Schwellung abklingen, lindern und kühlen. Frische Rosenblätter stehen nicht das ganze Jahr über zur Verfügung. Deshalb hat man schon vor langen Zeiten unzählige Zubereitungsarten entwickelt, um die heilkräftigen Rosen immer zur Hand zu haben. In den Apotheken gab es früher Rosensaft, Rosenzucker, Rosenpaste und vieles mehr. Heute ist nur noch das Rosenwasser erhältlich, ein Nebenprodukt der Rosenölherstellung. Rosenwasser wirkt entzündungshemmend, wundheilend, adstringierend und kühlend (mehr dazu in meinem Buch »Himmlische Düfte«).

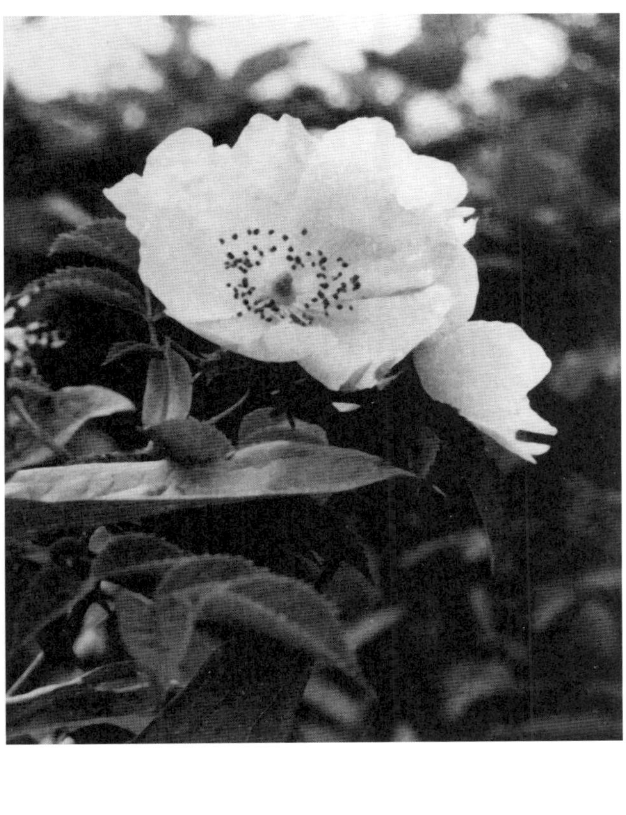

Der Extrakt aus den Rosenblättern, *Extraktum Rosae fluidum,* ist ein gutes Mund- und Zahnwasser für entzündetes und leicht blutendes Zahnfleisch, Aphten und Mundfäule. Er wird mit Wasser verdünnt zum Gurgeln verwendet oder als Pinselung pur aufgetragen. Rosenextrakt ist in der Apotheke erhältlich.

Innerlich genommen wirken die Zubereitungen aus den Rosenblättern herz- und nervenstärkend. Aus der Vielzahl von Rezepten möchte ich einige aufführen, die leicht und ohne großes Inventar herzustellen sind.

Rosenzucker

Stark duftende, frische Rosenblätter, an einem sonnigen Vormittag gesammelt, werden auf ein Tuch gelegt. Das Tuch mit den Blättern einrollen, ein weiteres Tuch darumwickeln und 2 Tage liegen lassen. Danach die angewelkten Rosenblätter zerschneiden und in einem Mörser (kein Metall) zerstoßen. Auf 1 Teil Rosen 2 Teile Zucker dazugeben und alles miteinander zerstoßen. In ein Schraubglas füllen und 2 Monate an die Sonne stellen, dabei täglich umrühren. Danach gut verschlossen und dunkel aufbewahren.

Der Rosenzucker wirkt herz-, magen- und nervenstärkend.

Hagebuttentee und -mus

Sie gehören zu den bekanntesten Volksheilmitteln. Die frischen Früchte enthalten sehr viel Vitamin C und sind somit ein gutes Vorbeugungsmittel in Grippezeiten und ein schmackhafter Vitaminspender. Die getrockneten Hagebutten enthalten fast kein Vitamin C mehr, bieten aber durch eine große Palette verschiedener anderer Inhaltsstoffe weitere Anwendungsbereiche. Dank ihrer anregenden Wir-

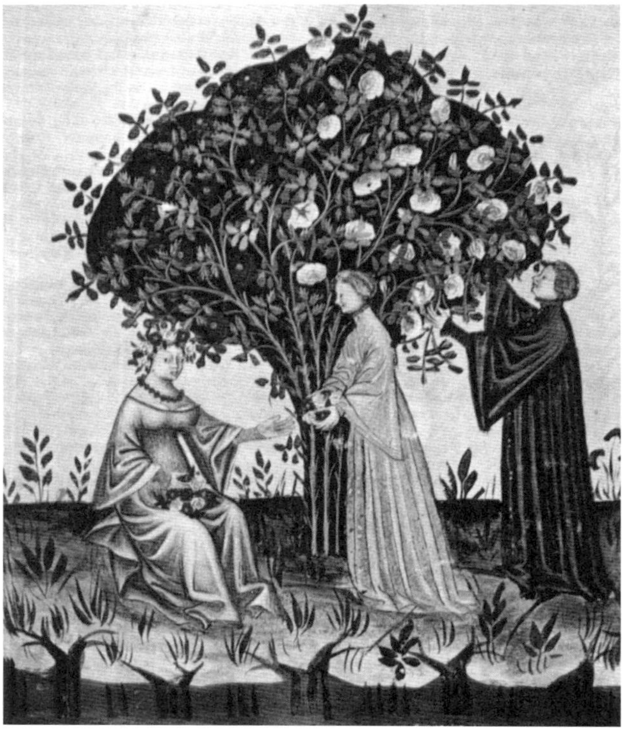

kung auf Blase und Nieren sind sie ein guter Heiltee bei Blasen- und Nierenkrankheiten, Rheuma und Gicht. Pfarrer Kneipp lobte sie besonders bei Nieren- und Blasensteinen.

Zur Zubereitung des Hagebuttentees werden die Hagebutten mit Wasser kalt angesetzt. Etwa 10 Minuten kochen und anschließend noch 15 Minuten ziehen lassen. Auf 1 Tasse Wasser gibt man 1 gehäuften Teelöffel Hagebutten.

Für den Tee werden die Hagebutten im September und Oktober gesammelt, halbiert und die feinen Härchen mit den Kernen entfernt. Am besten geht das mit einem kleinen Stäbchen. Die Hagebuttenhälften werden gut getrocknet (eventuell im Ofen) und trocken aufbewahrt.

Die haarigen Kerne trocknet man bei geringer Hitze im Backofen. Das Blech öfter aus dem Ofen nehmen, schütteln und darüberblasen, damit die Härchen abfallen. Der angenehm nach Vanille schmeckende »Kernlestee« ist ein Heilmittel für Blasen-, Nieren- und Steinleiden. Außerdem stärkt er die Leber. Auf 1 Tasse Wasser gibt man 2 Teelöffel der zerstoßenen Kerne. 10 Minuten aufkochen lassen und eventuell mit Honig süßen.

Die hustenreizstillende Wirkung der Hagebutten fand in früheren Zeiten in der Veterinärmedizin Anwendung. Zu gleichen Teilen mit Süßholz und Huflattichblättern gemischt verfütterte man Hagebutten an Pferde, die an Husten litten.

Das aus den Samen der Hagebuttenfrüchte gepresste fette Öl hat einen sehr hohen Heilwert und einen besonders hohen Gehalt an ungesättigten Fettsäuren. Es lässt Wunden besser verheilen und regt die Regenerationskräfte der Haut sehr schnell an. Für die Herstellung dieses Öls, das auch Wildrosenöl genannt wird, wird in Südamerika eine Heckenrosenart in großem Stil angebaut.

Rosensaft

4 Handvoll Rosenblüten
1 TL Weinsteinsäure
2 EL Zucker oder Honig
½ l Wasser

Die Blüten in einem Steinguttopf mit der Weinsteinsäure bestreuen, mit kochendem Wasser übergießen, abdecken und 48 Stunden stehen lassen. Abseihen und den Zucker oder Honig einrühren. Den Saft im Kühlschrank aufbewahren oder mit Alkohol konservieren. Auf 1 l Saft gibt man ½ l 45 %-igen Weingeist.

Tipp: Dieser Saft ist neben seiner herz- und nervenstärkenden Heilwirkung ein guter Fiebertrank.

Rosensirup

Frische Rosenblätter werden in einem Steinguttopf mit der dreifachen Menge kochendem Wasser übergossen. Gut verschließen und 12 Stunden stehen lassen. Anschließend gut ausdrücken. Den so gewonnenen Rosensaft in einem zugedeckten Topf kurz aufkochen und im gleichen Mengenverhältnis wie beim ersten Mal über frische Rosenblätter gießen. Den Vorgang noch ein drittes Mal wiederholen. Den so entstandenen, gut abgeseihten Rosensaft mit der halben Menge Zucker zu Sirup eindicken, in saubere Flaschen füllen und gut verschlossen aufbewahren.

Dieser Sirup wirkt abführend, anregend auf Leber und Galle, stärkt Herz und Nerven. Er wird teelöffelweise eingenommen.

Tipp: Rosensirup kann auch aus Rosensaft hergestellt werden, indem man diesen mit Zucker eindickt.

In der Bachblütentherapie wird aus den Blüten der Heckenrose das Mittel »*Wild Rose*« hergestellt. Es unterstützt Lebensfreude und Hingabe.

Verwendung in der Küche

Hagebuttenmark

Die frisch gesammelten, sehr reifen Hagebutten werden halbiert und die Kerne sorgfältig entfernt. Unter fließendem Wasser gründlich spülen. In einer Porzellanschüssel mit Wasser oder Weißwein übergießen und an einem kühlen Ort 3 Tage zugedeckt stehen lassen. Wenn alle Früchte gut weich geworden sind, das verbliebene Wasser oder den Wein abgießen und die Masse durch ein Sieb passieren. Das Mus zu gleichen Teilen mit Zucker mischen. Unter ständigem Rühren bis kurz vor dem Kochen erhitzen. Zum Würzen kann zusätzlich Vanille, Zitronensaft, Zimt, Ingwer oder Rum zugegeben werden. In Marmeladegläser füllen und gut verschließen.

Tipp: Das Hagebuttenmus kann mit Quitten-, Apfel- und Birnenmus gemischt werden.

Hagebuttensuppe

400 g Hagebutten
¾ l Wasser
¼ l Weißwein
1 EL Stärkemehl
1 EL Zucker oder Ahornsirup
1 Prise Salz

Die Hagebutten im Wasser weich kochen und mit dem Sud in einem Passiergerät zu Mus passieren. Dabei sollten die Haut und die Kernchen zurückbleiben. Den Wein dazugießen, das Stärkemehl in etwas kaltem Wasser anrühren und zur Suppe geben. Kurz aufkochen und weiterrühren. Zucker und Salz dazugeben.

Tipps: Zur Suppe Biskuits, Makronen, Cantuccini oder Grießschnitten reichen. Auf jede Portion Suppe nach Belieben ein Häubchen Sahne oder Crème fraîche geben.

Marzipan

4 Tassen geschälte geriebene Mandeln (eventuell einige bittere Mandeln dazugeben)
4 Tassen Puderzucker oder Honig
1–2 EL Rosenwasser

Die Mandeln im Mörser fein zerreiben oder mehrere Male durch die Nussmühle drehen. Den gesiebten Puderzucker und das Rosenwasser dazugeben. Unter ständigem Rühren in einer Pfanne etwa 10 Minuten erwärmen. Erkalten lassen und mit Puderzucker zu einem Teig kneten. Über Nacht kühl stellen. Falls Sie Honig verwenden, die Mandeln mit dem Honig gut durchkneten.

Hagebuttenwein

3 kg frische Hagebutten
2 kg Zucker oder Honig
7 l Wasser
4 Tabletten Reinhefe (Malaga oder Portwein)
40 g Milchsäure, 80 %-ig

Die Hagebutten waschen, Kelchblätter und Stiele entfernen und die Früchte grob zerkleinern. Den Zucker im kalten Wasser auflösen, die Hefetabletten und die Milchsäure dazugeben, gut vermischen und über die Hagebutten gießen. Alles in einen Glasballon füllen, mit einem durchbohrten Korken verschließen, in den man das Gärrohr (Gärspund) steckt. Den Glasballon an einen warmen, gleichmäßig temperierten Ort stellen. Nach einer Woche die Maische absieben und die Flüssigkeit wieder in den Glasballon füllen. Das Gärrohr aufsetzen. Weiterhin an einem warmen Ort aufstellen und öfter schütteln. Nach zirka 2 Monaten ist die Gärung beendet. Die Hefe hat sich am Boden abgesetzt, und es steigen keine Blasen mehr auf. Dann den Wein abziehen und in Flaschen füllen.

Hagebuttenwein ohne Hefe

4 kg reife Hagebutten
2 kg Zucker oder Honig
5 l Wasser

Die Hagebutten waschen, Blütenansatz und Stiele entfernen. Die Früchte halbieren und in einen Glasballon oder eine große Flasche füllen. Den Zucker im Wasser gut auflösen und über die Hagebutten gießen. Die Flasche mit einem Gärspund verschließen und an einen warmen Ort, am besten in Ofennähe, stellen. 6 Monate gären lassen und gelegentlich schütteln. Durch ein Tuch filtrieren oder abziehen und in

Flaschen füllen. Nochmals einige Wochen im Keller ruhen lassen.

Hagebuttenparfait

Für 4–6 Personen

6 Eigelb
1 EL Waldhonig
200 g Hagebuttenmark, mit Honig gesüßt
(aus dem Naturkostladen oder Reformhaus)
3 EL Rahm

Eigelbe und Honig schaumig rühren. Hagebuttenmark und Rahm dazugeben und im warmen Wasserbad schaumigdick aufschlagen. Etwas abkühlen lassen, dann in der Eismaschine gefrieren lassen.

Tipp: Für die Zubereitung ohne Eismaschine die doppelte Menge Rahm steif schlagen und vorsichtig unter die Masse heben. In kleine Timbaleförmchen (Pastetenförmchen) füllen und gefrieren. 10 Minuten vor dem Servieren aus dem Gefrierfach nehmen, kurz in heißes Wasser stellen, damit sich das Eis von der Form löst, auf Teller stürzen und nach Belieben mit Haselnusssauce umgießen.

Haselnusssauce

Nach einem Rezept des Gasthof Rössli, Mogelsberg, Schweiz

60 g Haselnüsse, gemahlen
60 g Zucker
3 EL Rahm
1 EL Haselnussöl

Die Haselnüsse in einer Pfanne ohne Fett rösten, den Zucker dazugeben und weiterrösten, bis die Masse leicht karamellisiert. Vom Herd nehmen, den Rahm dazugießen und verrühren. Das Haselnussöl dazugeben und verrühren. Warm zum Hagebuttenparfait servieren.

Botanische Erkennungszeichen

Vorkommen	Europa, Nordwestafrika, Naher Osten, Kanarische Inseln
Standort	Wegränder, Waldrand, Raine, sonnige Lagen
Höhe	bis 3 m hoher Strauch, ausladend, zuweilen kletternd
Blätter	wechselständig, 5- bis 7-zählige Fiederblättchen, unpaarig gefiedert, kurz gestielt, am Rand scharf gesägt
Blüten	Juni bis August, einhäusig, weißrosa bis hellrot, mit 5 Blütenblättern, einzeln oder doldenrispig
Früchte	korallenrote Hagebutten mit mehreren behaarten Kernen
Sammelzeit	Blüten im Juni, Knospen Mai bis Juni, Früchte September bis Oktober
Inhaltsstoffe	Früchte: Vitamin C, Pektin, Gerbstoffe, Zitronen- und Apfelsäure, Invertzucker, Carotinoide

Der Holunder

Sambucus nigra
Familie der Moschuskrautgewächse, *Adoxaceae*

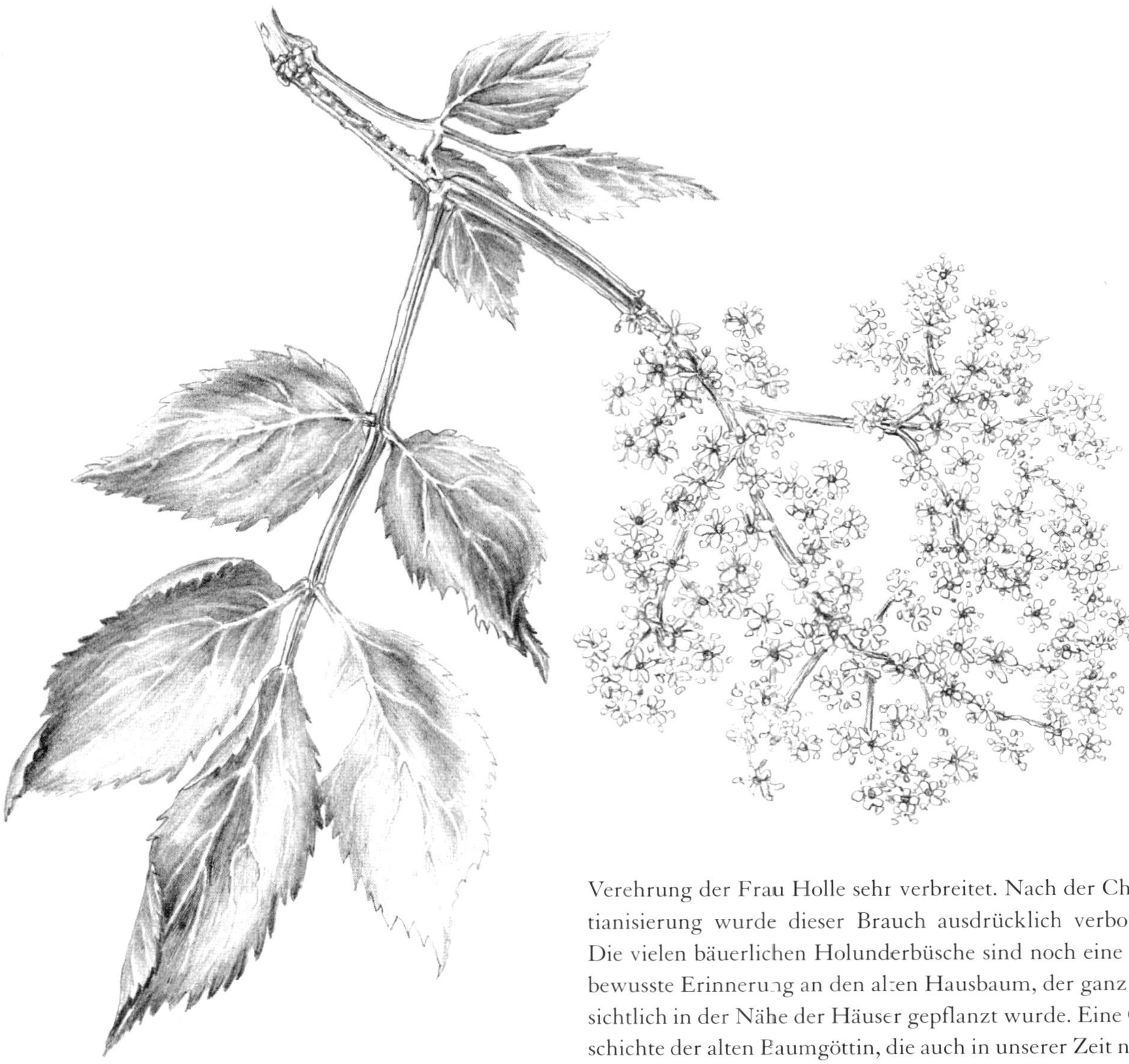

Eine Göttin gab dem Holunderbusch seinen Namen. Die hohe Frau, nämlich Frau Holle, ist beinahe vergessen, nur ihr Lieblingsbaum träumt noch in vielen Bauerngärten oder an eine verfallene Scheune gelehnt von den Geschichten, die ihn mit der Göttin verbanden.

Als beschützender Hausgeist wohnt sie in diesem Strauch, und dort brachten die Germanen ihre Opfer zu Ehren der Göttin dar. Besonders in den Gebieten des heutigen Bayern, Schwaben, im Elsass und in der Schweiz war die Verehrung der Frau Holle sehr verbreitet. Nach der Christianisierung wurde dieser Brauch ausdrücklich verboten. Die vielen bäuerlichen Holunderbüsche sind noch eine unbewusste Erinnerung an den alten Hausbaum, der ganz absichtlich in der Nähe der Häuser gepflanzt wurde. Eine Geschichte der alten Baumgöttin, die auch in unserer Zeit noch bekannt ist, ist das Grimmsche Märchen von der Frau Holle. Das von der bösen Stiefmutter gequälte Mädchen springt vor lauter Verzweiflung in den Brunnen, um die hinabgefallene Spindel zu suchen. Sie findet sich wieder am Grund des Brunnens, umgeben von vielen blühenden Blumen. Nachdem sie die Brote aus dem Ofen gezogen und die Äpfel vom Baum geschüttelt hat, trifft sie Frau Holle. Die alte, freundliche Frau schüttelt ihre Federbetten aus, damit es unten auf der Erde schneit. Sie nimmt das Mädchen in ihren Dienst

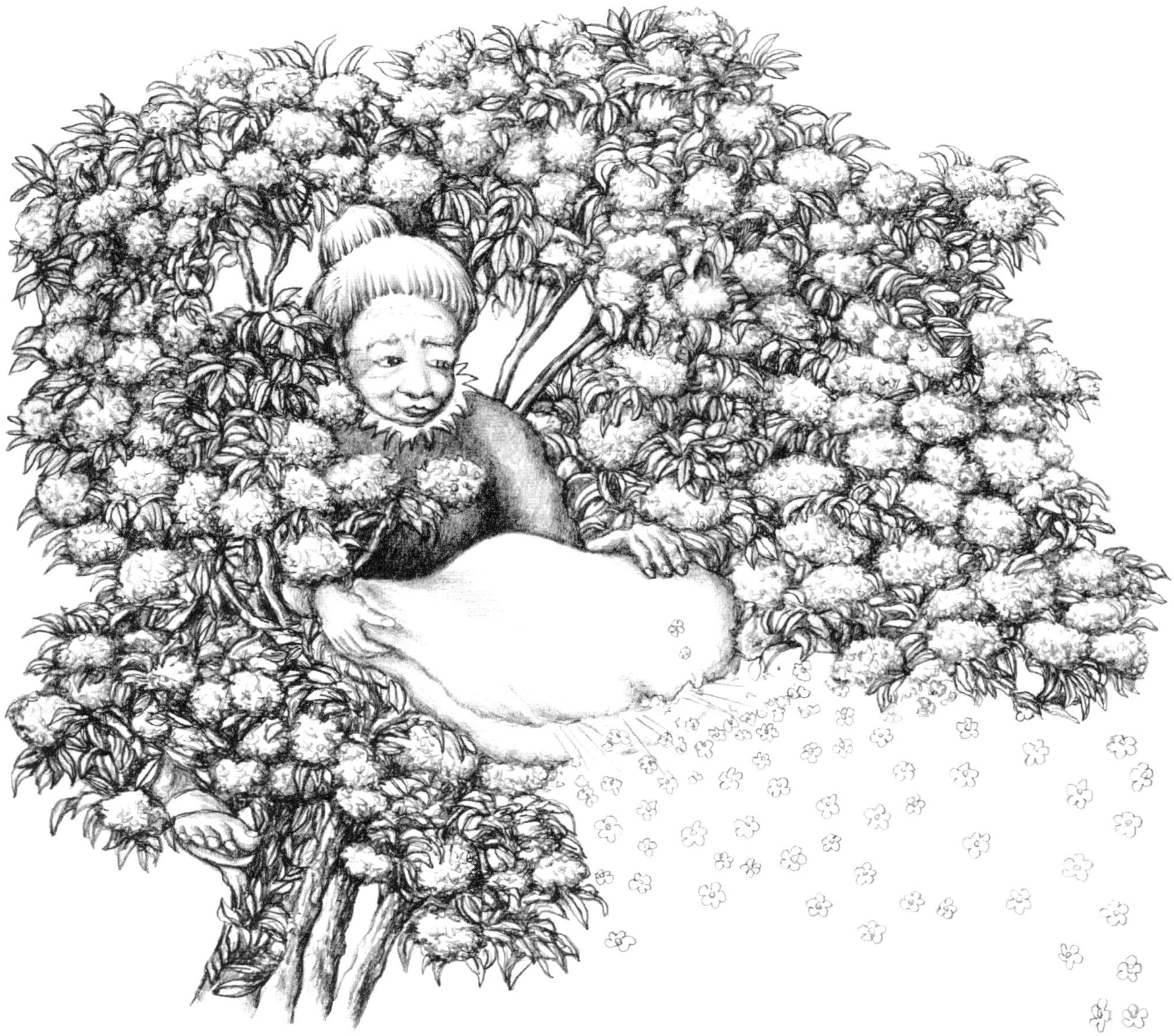

und beide machen sich ans »Schneemachen«. Bevor Frau Holle ihre Magd wieder in die Welt der Menschen entlässt, belohnt sie diese mit einem Regen aus Goldstücken.

Der Ursprung dieses Märchens liegt weit zurück in vorchristlicher Zeit. Frau Holla oder Holda war eine den Menschen mild und freundlich gesonnene Göttin, die das Leben der Pflanzen und Tiere beschützte und die Menschen von Krankheiten heilen konnte. Ihr Name hat den gleichen Ursprung wie die noch heute gebräuchlichen Worte »hold« oder »Huld«. Manchmal wurde sie auch Perchtha genannt, was die ursprüngliche Form des Namens Bertha ist. Die eigentliche Bedeutung dieses Namens war: die Leuchtende, die Strahlende. Demnach war sie eine lichtbringende Muttergöttin, eine weise Frau, in der die Menschen die Güte der Mutter Erde und das strahlende Himmelslicht zur gleichen Zeit verehrten. Im Märchen von der Frau Holle werden noch einige ihrer Attribute beschrieben: Die Göttin liebte nämlich besonders die Quellen und Brunnen, und wollte ein Sterblicher zu ihr gelangen, musste er zuerst durch einen Brunnen tauchen. Deshalb findet auch das schöne Mädchen durch den Brunnen zur Frau Holle. Die vielen blühenden Blumen im Märchen waren sicherlich Frühlingsblumen, wie Schlüsselblume, Veilchen, Anemone, denn diese waren der Göttin geweiht. Die Brote und Äpfel sind die Symbole der Fruchtbarkeit, um die Frau Holle früher unter dem Holunderbusch gebeten wurde.

Die Germanen glaubten, dass die Göttin zur Zeit des Winters, besonders um die Wintersonnwende, von Wind und Schnee begleitet, über die Erde ziehe, um mit den todbringenden Kräften zu ringen und der Erde die Fruchtbarkeit und das neue Leben zu schenken. Die weißen Schneeflocken verglichen sie mit der hellen Erscheinung der Holda. Nachdem man dann später das Fell mit einem Federbett vertauscht hatte, entstand die Vorstellung von der Frau Holle, die ihre Federbetten ausschüttelt, damit es auf der Erde schneit.

Ein Mensch, der nach den Gesetzen der Göttin lebte, wurde von ihr reichlich belohnt. Wer den Weg des Lichtes geht, so glaubten sie, den überschüttet sie mit Erkenntnis und Weisheit, was später symbolisch mit den Goldtalern dargestellt wird. Diese Eigenschaft wird auch viel später noch in vielen Geschichten und Sagen beschrieben: Einmal war der Frau Holle die Achse ihres Himmelswagens gebrochen. Mitten im Wald stand sie da, als altes Weiblein verkleidet. Da kam ein wandernder Geselle vorbei, den sie bat, ihr doch zu helfen. Das alte Weiblein tat dem Gesellen leid, und er machte sich daran, mit einer Axt einen geeigneten Baum zu fällen und ihn zurechtzuzimmern. Die dabei entstandenen Späne steckte ihm die seltsame Alte in seine Hosentaschen. Er zog sie immer wieder heraus und warf sie auf den Boden. Endlich war die Achse fertig, das Weiblein bedankte sich und fuhr mit dem Wagen davon. Als der Geselle am Abend in seine Tasche griff, stellte er zu seinem Erstaunen fest, dass sich die Späne in pures Gold verwandelt hatten. Leider waren es nur wenige, die anderen hatte er ja achtlos weggeworfen.

Zu einer Zeit, in der man noch an die Frau Holle glaubte, war es streng verboten, einen Holunderbusch zu fällen und zu beschädigen. Noch aus dem 17. und 18. Jahrhundert wird berichtet, dass die Menschen sich scheuten, einen Holunderbusch zu fällen. Wenn man es unbedingt tun musste, um zum Beispiel ein Heilmittel aus ihm herzustellen, bat man den Strauch um Verzeihung. Man glaubte, wer einen Holunderbusch beschädige, der werde eine Krankheit bekommen. Aus dem 17. Jahrhundert ist folgender Brauch aus Schlesien erhalten: »Bevor man etwas Holz vom Holunderstrauch bricht, muss man die Hände falten, niederknien und den Strauch bitten: Frau Elhorn gib mir was von deinem Holze, denn will ich dir von meinem auch was geben, wenn es wächst im Walde.«

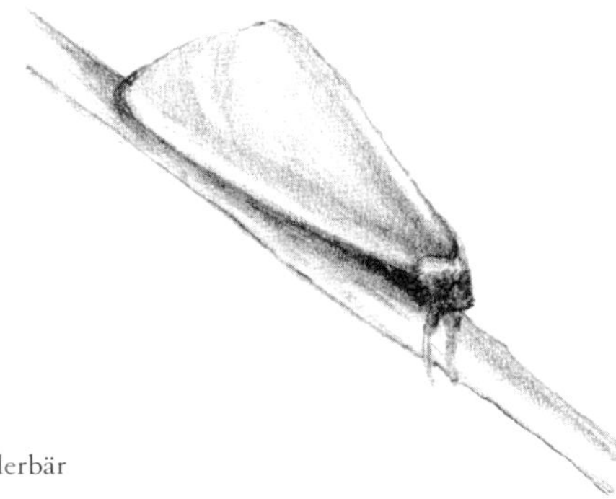

Hounderbär

Der Holunder war in der Tradition unserer Vorfahren auch ein Baum der Ahnen. Dort, wo ein Holunderbaum stand, soll es auch eine Pforte in die Anderswelt gegeben haben. Durch sie kann man treten, um mit den Ahnen Kontakt aufzunehmen. Der englische Name für den Holunder *Elderberry* erinnert noch an diesen alten Glauben, denn *Elder* bedeutet die Alten, die Ahnen.

Nach der Einführung des Christentums wurde der alte Brauch, an Quellen und unter Bäumen zu beten und zu opfern, ausdrücklich und unter Androhung hoher Strafe verboten. Aus der weisen Lichtgöttin wurde ein gefährlicher Spukgeist. Aus hessischen Hexenakten stammt die folgende Beschreibung der Frau Holle: »Frau Holle were von vorn her wie ein fein weibsmensch, aber hinden her wie ein hohler Baum von rohen Rinden.« Frau Holle ist zur trügerischen »Frau Welt« gemacht worden, der man nicht mehr trauen kann. Sie raubt die unartigen kleinen Kinder, verdirbt faulen Spinnerinnen den Flachs, schneidet den Men-

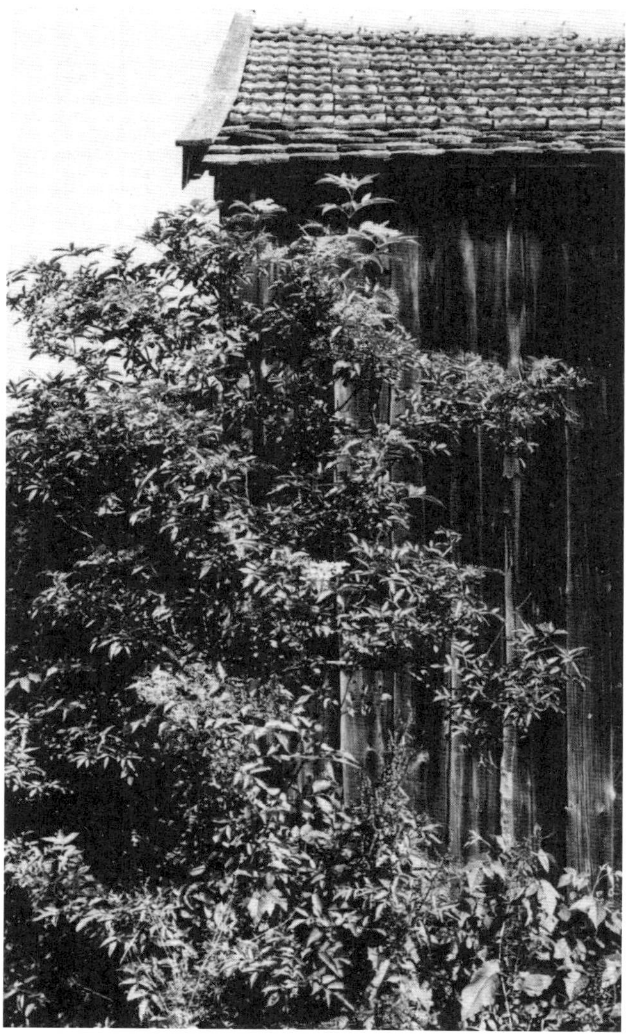

schen den Bauch auf, legt Steine hinein und näht ihn wieder zu. Die »eiserne Bertha« oder die »Perchta«, wie sie in Bayern genannt wurde, hat lange eiserne Zähne. In der Jahreszeit, in der die ursprünglich gute Göttin durch die Lüfte zog, um neues Leben zu schenken, trieb sie jetzt ihr grausiges Spukwesen. In den Rauhnächten, so glaubte man, zieht sie mit einer Schar entsetzlich gestalteter Gespenster über den Himmel. Auf ihrem unheimlichen Ritt zerschlägt die rasende Perchta jeden, der ihr in die Quere kommt. In diesen »Unternächten« ist es besser, im Haus zu bleiben.

Den Holunderbusch hat die alte Fruchtbarkeitsgöttin mit einer großen Heilkraft beschenkt. Er gehört noch heute zu den bekanntesten Volksheilmitteln. In Tirol heißt es, man solle den Hut vor einem Holunderbusch ziehen. Auch für viele Zauber, die Krankheiten vertreiben sollten, hat man den Holunderbusch verwendet. In Vorarlberg versuchte man, die Kühe von einer Flechtenkrankheit mit folgendem Ritual zu heilen: Man brach bei Sonnenuntergang von der Holunderstaude drei Sprossen ab, unter Verwahrung für das namentlich erkrankte Tier, dem man zu helfen verlangte. Man band sie zusammen und hängte sie in den Kamin. So geschwind die Sprossen dürr wurden, so schnell würde auch die Flechte weg sein. Solche »sympathische Heilverfahren« werden heute noch auf dem Land, besonders in Süddeutschland, praktiziert.

Der Holunder gehört, wie auch der Schneeballstrauch, nach molekulargenetischen Gesichtspunkten zur Familie der Moschuskrautgewächse. Die Pflanze ist so anspruchslos, dass man sie nahezu überall antreffen kann. Es soll der einzige Strauch sein, der die saure und unfruchtbare Erde unter den Fichten verwerten kann.

Eine liebliche Schönheit ist der Strauch nicht gerade. Im Winter sieht er eher aus wie ein alter Greis als wie eine blühende Göttin. Seine Äste sind krumm, mit einer rissigen, grauen, warzenbesetzten Rinde umhüllt, und sie scheinen jeden Augenblick morsch vom Baum zu fallen. Nur wenn er seine weißen Blüten zeigt, kann man eine Göttin in ihm vermuten. Wer im Garten einen Holunder anpflanzen möchte, um besonders die Beeren zu verwenden, sollte die Sorte ‚Haschberg' wählen, deren Beeren von den Vögeln kaum gefressen werden; außerdem reifen sie alle zur gleichen Zeit und können somit gleichzeitig geerntet werden.

Heilanwendung

Man kann fast alle Teile des Holunders zu Heilzwecken verwenden. Die Art der Anwendung hat sich seit der Antike bis in unsere Zeit kaum verändert, und noch heute gehört der Holunder zu den populärsten Heilpflanzen. Der Fliedertee, wie der Holunderblütentee genannt wird, ist in fast jedem Haushalt bekannt.

Die Konzentration der Wirkstoffe ist in den verschiedenen Pflanzenteilen, Blättern, Blüten und Rinde, unterschiedlich. Daraus ergeben sich die verschiedenen Anwendungsbereiche der einzelnen Zubereitungen.

Die Blüten haben eine stark schweißtreibende Wirkung. Ein heißer Blütentee, nach Geschmack mit Honig gesüßt, empfiehlt sich daher bei allen Erkältungskrankheiten wie Grippe, Schnupfen, Bronchitis, Lungenentzündung. Am besten trinkt man einen Schwitztee im warmen Bett. Dick zugedeckt trinkt man einige Tassen des heißen Tees. Ist man dann richtig feucht und heiß vom Schwitzen, folgt eine Waschung mit eiskaltem Wasser am ganzen Körper. Danach legt man sich sofort wieder ins warme Bett. Dies regt die Abwehrkräfte an. Zur Bereitung des Blütentees überbrüht man 2 Teelöffel der Blüten mit 1 Tasse kochendem Wasser. 5 Minuten ziehen lassen und dann heiß trinken.

Neben der beschriebenen Hauptwirkung wird der Holunderblütentee noch als beruhigendes und schmerzlinderndes Mittel bei Kopfschmerzen, Zahn- und Ohrenschmerzen getrunken. Bei Ohrenschmerzen überbrüht man ein kleines mit Holunderblüten gefülltes Leinensäckchen, drückt es aus und legt es warm auf das schmerzende Ohr.

Im Mittelalter kannte man noch weitere Zubereitungen aus den Holunderblüten: Man brannte ein Holunderblütenwasser, das bei Geschwülsten, Wassersucht, Leber- und Milzleiden gute Dienste leisten sollte. Man kann auch ohne aufwendige Destillieranlage ein einfacheres Holunderwasser herstellen. Es regt den Stoffwechsel an und wirkt leicht abführend.

Holunderblütenwasser

4 frische Dolden Holunderblüten
1 l abgekochtes, erkaltetes Wasser
2 Messerspitzen Weinsteinsäure

Die abgezupften Blüten in ein Gefäß geben. Das Wasser mit der Weinsteinsäure verrühren und über die Blüten gießen. Abdecken und 1 Tag ziehen lassen. Dann abseihen und mit Honig süßen.

Die Holunderbeeren kann man zu Saft, Mus, Wein und Marmeladen verarbeiten. Da die Beeren sehr viele Vitamine enthalten, sind Zubereitungen daraus zugleich auch ein Heilmittel, das die Abwehrkräfte des Körpers stärkt. Frisch gegessen verursachen die Beeren oft Brechreiz und Übelkeit, was durch das darin enthaltene Glycosid verursacht wird.

Zur Heilung von Rheuma, Neuralgien und Ischias wird der frische Saft empfohlen. Hierfür trinkt man 14 Tage lang täglich zweimal je 20 g des frischen Saftes, mit 15 g Portwein vermischt. Dieses Rezept stammt von dem Prager Arzt Dr. Epstein, der damit erstaunliche Heilerfolge bei seinen Patienten erzielt hat.

Die Rinde und die Wurzel wirken stark harntreibend. Im 13. Jahrhundert stellte Albertus Magnus die Behauptung auf, dass die innere Rinde nur dann als Abführmittel wirke, wenn man sie von oben nach unten abschabe. Werde sie von unten nach oben von den Zweigen geschabt, erhalte man ein Brechmittel. Diese Anweisung hat sich, von einem Kräuterbuch zum anderen weitergereicht, bis heute erhalten. Nur wenige haben die Behauptung selbst nachkontrolliert. Am besten probieren Sie es selbst aus!

Die abgeschabte Rinde und die zerkleinerte Wurzel sind ein sehr wirksames Mittel, um die Harnausscheidung anzuregen. Sie werden bei Harnverhalten und zum Entwässern bei Wasseransammlungen im Körper angewendet. Hierzu kocht man ½ Teelöffel der zerkleinerten Rinde oder Wurzel mit 1 Tasse Wasser auf. Ziehen lassen und abseihen. Davon pro Tag 2 Tassen trinken.

Die Blätter haben ebenfalls eine harntreibende Wirkung, die jedoch nicht so drastisch ist wie jene von Rinde und Wurzel.

Zur Bereitung eines Blättertees nimmt man 1 Teelöffel zerkleinerte Blätter, frisch oder getrocknet, überbrüht sie mit 1 Tasse kochendem Wasser. Ziehen lassen und abseihen. Davon pro Tag 1 bis 2 Tassen trinken.

Zubereitungen aus Rinde, Wurzel und Blättern vorsichtig dosieren. Zu große Mengen können Übelkeit verursachen.

Am Stammholz alter Holunderbüsche wächst ein besonderer Schatz. Es ist ein Baumpilz, der in seiner Form dem menschlichen Ohr auffallend ähnelt: das Judasohr, *Auricularia auricula-judae.* Der Pilz sitzt an senkrechten Stämmen meist umgekehrt schüsselförmig an einem sehr kurzen Stiel. Die Oberseite ist weich-filzig, rötlich, violett

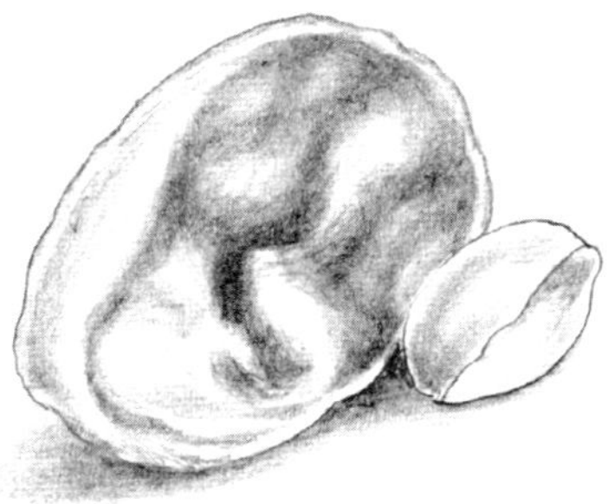

Judasohr

bis olivbraun. Der getrocknete Pilz ist stark zusammengeschrumpft, quillt jedoch in Wasser zu seiner ursprünglichen Größe auf. Als Mu Err oder chinesische Morchel kann man den Pilz in Asienläden, im Kräuterhaus oder in Feinkostgeschäften kaufen. Er gehört in fast jedes chinesische Gericht und ist auch in der chinesischen Heilkunde als wirkungsvoller Heilpilz bekannt. Neuere wissenschaftliche Untersuchungen haben gezeigt, dass er sehr reich an sekundären Inhaltsstoffen ist, die eine entzündungshemmende und die Blutgerinnung hemmende Eigenschaften besitzen. Er verbessert die Fließeigenschaften des Blutes und sorgt so für eine bessere Durchblutung. Er gilt als vorbeugend und heilend bei Thrombosen und anderen Verschlüssen der Adern, bei der sogenannten Schaufensterkrankheit, das heißt mangelnder Durchblutung der Beine. Wie die Untersuchungen außerdem gezeigt haben, kann das Judasohr die Bildung von bösartigen Bindegewebsgeschwulsten hemmen.

Auch in der einheimischen traditionellen Heilkunde war der Holunderschwamm, wie das Judasohr auch genannt wird, wohl bekannt. Pfarrer Kneipp empfahl den Pilz, in Wasser oder Milch gekocht, als gutes Mittel zur Behandlung von entzündeten Augen. Meinen Erfahrungen nach ist der Holunderschwamm, in Rosenwasser oder Fencheltee eingeweicht und das Wasser dann als Kompresse verwendet, ein sehr gutes Mittel zur Behandlung von Augenentzündungen. Das Wasser beruhigt und heilt auch von Sonnenbrand irritierte Haut. Weicht man das Judasohr etwa 8 Stunden in Wasser ein, erhält man ein gutes Gurgelwasser bei Halsschmerzen und Angina. In früheren Zeiten pulverisierte man die getrockneten Pilze und kochte daraus eine Salbe, indem man frisches Tannenharz dazurührte. Diese Salbe verwendete man als Wundkompresse für die Behandlung von schlecht heilenden Wunden und Geschwüren.

Verwendung in der Küche

Die Blüten und Beeren des Holunders lassen sich in unzähligen Variationen in der Küche zubereiten.

Aus den frischen Blüten kann man Holundermilch, Holundersekt, Holunderküchlein und Holunderlimonade herstellen. Sowohl für Heilanwendungen wie auch zum Kochen sollten die Blütenstände bei trockenem Wetter geerntet werden. Möchte man sie für die Teebereitung trocknen, legt man sie in dünnen Lagen aus oder hängt sie an Schnüren auf. Dann lassen sich die Blüten von den Stielen trennen, indem man sie zwischen den Händen verreibt.

Holundermilch

2 frische Blütendolden
2 Tassen Milch
nach Belieben 1 Prise Ingwer, Safran, Zimt, Vanille

Die Dolden mit kalter Milch ansetzen und zum Kochen bringen. Etwas ziehen lassen, dann abseihen. Würzen und mit Honig oder Ahornsirup süßen.

Holunderküchlein

Teig:
1½–2 Tassen Milch
2 Tassen Mehl
3 EL Zucker oder Honig
je 1 Prise Safran und Zimt
2 Eier
1 Schuss Hefebier oder 1 TL Weinsteinbackpulver

ca. 15 Holunderblütendolden
Fett zum Ausbacken

Alle Zutaten zu einem Teig verquirlen und etwa 15 Minuten ruhen lassen. Die Blütendolden in den Teig tauchen und in heißem Fett ausbacken. Mit Zimt bestreuen und mit Apfelmus servieren.

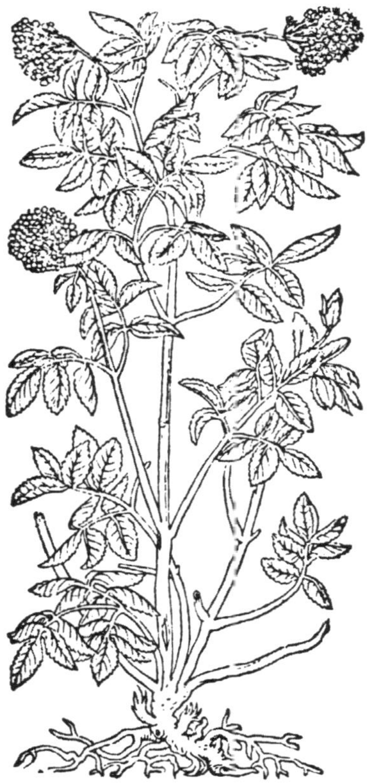

Aus den Beeren lassen sich sehr feine Marmeladen, Gelees, Saft, Suppe, Wein usw. bereiten. Der Fantasie sind keine Grenzen gesetzt. Die Beeren sollten jedoch immer erhitzt werden, weil sie sonst Durchfall oder Übelkeit hervorrufen können.

Holundersorbet

Ca. 20 Holunderblüten
¼ l Weißwein
200 ml Sekt oder Prosecco
200 ml Wasser oder Rosenwasser
2 Gewürznelken
Saft von 1 Zitrone
80 g Zucker

Die Blüten von den Stielen befreien. In einen Topf geben, alle weiteren Zutaten hinzufügen und 8 bis 10 Stunden ziehen lassen. Abseihen und in der Eismaschine zu Sorbet verarbeiten.

Holundersirup

Ca. 150 g Holunderblüten, entstielt
2 l Wasser
1 unbehandelte Orange
3 unbehandelte Zitronen
1½ kg Zucker

Die Holunderblüten mit dem Wasser übergießen. Die Orange und 2 Zitronen in Scheiben schneiden und dazugeben. Langsam erhitzen und kurz aufkochen. Über Nacht stehen lassen und am nächsten Tag abseihen. Diesen Blütenauszug mit dem Saft der letzten Zitrone und dem Zucker unter ständigem Rühren zu einer sirupartigen Masse einkochen. Heiß in Gläser füllen.

Tipp: Wenn man den Blütensirup statt mit Wasser mit Apfelsaft einkocht und eventuell noch ein Geliermittel wie Apfelpektin dazugibt, erhält man ein sehr wohlschmeckendes Apfelblüten-Holunder-Gelee. Ein köstlicher Brotaufstrich!

Holundersaft

Man kann die Beeren im Dampfentsafter entsaften. Die Entsaftungszeit beträgt etwa 1 Stunde. Für das Entsaften im Tuch kocht man die Beeren mit etwas Wasser weich und lässt sie über Nacht durch ein Passiertuch ablaufen. Der ungesüßte Saft muss dann im Einmachtopf oder im Backofen bei 80 Grad 20 Minuten sterilisiert werden.

Oder man nimmt auf 1 l Saft 500 g Zucker. Zuerst bringt man den Saft zum Kochen, dann wird der Zucker unter Rühren dazugegeben. Rund 5 Minuten kochen lassen, Zimt oder Zitronensaft dazugeben und in vorbereitete Flaschen füllen.

Holundermarmelade

3 kg Beeren
Vanille, Zimt, Gewürznelken, Koriander, Ingwer oder Rum zum Aromatisieren
1½ kg Gelierzucker (oder Honig und Geliermittel)

Die Beeren abzupfen und mit wenig Wasser weich kochen. Durch ein Sieb passieren. Je nach Geschmack mit Vanille, Zimt, Gewürznelken, Koriander, Ingwer oder Rum würzen. Erhitzen und den Zucker dazugeben (auf 3 kg Mus 1½ kg Zucker). Heiß in vorbereitete Gläser füllen.

Tipp: Man kann das Mus auch mit Apfel-, Johannisbeer- oder Pflaumenmus mischen.

Holunderkompott

3 kg Beeren
350 g Gelierzucker (oder Honig und Geliermittel)
Vanille, Zimt, Gewürznelken, Koriander, Ingwer oder Rum zum Aromatisieren

Die Beeren abzupfen und etwa 15 Minuten ohne weitere Zugabe von Wasser kochen lassen. Dann den Gelierzucker daruntermischen und nochmals 15 Minuten kochen. Nach Geschmack mit Vanille, Zimt, Gewürznelken, Koriander, Ingwer oder Rum verfeinern und heiß in vorbereitete Marmeladengläser füllen. Diese im Dampfkochtopf 30 Minuten bei 90 Grad sterilisieren.

Holunderlikör

¼ l gekochter Holundersaft (siehe oben)
2 EL Zucker oder Honig
1 Tasse frische Beeren
1 l Zwetschgenwasser

Den Saft mit dem Zucker oder Honig und Gewürzen nach Geschmack verrühren. Zuammen mit den Beeren in eine weithalsige Flasche füllen und mit dem Zwetschgenwasser übergießen. Verschließen und an einem warmen Ort 6 Wochen ziehen lassen. Abseihen und in Flaschen füllen.

Holunderblütenlimonade

Holunderblütendolden in einen Steinguttopf füllen, einige Scheiben einer unbehandelten Zitrone dazwischenlegen. Mit Wasser auffüllen, so dass alles bedeckt ist. Abdecken und 1 Tag stehen lassen. Abseihen und mit Honig oder Ahornsirup süßen.

Holunderkuchen

Teigboden:
200 g Mehl
1 Prise Salz
125 g Butter
3 EL Sauerrahm
Belag:
5 Tassen abgezupfte Holunderbeeren
3 gehäufte EL Zucker oder Honig
2 Tassen gemahlene Mandeln
abgeriebene Schale von ½ unbehandelten Zitrone
Zimt, Vanille, 1 Schuss Rum oder Kirschwasser
3 Eiweiß

Das Mehl mit dem Salz und der kalten Butter auf einem Brett durchhacken. Den Sauerrahm hinzufügen, gut durchkneten und etwa 1 Stunde kaltstellen. Den Teig ausrollen und eine gefettete Springform damit auslegen.

Die Beeren mit dem Zucker bestreuen und ohne Wasser etwa 10 Minuten in einem Topf erwärmen. Die Mandeln, Zitronenschale, Zimt, Vanille und Rum dazugeben. Die Eiweiße zu Schnee schlagen und darunterheben. Die Masse auf den Teigboden geben und den Kuchen bei mittlerer Hitze rund 40 Minuten backen.

Holundersekt

30–40 große Blütendolden
3 unbehandelte Zitronen, gründlich gewaschen
¼ l guter Weinessig
1¼ kg Zucker oder Honig
15 l Wasser

Die Blüten abzupfen und in einen Glasballon füllen. Die samt Schale kleingeschnittenen Zitronen und den Essig dazugeben. Den Zucker oder Honig im Wasser auflösen und in den Ballon füllen. An einen warmen Platz stellen, am besten in die Sonne. Nach 4 Tagen ist es zu einer starken Gärung gekommen, wobei sich kleine Bläschen auf der Oberfläche bilden. Die Blüten werden dabei bräunlich. Jetzt wird der Sekt abgeseiht und in Bügelflaschen gefüllt. Im Keller aufrecht stehend mindestens 6 Wochen lagern.

Vorsicht: Die Flaschen stehen unter sehr großem Druck. Falls eine Flasche springt, die restlichen »belüften«, das heißt den Deckel langsam öffnen und die Gase entweichen lassen.

Tipp: Ich stelle den Ballon zum Gären tagsüber in die pralle Sonne und wickle ihn nachts in eine Decke.

Holunderglühwein

1 l Holundersaft
4 Nelken
1 Zimtstange
1 TL abgeriebene Schale einer unbehandelten Zitrone
3 EL Zucker, Honig oder Ahornsirup
1 l Rotwein

Den Saft mit den Gewürzen und dem Zucker, Honig oder Ahornsirup aufkochen. Abseihen. Zusammen mit dem Wein nochmals kurz erhitzen und heiß servieren.

Holunderblütenzucker

Nach einem Rezept von 1731

An einem sonnigen Tag Holunderblüten sammeln und von den Stengeln zupfen. Die weißen kleinen Blüten einen Tag zum Trocknen auslegen. Dann mit dem Wiegemesser fein zerschneiden oder im Mörser zerstampfen. Auf 500 g Holunderblüten nimmt man 750 g Zucker und vermischt es gut miteinander. In ein Schraubglas füllen und an die Sonne stellen. Immer wieder gut umrühren. Nach 3 Tagen ist der Holunderblütenzucker fertig. Trocken und gut verschlossen aufbewahren. Für Desserts, zur Dekoration von Süßspeisen und auf Pfannkuchen.

Für einen leckeren Sommerdrink gibt man auf 1 Glas Mineralwasser etwas frischen Zitronensaft und ½ bis 1 Teelöffel Holunderzucker. Schmeckt sehr fein und ist außerdem ein Heilmittel gegen Blähungen.

Botanische Erkennungszeichen

Vorkommen	Europa, Westasien
Standort	Waldränder, meist in der Nähe menschlicher Behausungen, in den Alpen bis auf 1200 m Höhe
Höhe	2–7 m hoher Strauch oder Baum
Rinde	hellgrau, rissig, mit warzenartigen Punkten, weißes korkartiges Mark in den Ästen
Blätter	gegenständig, lang zugespitzt, am Rand fein gesägt, unpaarig gefiedert, Endblättchen größer als die seitlichen
Blüten	Juni bis Juli, einhäusig, gelblich-weiß, in 10–15 cm breiten, endständigen Trugdolden, fünfstrahlig
Früchte	August bis September, schwarzblaue Steinfrüchte, reifer Fruchtstand überhängend
Sammelzeit	Blüten im Juni, Blätter vor der Blüte, Rinde im zeitigen Frühjahr, Beeren August bis September
Inhaltsstoffe	Blüten: Flavonoide, ätherisches Öl, Schleimstoffe, Kaliumsalze, Chlorogensäure; Früchte: Zucker, Vitamin A, Mineralstoffe, Niacin; unreife Früchte: Blausäure und Lektine abspaltende Glykoside, die durch Erhitzen jedoch zerstört werden

Der Hirschholunder

Sambucus racemosa
Familie der Moschuskrautgewächse, *Adoxaceae*

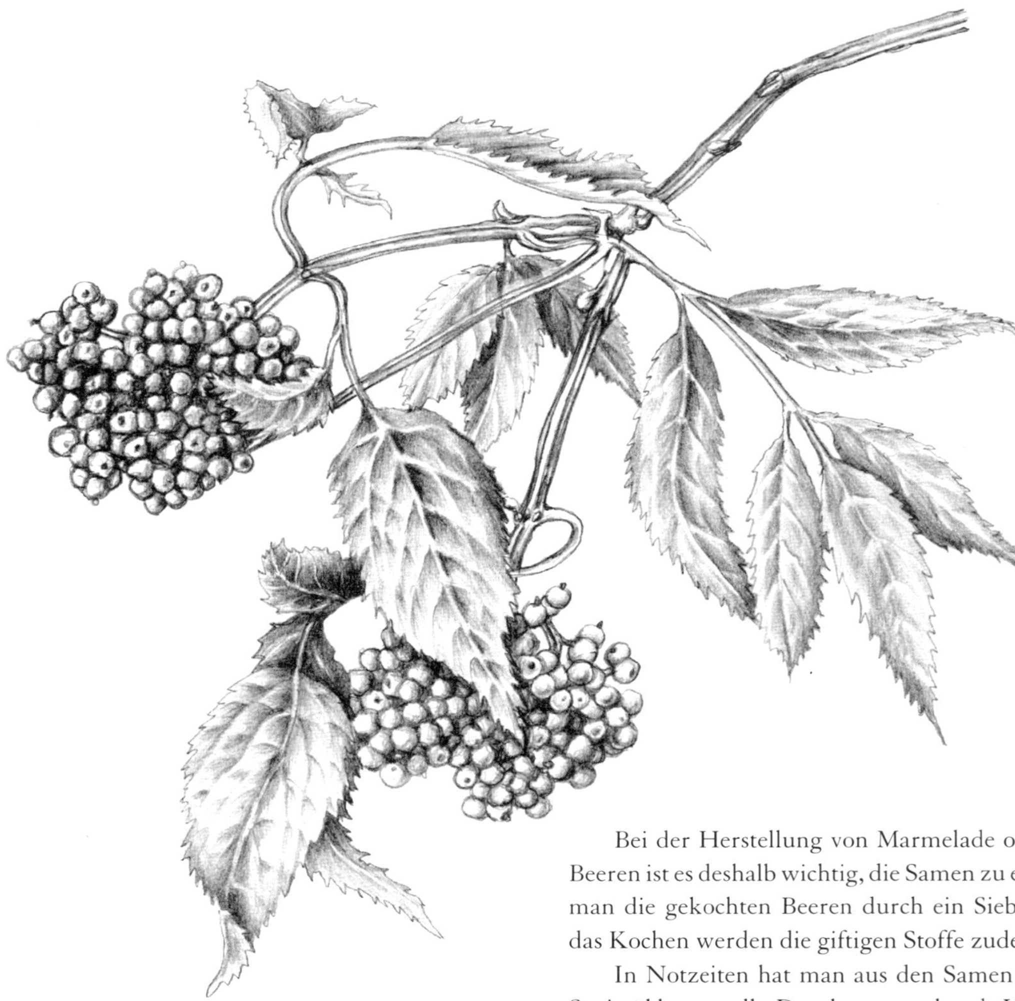

Der Hirschholunder, auch Trauben- oder Waldholunder genannt, ist der schönste unter den drei Holunderbrüdern. Allerdings hat auch er seine Tücken. In den Samen enthält er Stoffe, die schleimhautreizend wirken und in größeren Mengen Erbrechen und Durchfall erzeugen können. Besonders Kindern kann es leicht passieren, dass sie den Hirschholunder mit dem Schwarzen Holunder verwechseln und seine Beeren essen. Schon im Jahre 1577 beschreibt Hieronymus Bock die Folgen einer solchen Verwechslung: »Es haben etliche Kinder auß unverstand / und villeicht von Hunger / der beeren zu vil gessen / also das under dreien Kinderen zwey gar und zumal entschlaffen seind.«

Bei der Herstellung von Marmelade oder Saft aus den Beeren ist es deshalb wichtig, die Samen zu entfernen, indem man die gekochten Beeren durch ein Sieb passiert. Durch das Kochen werden die giftigen Stoffe zudem zerstört.

In Notzeiten hat man aus den Samen ein brauchbares Speiseöl hergestellt. Durch entsprechende Verarbeitung und durch Entfernen der harzartigen Stoffe kann man den Giftstoff vom Öl trennen. Der Samen soll bis 30 Prozent verwendbares Öl enthalten.

Der Hirschholunder besiedelt Waldränder, Kahlschlagflächen und Lichtungen der Bergwälder. Er kommt als Strauch, aber auch als bis vier Meter hoher Baum vor. Aus der Entfernung sieht er dem Schwarzen Holunder sehr ähnlich. Seine Blüten sind jedoch nicht hellweiß und schirmförmig, sondern gelblich-weiß und mehr eiförmig ausgebildet. Sie stehen in aufrechten Rispen. Seine Früchte leuchten schon von weitem scharlachrot. Sie werden von zahlreichen Vogelarten heiß geliebt.

Ist man trotz dieser äußerlichen Unterschiede immer noch im Unklaren, ob man einen Schwarzen oder einen Hirschholunder vor sich hat, kann man die »Markprobe« machen: Man bricht einen Ast ab. Ist das Mark innen hellweiß, so handelt es sich um den essbaren Holunder, ist es jedoch gelbbraun, hat man einen Hirschholunder vor sich.

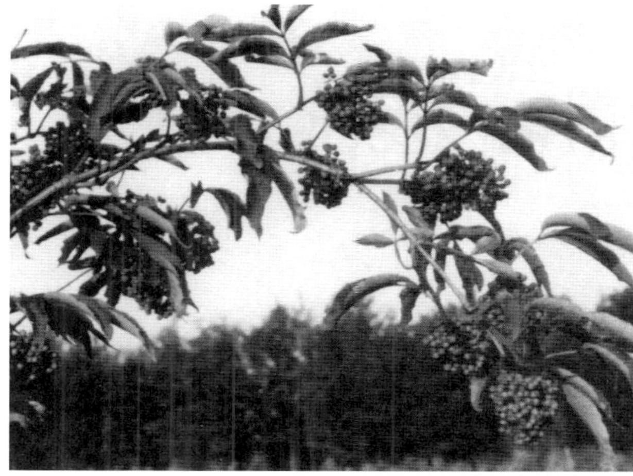

Verwendung in der Küche

Die Beeren des Traubenholunders enthalten viel Vitamin C und Provitamin A. Deshalb lohnt es sich, im Juli oder August auf einem Waldspaziergang davon einen Korb voll zu pflücken. Aus den Beeren kann man Saft oder Gelee bereiten. Die Beeren werden verlesen, im Dampfentsafter entsaftet und in Flaschen gefüllt. Der Saft geliert schlecht; daher ist es ratsam, einige Falläpfel mit in den Entsafter zu geben.

Hirschholundersaft

1 kg Beeren
3 Äpfel
½ l Wasser
150 g Zucker

Die Beeren mit den geviertelten und entkernten Äpfeln in einen Topf füllen, mit dem Wasser übergießen, erwärmen und kurz aufkochen lassen. Durch ein Sieb streichen und wieder zurück in den Topf geben. Den Zucker darunterrühren und nochmals etwa 5 Minuten kochen lassen, dann heiß in Flaschen füllen und verschließen.

Gelee aus Hirschholunder

1 l Saft, ungesüßt
1 kg Gelierzucker

Auf 1 l Saft gibt man 1 kg Gelierzucker und kocht das Ganze auf Geleedicke ein.

Wichtig: Bei allen Zubereitungen aus dem Hirschholunder ist darauf zu achten, dass die Beeren erhitzt werden; dabei wird zwar ein Teil der Vitamine zerstört, aber auch die unverträglichen Inhaltsstoffe unschädlich gemacht. Aus demselben Grund die Kerne immer abseihen.

Botanische Erkennungszeichen

Vorkommen	Europa, Nordasien, Nordamerika, Bergwälder bis auf 1900 m Höhe, Laub- und Mischwälder in den Alpen bis 1400 m Höhe, an Felshängen, auf Waldschlagflächen
Standort	Waldränder, Waldlichtungen, Berg- und Hügelland, schattenverträglich, kalkmeidend
Höhe	bis 4 m hoher Strauch
Rinde	dunkelbraun mit hellen Poren, gelbes bis hellbraunes Mark in den Ästen
Blätter	gegenständig, mit 5 bis 7 eiförmigen bis lanzettlichen, scharf gesägten Teilblättchen, kurzgestielt, lang zugespitzt, unpaarig gefiedert, 10–25 cm lang
Blüten	April bis Mai, in aufrechten, eiförmigen Rispen, einzelne Blüten klein, grünlich-gelb, erscheinen meist gleichzeitig mit den Blättern
Früchte	Ende Juni bis Mitte August, kugelige, beerenartige, rote Steinfrüchte, mit 3–5 gelbbraunen Kernen
Sammelzeit	Beeren Juli bis August
Inhaltsstoffe	Früchte: Vitamin C, Provitamin A, Zucker, Gerbstoffe, fettes Öl; Samen: Blausäure abspaltende Glykoside, Lektine

Der Zwergholunder

Sambucus ebulus
Familie der Moschuskrautgewächse, *Adoxaceae*

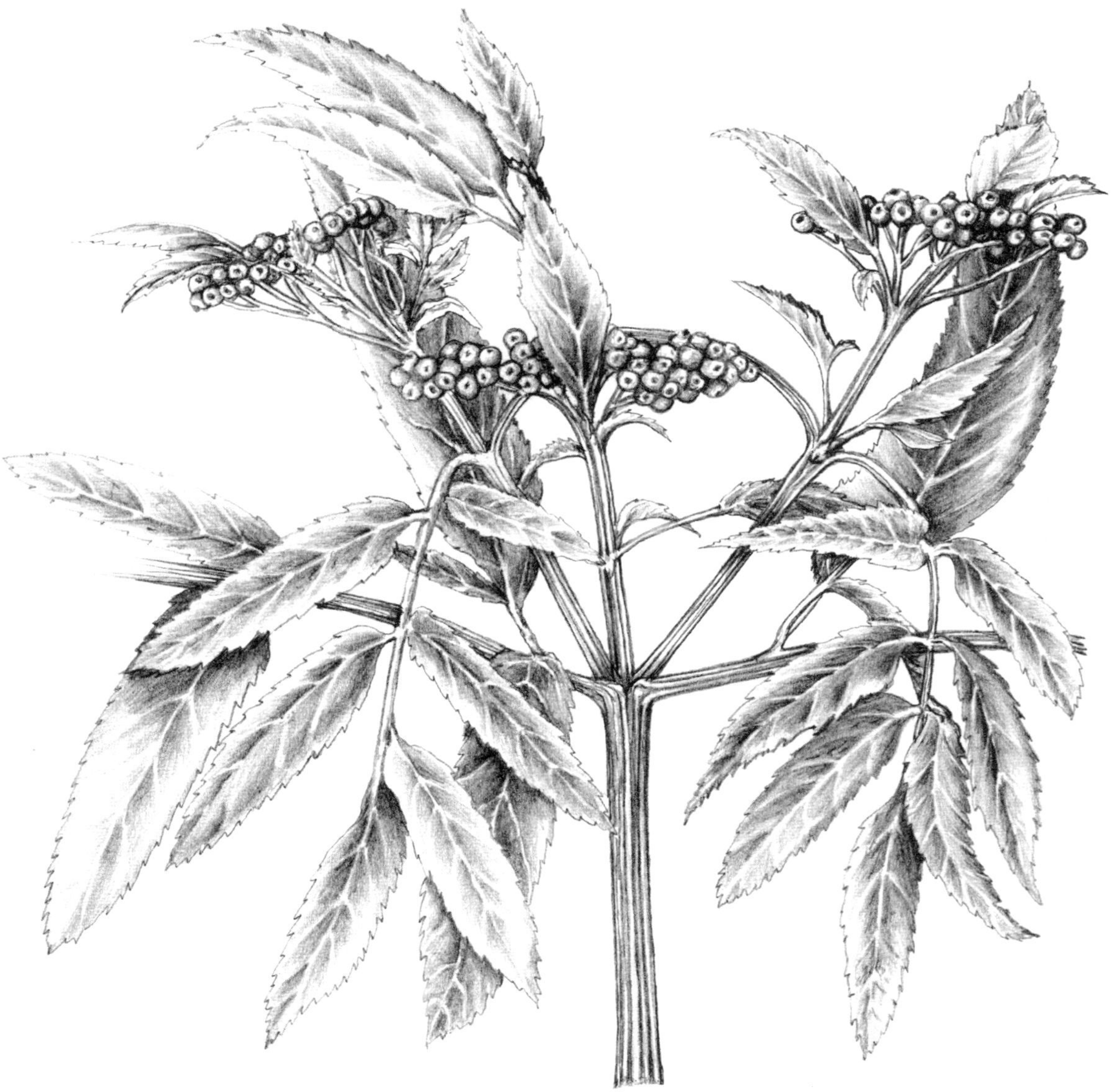

Der Schwarze Holunder hat zwei Brüder, mit denen man ihn verwechseln kann. Der erste ist der Attich oder Zwergholunder, der zweite der Hirschholunder. Beiden ist nicht ganz zu trauen, denn sie enthalten Stoffe, die zu Vergiftungen führen können. Die schwarzen Beeren des Attichs können besonders von Kindern mit jenen des »richtigen« Holunders verwechselt werden. In den Samen des Attichs sind Inhaltsstoffe enthalten, die Übelkeit, Erbrechen, Kratzen im Hals, Schmerzen im Mund, Kopfschmerzen, Herzbeschwerden und Schwindel verursachen können. Es kann dabei zu blutigem Durchfall und sogar zu Bewusstlosigkeit kommen. Trotz dieser Gefahr ist das Mus aus den Beeren früher als drastisches Abführmittel verwendet worden.

Eigentlich ist der Attich sehr leicht vom Holunder zu unterscheiden. Er wird nicht so groß wie dieser, denn er ist eine Staude und kein Strauch. Mehr als zwei Meter Höhe erreicht er nicht. Genau wie der Schwarze Holunder liebt er Waldränder, Wegränder und lichte Wälder. Hier tritt er in großen Gruppen auf; selten trifft man auf eine einzeln stehende Attichpflanze. Zur Zeit der Reife sind die Stengel in dunkelviolette Farbe getaucht. An ihrem Ende stehen die großen Blütendolden. Die weißlichen Blüten schimmern leicht rötlich; sie erscheinen erst, wenn die Holunderblüten schon längst abgefallen sind, von Juni bis weit in den August hinein. Die Blätter des Attichs sind schmaler und spitzer geschnitten als die seines großen Bruders. Sie sind gegenständig und mit sieben bis elf gesägten Blättchen gefiedert. Im Spätherbst sind aus den Blüten nachtschwarze Beeren geworden, die verführerisch glänzen. Im Mittelalter hat man daraus eine dunkelviolette Farbe für Leinen und Wolle hergestellt.

Heilanwendung

Am meisten geschätzt wird am Attich seit dem Altertum seine Wurzel. Sie ist ein wucherndes Durcheinander aus vielen kriechenden Ästchen und Verzweigungen; wie die anderen Pflanzenteile hat auch die Wurzel einen unangenehmen Geruch. Sie wird im Frühjahr oder Spätherbst ausgegraben, sauber gewaschen und in kleine Teile zerschnitten. Der daraus zubereitete Tee gehört zu den stärksten bekannten harntreibenden Zubereitungen und eignet sich nicht für den Hausgebrauch, sondern nur für die Einnahme nach ärztlichem Rat. Die Ursache für Wasseransammlungen, Harnverhalten usw. sollte abgeklärt werden. Besonders bei starken Wasseransammlungen im Körper, bei Harnverhalten und zum Ausschwemmen von Harnstoffen aus dem Körper bei Rheuma und Gicht wird der Tee empfohlen. Auf 1 Tasse Wasser gibt man 1 gehäuften Teelöffel der getrockneten Wurzelteile. Mit kaltem Wasser übergießen, erhitzen und kurz aufkochen, noch etwas ziehen lassen und dann abseihen. Davon pro Tag 1 bis 2 Tassen trinken. Für Kinder, Schwangere und stillende Mütter sind Zubereitungen aus Attich nicht geeignet.

Zubereitungen aus der Wurzel des Attichs eignen sich nicht zur Selbstmedikation. Sammeln Sie deshalb keinerlei Teile vom Attich für Anwendungen.

In der Homöopathie wird der Attich zur Ausschwemmung von Harnsäureansammlungen im Gewebe angewendet.

Der Attich soll im Mittelalter besonders in Burggärten und in der Nähe von Pferdeställen gepflanzt worden sein. Er galt als sehr gutes Heilmittel für die Pferde.

Botanische Erkennungszeichen

Vorkommen	ganz Europa
Standort	Gebüsche, Waldränder, Waldlichtungen, bis auf 1500 m Höhe
Höhe	1–2 m, krautige Pflanze, unangenehm riechend
Zweige und Stämme	aufrecht, kantig, nie verholzend (im Gegensatz zum echten Holunder)
Blätter	gegenständig, gefiedert, eiförmige Nebenblätter, mit 5 bis 13 gesägten Fiederblättern
Blüten	Juni bis September in flachen Trugdolden, einzelne Blüten klein, rötlich-weiß
Früchte	schwarz, Fruchtstand aufrecht oder abstehend
Sammelzeit	Wurzel im Frühjahr und Herbst
Inhaltsstoffe	Wurzeln und Früchte: bittere Iridoidglykoside wie Ebulosid und Isoswerosid sowie Blausäure abspaltende Glykoside

Die Kiefer

Pinus silvestris
Familie der Kieferngewächse, *Pineaceae*

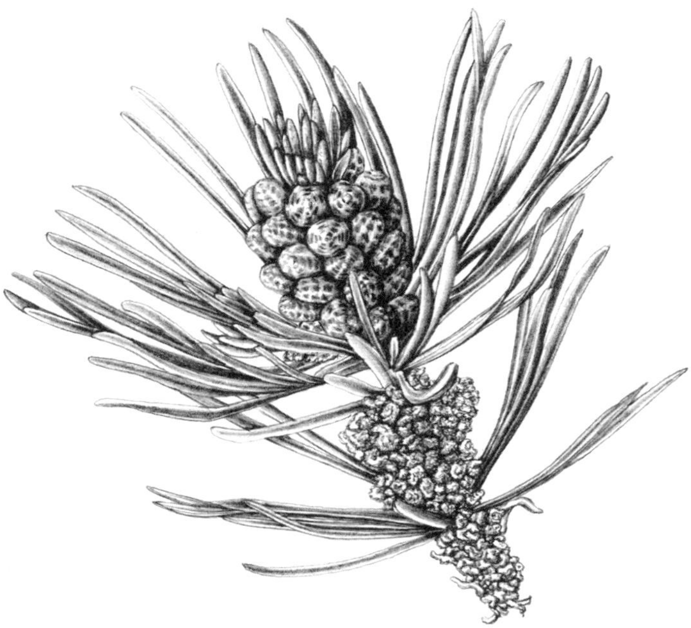

Die Kiefer gehört zu den bescheidenen Bäumen unserer Wälder. Sie stellt an den Boden und an das Klima fast keine Ansprüche. Im Gegenteil, sie liebt die Extreme: Ob karger Fels oder dürftiger Sandboden, sie wächst überall. Deshalb wird sie bei uns hauptsächlich auf mageren Sandböden wie in der Lüneburger Heide, in der Oberpfalz oder im Rhein-Main-Gebiet angepflanzt, wo sonst keine andere Nutzholzart so recht gedeihen will. Die Waldkiefer ist zusammen mit der Fichte der meistgepflanzte Baum in unserem Land. Ihre natürliche Ausdehnung ist viel geringer. Es gibt nur noch wenige ursprüngliche Kiefernstandorte; diese sind übrig gebliebene kleine Inseln des einstigen riesigen Kiefern- und Birkenurwalds, der vor mehr als 10 000 Jahren das Land bedeckte. Damals gehörten die Kiefer und die Birke zu den ersten größeren Bäumen, die in die eisfreien Gebiete zurückkehrten. Durch ihren leichten Flugsamen konnte sich die Kiefer schnell ausbreiten. Langsam, im Verlauf vieler Jahrtausende, stießen dann die ersten Laubbäume dazu und verdrängten die Kiefer.

Heute gibt es vom Polarkreis bis zum Äquator zirka hundert Kiefernarten. Zusammen mit Tannen, Fichten und Zedern bilden sie die große Familie der Kieferngewächse. Ihre langen Nadeln unterscheiden die Kiefer von den anderen Familienangehörigen. Sie sind in dicken Büscheln angeordnet und schimmern blaugrün. Sie bilden einen wunderschönen Kontrast zu der rötlichen Rinde. Ein zusätzlicher Farbtupfer sind die Kiefernblüten. An den Spitzen der intensiv grün gefärbten neuen Triebe sitzen dunkelrot und kugelig die weiblichen Blüten und teilen sich meist zu zweien das Nadelnest an der äußersten Spitze. Die Kiefer ist einhäusig; deshalb finden sich auf dem gleichen Baum auch die männlichen Blüten. Sie nehmen mit den schwächeren Zweigen vorlieb. Eiförmig und mit gelbem Blütenstaub prall gefüllt, warten sie auf einen kleinen Windstoß, der ihre Last hinwegpusten soll. Manchmal ist der ganze Boden unter den Kiefern gelb vom Blütenstaub. Erst ein Jahr nach der Bestäubung tritt die Befruchtung ein. Bis der geflügelte Samen vom Wind entführt wird, dauert es noch einmal zwei Jahre.

Die Kiefer hat ein besonderes Verhältnis zum Wind. Als Windblütler braucht sie ihn, denn er verbreitet ihre Samen. Fährt der Wind in einen Kiefernwald entlockt er ihm kaum ein typisches Waldrauschen, sondern vielmehr ein feines Summen und sehnsuchtsvolles Säuseln. Die Kiefer stemmt sich nicht gegen den Wind, sie passt sich ihm in ihren Formen an und gewinnt dadurch ihren eigenen, ganz besonderen Charakter. Sie ist kein kerzenförmiger Nadelbaum wie die Fichte oder die Tanne. Sie gibt ihre Krone vielmehr dem Wind und dem Licht hin, öffnet sie schirmartig wie ein Laubbaum und bildet verschiedene Etagen. Dadurch erhält sie ihren einzigartigen Charakter und ihre grazile Schönheit. Das hat sie zu einem der Lieblingsbäume der japanischen Gartenmeister gemacht, die ihren Charakter durch eine besondere Beschneidung noch zu verstärken wissen.

Der Kiefer scheint ihre Bestimmung als Signatur auf die Rinde geschrieben zu sein: Feuerrot kann sich die Rinde verfärben, und Feuerbaum oder Fackelbaum wurde sie denn auch im Volksmund genannt. Diese Namen haben ihren Ursprung in einer Zeit, in der es noch kein elektrisches Licht gab. Vom Rittersaal bis zur Bauernstube wurden die Räume mit dem Kienspan vom Kienbaum, nämlich der Kiefer, beleuchtet. Die Kiefer hat ein besonders harzreiches Holz, das dadurch lang und hell brennt. Man schnitt fingerdicke Späne zurecht und trocknete sie gut an der Sonne. Abends steckte man einen Span in einen Kienhalter, eine Holzstange mit einem eisernen Griff am oberen Ende. Die Späne oder auch große Fackeln wurden, bevor man sie entzündete, in Harz oder Pech getaucht, damit sie länger brannten. Die kleinen Kienspäne erleuchteten einen Raum etwa zwei Stunden lang und verbreiteten dabei einen harzigen Geruch.

Zu dieser Zeit wusste man noch eine besondere Verwendung für die Kiefernnadeln. Polster, Kissen und Matratzen stopfte man mit der »Waldwolle«, die man aus den Nadeln herstellte. Zu diesem Zweck zupfte man die Nadeln von den Zweigen, legte sie in lauwarmes Wasser, bis die Flüssigkeit in Gärung überging. Die harte Haut springt dadurch auf, und die innere, weiche Faser kommt zum Vorschein. Nun streifte man die äußere Hülle vollends ab und trocknete die »Waldwolle« an der Sonne.

In Notzeiten schälten die Menschen die innere, feuchte Rindenschicht der Kiefer ab, trockneten und vermahlten sie zu Mehl. Daraus wurde das Kiefernrindenbrot gebacken. Carl von Linné, einer der Väter der Botanik, berichtet in seinen Aufzeichnungen über seine Forschungsreise zu den Lappen im Norden Schwedens, heute Samen genannt, dass er dort immer wieder die Herstellung und den Verzehr von Kiefernrindenbrot beobachten konnte. Er hatte dies wohl zuvor noch nie gesehen, und im Austausch dafür zeigte er den Lappen wie man aus Kieferntrieben ein alkoholisches Getränk herstellt. Besonders begeistert waren sie anscheinend nicht davon, denn sie bevorzugten weiterhin als Getränk ihr Quellwasser.

Heute kennt man die Kiefer als Lieferant eines besonders guten Holzes. Es ist weich und leicht, aber dichter und härter als Fichten- und Tannenholz. Durch den hohen Harzgehalt ist es resistenter gegen Nässe und Witterungswechsel. Es eignet sich sehr gut zur Herstellung von Fenstern, Türen, Schwellen und Möbeln

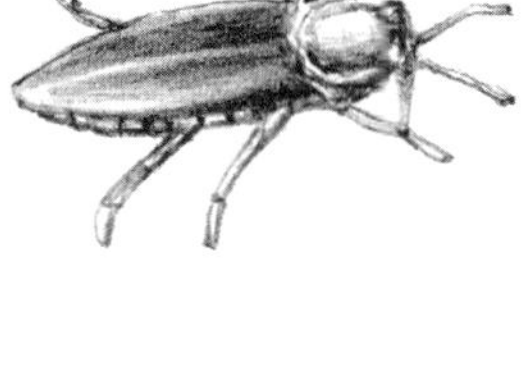

Kiefernprachtkäfer

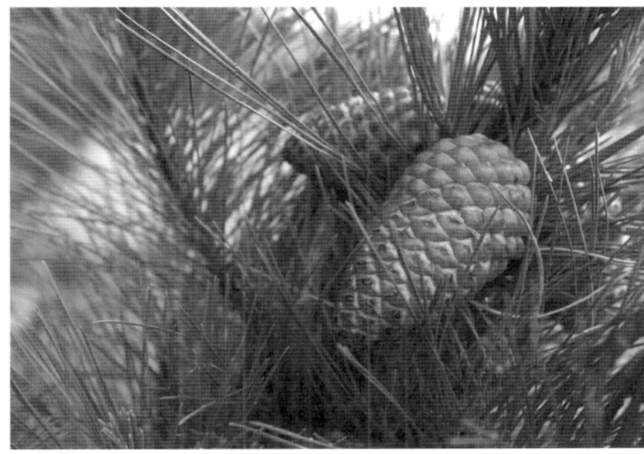

Heilanwendung

Das Harz der Kiefer wird seit langer Zeit als Heilmittel verwendet. Es ist ein Ausgangsstoff für viele Zubereitungen. Zur Gewinnung des Harzes werden die Kiefern angezapft. Dazu wird ein Teil der Rinde entfernt und Rinnen im Fischgrätenmuster eingeritzt. Am tiefsten Endpunkt, in dem sich alle Einschnitte sammeln, wird das austretende Harz in Gefäßen aufgefangen. Aus diesem Rohstoff wird das gereinigte Terpentin und durch Destillation das Terpentinöl hergestellt. Bereits die Ägypter wussten vor 4000 Jahren auf Feuerherden Terpentinöl herzustellen. Sie gebrauchten es zur Mumifizierung. Neben dem flüssigen Terpentinöl erhält man bei der Destillation das festere Kolophonium, das Geigenharz. Sein Name verrät schon, wofür es gebraucht wird, nämlich zum Bestreichen der Geigenbögen. Weiter werden aus dem Kiefernharz Pech, Teer, Lacke und Ölfarben hergestellt.

Das Harz der Kiefer, aber auch die Zubereitungen aus ihren Sprossen und Nadeln, wirken hustenreizstillend, auswurffördernd, antiseptisch, haut- und schleimhautreizend, durchblutungsfördernd, beruhigend und leicht harntreibend.

Beim Spaziergang im Nadelwald kann man den Wirkungsbereich der Ausdünstungen der Nadelbäume ganz instinktiv erfahren, indem man tief einatmet. Tannen, Fichten und Kiefern gehören zu den erprobtesten Lungenheilmitteln. Die Ausdünstungen der Bäume beleben die Bronchien und erleichtern das Abhusten angesammelten Schleims. Diese Wirkung kann man sich bei katarrhalischen Infekten der Atemwege in Form von Bädern, Inhalationen, Tees und Einreibungen zunutze machen. Das ätherische Öl der Kiefer wirkt durchblutungsfördernd, antibakteriell und hilft beim Abhusten von zähem Schleim bei Erkältungskrankheiten. Durch die Anregung der Durchblutung im Atemtrakt durch Kiefernöle kann es bei Patientinnen und Patienten mit Keuchhusten und Bronchialasthma zu verstärkten krampfartigen Beschwerden führen und sollte deshalb bei diesen nicht verwendet werden. Abkochungen und Tees jedoch haben diese Nebenwirkung nicht. (Weiteres über die Heilwirkung des Kiefernnadelöls siehe mein Buch »Himmlische Düfte«.)

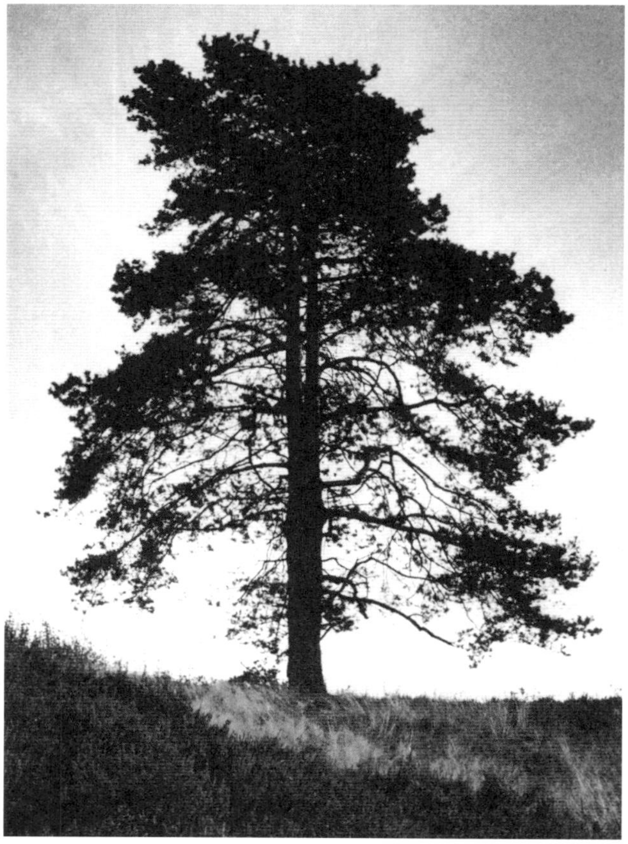

Für eine Inhalation füllt man einen rund 5 Liter fassenden Topf mit 3 Handvoll frischen oder getrockneten Kiefernsprossen. Abdecken, erhitzen und 10 Minuten kochen lassen. Dann vom Herd nehmen, den Kopf über den aufsteigenden Dampf halten, mit einem großen Handtuch abdecken und tief einatmen. Anstelle der Kiefernsprossen kann man auch das in Apotheken und Naturkostläden erhältliche ätherische Öl aus der Kiefer, Latschenkiefer oder Zirbelkiefer verwenden. In eine Schüssel mit heißem Wasser gibt man zwei bis drei Tropfen des Öls und inhaliert wie oben beschrieben..

Ein Vollbad aus Kiefernsprossen hilft bei Erkältung, Husten und Grippe, beruhigt aber auch angespannte Nerven und ist damit ein ideales »Gute-Nacht-Bad«. Man füllt einen 5 l fassenden Topf mit Kiefernsprossen und -zweigen. Mit Wasser bedecken, erhitzen und bei geschlossenem Deckel zirka 10 Minuten kochen lassen. Abseihen und dem Badewasser hinzufügen. Kiefernbäder sollten jedoch nicht bei Herzinsuffizienz und Bluthochdruck angewendet werden.

Die Wirkung der Inhalation und der Bäder wird noch durch den Tee unterstützt. Diesen bereitet man sich aus frischen oder getrockneten Kiefernsprossen. 2 Teelöffel davon übergießt man mit 1 Tasse kochendem Wasser und lässt es 10 Minuten ziehen. Abseihen und mit Honig süßen.

Hustentee

2 Teile Kiefernsprossen
2 Teile Königskerzenblüten
1 Teil Thymian

2 Teelöffel der Mischung aus den getrockneten Kräutern mit 1 Tasse kochendem Wasser übergießen. Ziehen lassen, abseihen und mit Honig süßen.

Der Tee aus den Kiefernnadeln ist ein heilkräftiges Wildnisgetränk. Die Nadeln enthalten einen sehr hohen Gehalt an Vitamin C und Antioxidantien. In früheren Zeiten trank man den Tee zur Vorbeugung vor Skorbut, einer Vitamin-C-Mangelerkrankung. Und auch in unserer Zeit wird der Tee besonders wegen seines hohen Gehalts an Antioxidantien immer noch empfohlen. Es wurde festgestellt, dass die heilenden Inhaltsstoffe durch das Übergießen mit kochendem Wasser nicht zerstört werden. Neuere wissenschaftliche Untersuchungen haben gezeigt, dass Kiefernnadeln wie auch die Kiefernrinde einen relativ hohen Gehalt an oligomerischen Proanthocyaniden enthalten. Diese Stoffe schützen die Zellen vor freien Radikalen und gelten als krebsabwehrend. Ihre antioxidative Schutzwirkung ist fünfzig Mal höher als jene von Vitamin E.

Aufgrund seiner durchblutungsfördernden, antiseptischen und hautreizenden Wirkung ist das Harz der Kiefer ein Bestandteil vieler Salben und Öle zum Einreiben bei Rheuma, Gicht, Gelenkschmerzen, Neuralgien und kleineren Hautverletzungen. Auch als Brustsalbe bei Husten und Bronchitis wird es verwendet.

Kiefernsalbe

8 EL Olivenöl oder Johanniskrautöl
20 g Bienenwachs
1 EL Honig
10 Tropfen ätherisches Kiefernnadelöl

Das Öl in einem Topf erwärmen. Wachs und Honig darin auflösen. Den Topf vom Herd nehmen und das Kiefernnadelöl dazurühren. In ein Salbengefäß füllen.

Zur Bereitung der Kiefernsalbe kann man auch frisches, weiches, sauberes Kiefernharz, so wie es aus dem Baum austritt, sammeln. Dieses wird dann in einem Topf bei milder Hitze und unter ständigem Rühren geschmolzen. Olivenöl dazurühren (auf ca. 50 g Harz 40 ml Olivenöl), durch ein Sieb streichen und in Salbendosen füllen.

Diese Salbe wirkt wundheilend und durchblutungsfördernd. Bei Muskel- und Gliederschmerzen bei rheumatischen und neuralgischen Beschwerden massiert man sie an den betroffenen Körperstellen ein. Da sie leicht streichfähig ist, eignet sie sich gut für Einreibungen bei Muskelverspannungen.

Saunaaufguss

Jeweils 10 Tropfen ätherische Öle aus:
Kiefernnadeln
Eukalyptus
Myrte

Miteinander mischen und in eine kleine Tropfflasche füllen. Reicht für mehrere Aufgüsse, pro Kelle zirka 5 Tropfen.

In der Bachblütentherapie wird aus der Kiefer das Mittel »Pine« hergestellt. Es stärkt das Selbstvertrauen und hilft Menschen, die besonders unter Schuldgefühlen leiden.

Botanische Erkennungszeichen der Waldkiefer

Vorkommen	in fast ganz Europa und in Asien
Standort	meist angepflanzt auf Sandböden, in den Alpen bis auf 1800 m Höhe
Höhe	bis 40 m
Rinde	dicke Rinde, weiter oben rötlich gefärbt
Nadeln	4–8 cm lang, paarweise in einer Scheide sitzend, halbrund, spitz, meist etwas gedreht
Blüten	Mai bis Juni, einhäusig, weiblich: rot, zu zweien oder mehreren an der Spitze der Triebe, kugelig, werden später zu Zapfen; männlich: eiförmig, gelblich, zu vielen an den schwächeren Trieben
Früchte	zirka 4 mm große Nüsschen mit zungenförmigem Flügel, in Zapfen sitzend
Zapfen	kleiner und kugeliger als Tannen- und Fichtenzapfen, brauchen zur Reife 2 Jahre, eiförmig-länglich, 3–8 cm lang, gestielt, hängend, öffnen sich bei geringer Luftfeuchte, schließen sich bei Regen
Sammelzeit	junge Triebe im April oder Mai
Inhaltsstoffe	ätherische Öle, Gerbstoff, Bitterstoff, Vitamin C, Terpene, Flavonoide
Holz	rötlich, harzreich, dauerhaft, widerstandsfähig, schwerer als Tannenholz

Der Kirschbaum

Prunus avium, Süßkirsche, Vogelkirsche
Prunus cerasus, Sauerkirsche
Familie der Rosengewächse, *Rosaceae*

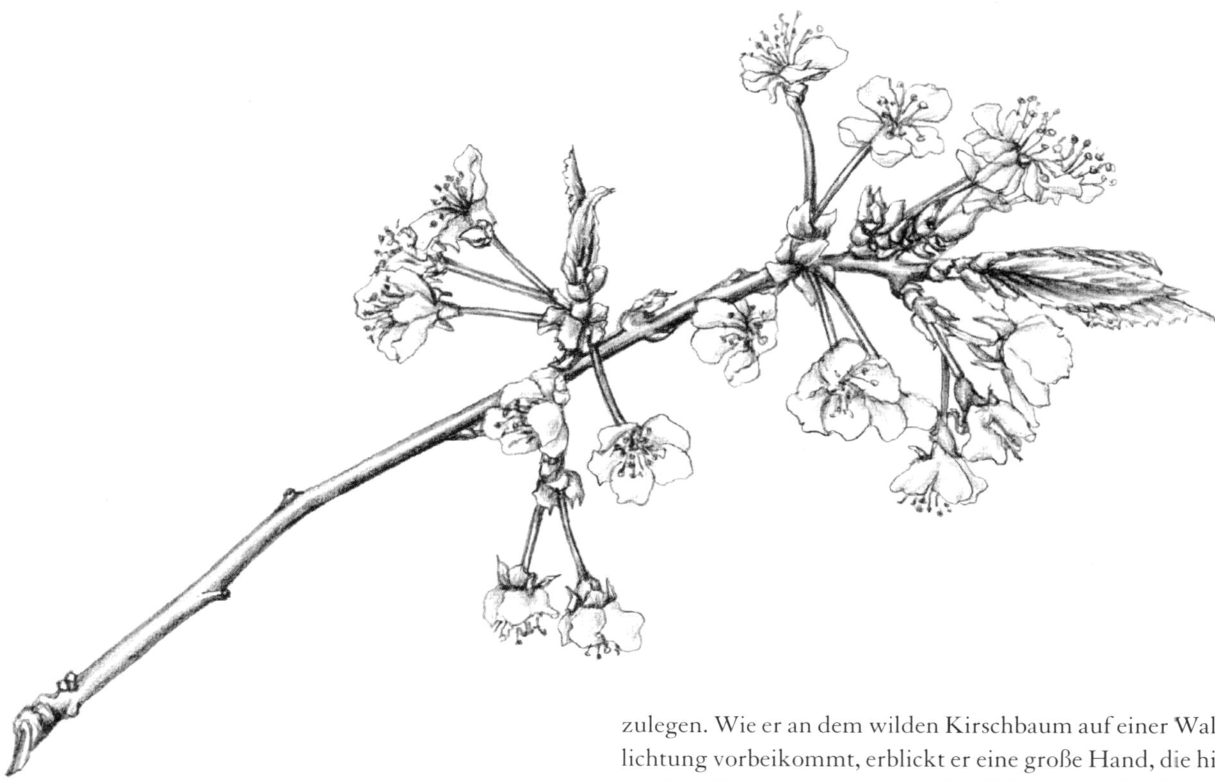

Unter dem Kirschbaum ist es einem nicht ganz geheuer; besonders bei Mondlicht huschen dort allerlei Gestalten vorbei. Als unheimlich wird dieser Baum in Märchen und Sagen, besonders aber in Gespenstergeschichten beschrieben. Wie die Erle soll auch der Kirschbaum die Wohnstätte der Wald- und Baumgeister sein. Während die Erlengeister ziemlich robust in Blätter, Rinde oder Moos gekleidet erscheinen, haben die Geister des Kirschbaums etwas vom blassen Licht des Mondes: Sie tragen weiße oder grünliche Schleier, sind richtige Gespenster, bleich und durchsichtig. Auch die Seelen der Verstorbenen treiben sich dort herum. Besonders wenn der Baum in voller Blüte steht, tanzen die Elfen im Mondlicht um den schimmernden Stamm. Wehe dem, der ihrer Einladung folgt und mitmacht! Es wird sein letzter Tanz sein. Am anderen Morgen wird man ihn tot unter dem Kirschbaum finden.

Von einem Wanderer wird berichtet, der das helle Mondlicht nutzen wollte, um noch ein Stück Weg zurückzulegen. Wie er an dem wilden Kirschbaum auf einer Waldlichtung vorbeikommt, erblickt er eine große Hand, die hinter dem Baum hervorschaut. Plötzlich springt der Besitzer der Hand, ein großer Geist, vom Baum herunter und ist ebenso schnell wieder verschwunden. Der verstörte Wanderer eilt von diesem gespenstischen Platz, dreht sich aber noch einmal nach dem Baum um. Das hätte er lieber nicht tun sollen, denn, so heißt es, seit diesem Moment blieb ihm der Hals verdreht.

Um den Grund für die Verknüpfung des Kirschbaums mit dem Unheimlichen und dem Mondlicht herauszufinden, muss man sehr weit zurückgehen: Zu allen Zeiten sahen die Menschen einen Zusammenhang zwischen dem Wachsen und Absterben in der Pflanzen- und Tierwelt und dem zu- und abnehmenden Mond. Er galt als Antrieb des vegetativen und animalischen Lebens. Der Bauer richtete sich mit der Aussaat, der Ernte, dem Viehtrieb und anderen Arbeiten nach dem Mond. Der Holzfäller ging nur bei bestimmtem Mondstand in den Wald, um Bäume zu schlagen, und der Müller regulierte den Lauf des Mühlenbachs nur, wenn der Mond in einem guten Wasserzeichen stand. Bis in antike Zeiten lässt sich dieser Brauch zurückverfolgen. Von den Germanen wird uns berichtet, dass sie sich in verschiedensten Arbeiten nach dem Mond richteten.

In den alten Büchern, die sich mit der Heilkunde befassen, sind ganze Kapitel dem Mond gewidmet. Hildegard von Bingen gibt in ihrer »Heilkunde« genaue Anweisungen, bei welchem Mondstand man welche Arbeit zu verrichten und welche Arznei man zu verabreichen hat. Auch der große Arzt Paracelsus beschrieb die Kraft des Mondes, auf die man beim Verarbeiten von Heilmitteln zu achten habe. Von diesem Wissen sind heute nur noch einige Bauernregeln übrig geblieben, die wir zwar nicht mehr verstehen, die aber gelegentlich noch befolgt werden.

Ohne den Mond gibt es kein Leben auf der Erde. Als ständiger Begleiter unseres Planeten sorgt er mit der täglichen Drehung der Erde für den Tag-Nacht-Rhythmus. Er bewegt die riesigen Wassermassen der Meere und erzeugt so Ebbe und Flut.

Das weibliche Element stand eng mit dem Mondzyklus und den damit verbundenen Festen und Ritualen in Zusammenhang. Vier Wochen braucht der Mond, um die Erde zu umrunden, und in einem Vier-Wochen-Rhythmus wiederholt sich auch die Monatsblutung der Frau. Deshalb wurde der Mond in allen früheren Kulturen als Symbol einer Göttin verehrt. Isis, Hekate, Ischtar, Artemis und wie sie alle hießen, trugen die Mondsichel oder den vollen Mond als ihr persönliches Attribut. Er symbolisierte die Fruchtbarkeit der Erde, das Werden und Vergehen, den Rhythmus von Tod und Wiedergeburt. Der Mond zeigt diesen Wandel am Himmel an. Er schwillt an, wird kleiner, versinkt im Dunkel und taucht wieder neu auf. In der Hand der Göttinnen symbolisierte er das Leben und Sterben. Die Göttin war deshalb nicht nur das lebenserhaltende Prinzip, sondern auch die Herrin der Unterwelt, als welche sie in erschreckenden Aspekten dargestellt wurde. Besonders Artemis war als Göttin des Todes bekannt, und gerade ihr war der Kirschbaum als heiliger Baum geweiht. Er galt als besonderer Mondbaum, vielleicht seiner silbrigen Rinde wegen. Auch einer Göttin der Germanen war der Kirschbaum zugeordnet.

Mondbaum und Mondgöttin gehörten zusammen, und aus den Fahrten der Göttin in die Unterwelt, aus den alten Einweihungsriten, die auf den Tod vorbereiten sollten, sind die Gespenstergeschichten geworden. Das ursprüngliche

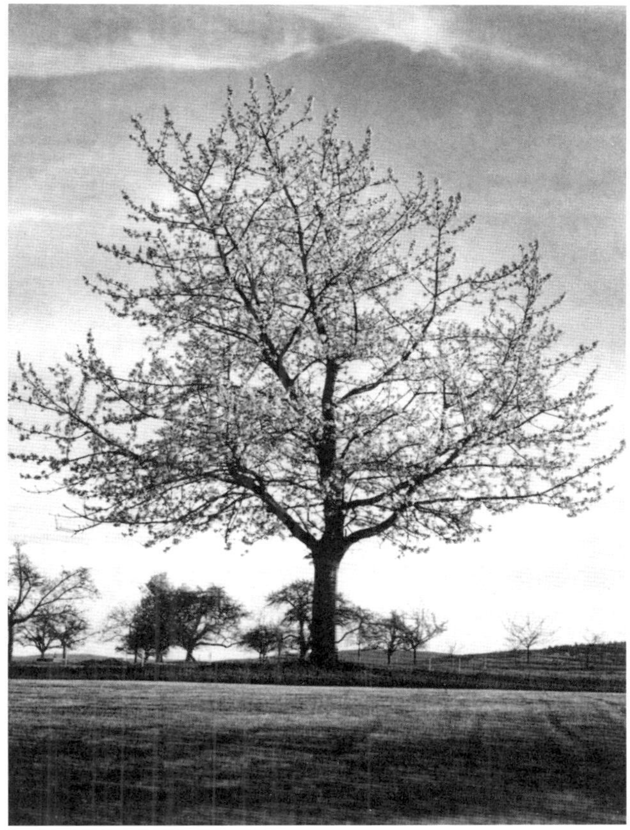

Ganzheitssymbol von Leben und Tod zugleich hat sich auf Geschichten vom Unheimlichen reduziert. Die christliche Symbolik hat die Kirsche, wie den Apfel, zu einer verbotenen Frucht gemacht. Auf einem Bild von Tizian, »Die Madonna mit den Kirschen«, ist die Himmelsgöttin Maria mit Kirschen dargestellt. Gemäß der alten Kirchenlehre bedeutet dies: Sie hat die Sünde auf sich genommen, um sie durch ihre Reinheit ins Gute zu wandeln.

Auf der Fährtensuche nach der ursprünglichen mythologischen Bedeutung des Kirschbaums trifft man auf alte Volksbräuche, die sich bis in unsere Zeit hinübergerettet haben. Kirschzweige sind heute noch einer weiblichen Gottheit geweiht. Die »Barbarazweige« werden an ihrem speziellen Tag, dem 4. Dezember, geschnitten und in einer mit Wasser gefüllten Vase an einem warmen Ort aufgestellt. Bis Weihnachten sollen sie erblüht sein. Ist das nicht der Fall, so

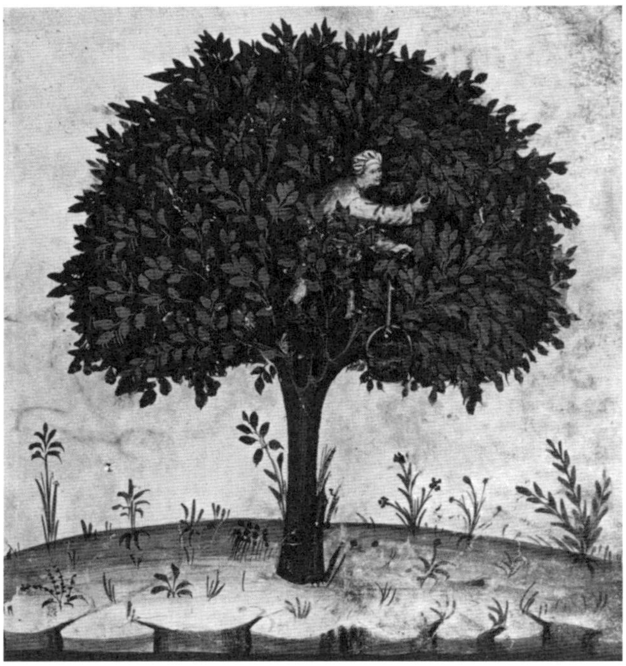

galt dies früher als schlechtes Omen für das kommende Jahr. Dieses Orakel hatte aber nur seine Gültigkeit, wenn die Kirschzweige von einem jungen Mädchen gebrochen worden waren. Von den vielen Kirschbaumbräuchen, die sicher einmal bestanden haben, ist nur noch dieser übrig geblieben.

Auf einem anderen Kontinent jedoch, in Japan, wird kein anderer Baum so verehrt wie der Kirschbaum. Die Japaner vergöttern ihn geradezu. Ihm zu Ehren wird ein eigenes Fest, das Kirschblütenfest, veranstaltet. Dieser Brauch ist nahezu tausend Jahre alt. Wenn die Bäume im Frühjahr in ihrer vollen Blütenpracht stehen, pilgern dort tausende von Menschen hinaus aufs Land, um sich an der Pracht zu erfreuen. Die Kirschbäume um Kyoto sollen die schönsten sein. In unzähligen Gedichten und Bildern ist die Pracht der Blüten festgehalten. An den Früchten der Kirschbäume sind die Japaner nicht sonderlich interessiert; doch an Blütenkirschen haben die Gärtner Japans eine sehr große Auswahl gezüchtet. Mitte des 19. Jahrhunderts kam die erste japanische Blütenkirsche nach Europa. Heute kann man viele verschiedene Arten bei uns erstehen.

Umgekehrt verhält es sich bei uns: Unsere einheimischen Kirschbäume haben große, schmackhafte Kirschen zu tragen. Die Blüten stehen an zweiter Stelle. Die Süßkirschenbäume haben die Süß- oder Vogelkirsche, *Prunus avium,* als gemeinsamen Stammbaum. Dieser Baum kommt ursprünglich aus dem Balkan und dem östlichen Persien. Die ersten Kulturformen der Süßkirsche wurden im Gebiet um das Schwarze Meer gezüchtet und durch die Römer in Mitteleuropa verbreitet. Hier ist der Baum verwildert und in den Wäldern heimisch geworden. Er hat eine glatte, graue Rinde, die am unteren Ende des Stammes starke Risse zeigt. Im Mai erscheinen die weißen Blüten. Sie sind zwittrig; die Befruchtung übernehmen die Bienen. Eine Befruchtung findet aber nur statt, wenn die Pollen von einem anderen Baum stammen. Deshalb tragen allein stehende Kirschbäume keine Früchte. Aus den kleinen, tiefschwarzen Kirschen braut man im Schwarzwald das berühmte Kirschwasser. Aber auch Marmeladen, Gelees und Säfte kann man daraus herstellen. Das gelbbraune Holz des Kirschbaums wird zu Musikinstrumenten und Möbelfurnieren verarbeitet.

Die Sauerkirschen haben einen anderen Vorfahren. Sie sind aus der wilden Sauerkirsche, *Prunus cerasus,* der asiatischen Weichselkirsche, entstanden.

Carl von Linné, große der schwedische Naturforscher und Botaniker des 18. Jahrhunderts, der die Pflanzen in einem Ordnungssystem zusammenfasste, hat den Kirschbaum zu den Rosengewächsen gezählt. Zur Einteilung der Pflanzen hat sich Linné vom Schönsten, nämlich von den Blüten der Pflanzen, leiten lassen. Demnach haben alle Rosengewächse fünf Blütenblätter, einen fünfzipfligen Kelch, eine wechselnde Anzahl von Staubblättern und einen oberständigen Stempel. Sieben Rosengewächse fasste Linné zur Gattung *Prunus* zusammen: Kirsche, Schlehe, Mandel, Pflaume, Aprikose, Pfirsich und Kirschlorbeer.

Heilanwendung

Die Kirsche wird in der heutigen Naturheilkunde kaum mehr verwendet. Früher waren die Blätter, die Stiele und das aus dem Stamm fließende Harz, das Gummi, als harntreibende, schleimlösende Mittel bekannt.

Die jungen Blätter können im Frühjahr gesammelt werden und passen gut in Hausteemischungen. Der Tee aus den getrockneten Fruchtstielen wirkt entwässernd und schleimlösend, besonders bei hartnäckigem Husten der Kinder. Er wird außerdem bei Blasenentzündung und Durchfall empfohlen. Für die Zubereitung dieses Tees wird 1 Teelöffel der getrockneten Stiele mit 1 Tasse kochendem Wasser übergossen und zirka 10 Minuten ziehen gelassen. Bei Bedarf täglich 2 Tassen davon schluckweise trinken.

Das Katzengold oder Kirschgummi genannte Harz des Kirschbaums löste man nach einer alten Vorschrift in warmen Wein auf und erhielt so einen Hustentrank. Dieses Harz kann auch ohne Alkohol zu einem wirksamen Hustengetränk bereitet werden. Ein etwa erbsengroßes Stück wird mit 1 Tasse Wasser erwärmt, einige Minuten gekocht und abgeseiht. Dieser Tee wird dann schluckweise getrunken.

Die größte Heilwirkung aber sprach man dem aus den Früchten gebrannten Kirschwasser zu. Es war hoch geschätzt als Heilmittel für einen schwachen Magen, gegen Ruhr, Gicht, Fieber und viele andere Gebrechen.

Kirschsaft ist blutbildend und wird als Diätgetränk auch bei niedrigem Blutdruck empfohlen.

Das in der Volksheilkunde seit sehr langer Zeit verwendete Kirschkernkissen erlebt zurzeit wieder eine Renaissance. Zur Herstellung eines Kissens sammelt man etwa 400 g Kirschkerne. Diese werden in Wasser gekocht, um an ihnen haftendes Fruchtfleisch zu entfernen. Dann legt man die Kerne auf einem Küchentuch aus und lässt sie gut trocknen. Nun werden sie in ein Leinen- oder Baumwollsäckchen gefüllt. Dieses wird auf dem Heizkörper oder im Backofen (bei 100 Grad 10 Minuten) erwärmt. Die ganz besondere Wärme des Kirschkernkissens wirkt muskelentspannend und schmerzlindernd bei Rückenschmerzen, Hexenschuss und Rheuma. Auf den Bauch gelegt mildert es bei Babys Bauchschmerzen und bei Frauen krampfartige Menstruationsbeschwerden. Durch die große Oberfläche der Kirschkerne hält das Kirschkernkissen sehr lange seine angenehme Wärme. Es kann aber auch Kälte speichern. Dafür wird es einige Stunden in das Gefrierfach gelegt. So ergibt es eine kalte Auflage, zum Beispiel bei Sportverletzungen oder nach Zahnextraktionen.

Verwendung in der Küche

Die wilden Süßkirschen ergeben ein sehr gutes Gelee. Der Saft wird mit der gleichen Menge Zucker eingekocht.

Für eine Marmelade werden sie entsteint und mit der gleichen Menge Zucker eingekocht. Je nach Geschmack kann man Zitronensaft, Kirschlikör oder Rum hinzufügen.

Kirschsaft schmeckt gut zu Vanilleeis oder Grießpudding. Mit Mineralwasser verdünnt ergibt er ein erfrischendes Getränk.

Kirschsaft

3 kg Kirschen
¾ l Wasser
Gelierzucker (auf 1 l Saft 350 g Gelierzucker)

Die Kirschen mit dem Wasser weich kochen. Durch ein Sieb passieren. Mit dem Zucker vermischen und nochmals etwa 5 Minuten kochen. In saubere Flaschen füllen.

Steinlikör

Eine Flasche zu drei Vierteln mit angequetschten Kirschkernen füllen. Eventuell 1 Stange Zimtrinde und/oder 1 aufgeschlitzte Vanilleschote beifügen. Mit Korn auffüllen, sodass die Flasche ganz gefüllt ist. Verschließen und 4 Wochen an einen warmen Ort stellen. Abseihen und mit Zuckerlösung vermischen. Für 1 l Ansatz kocht man dazu 300 g Zucker mit ½ l Wasser zu Sirup. In Flaschen füllen und nochmals einige Wochen ruhen lassen.

Kirschen im Hemd

Große Süßkirschen in steif geschlagenem Eischnee wenden und danach dick mit Puderzucker bestäuben. Auf ein gefettetes Blech legen und bei mittlerer Hitze goldbraun backen.

Tipp: Es erfordert einige Übung, bis das Eiweiß an den Kirschen hängenbleibt. Die Kirschen sollten dazu ganz trocken und das Eiweiß sehr fest sein.

Schwäbischer Kirschkuchen

4 Brötchen vom Vortag
2 Tassen Milch
60 g Butter
4 Eier
4 EL Zucker oder Honig
1 Tasse gemahlene Mandeln
1 Tasse geriebene Haselnüsse
1 TL Zimt
1 unbehandelte Zitrone, abgeriebene Schale und Saft
1 kg Kirschen (besonders gut eignen sich eingemachte Schattenmorellen), entsteint
1 Schuss Kirschwasser

Die Brötchen zerpflücken und in der Milch einweichen. Die Butter schaumig rühren, Eigelbe und Zucker oder Honig nach und nach dazugeben. Die Mandeln und Haselnüsse, Zimt, Zitronenschale und -saft mit den Brötchen vermengen und zu der Eiermasse geben. Die Kirschen dazugeben und den steifen Eischnee darunterziehen. In eine gefettete Springform füllen und bei 200 Grad 45 bis 50 Minuten backen.

Tipp: Man kann auch nur ein Brötchen verwenden und die restlichen durch gekochten braunen Reis ersetzen.

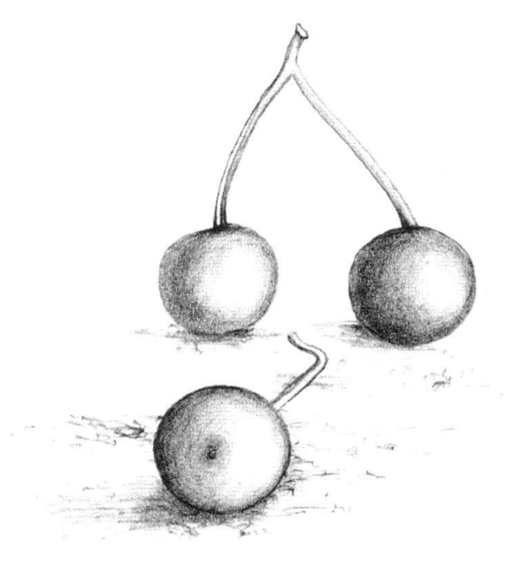

Botanische Erkennungszeichen der Süßkirsche

Vorkommen	ganz Europa, Naher Osten, Teile Asiens, Nordamerika
Standort	Waldränder bis auf 1500 m Höhe
Höhe	bis 20 m, breit, kegelförmige Krone
Rinde	graubraun, später silbriggrau, Ringelborke mit glatten, glänzend rötlich-grauen Abschnitten und waagrechten Korkwarzenbändern
Blätter	wechselständig, eiförmig zugespitzt, gesägt, auf der Unterseite behaart, am oberen Ende des 2–5 cm langen Stiels meist 2 rote Drüsen
Blüten	April bis Mai, zwittrig, einhäusig, weiß, 2–3 cm breite Blüten in Büscheln direkt am vorjährigen Holz
Früchte	einsamige, gestielte Steinfrüchte, Wildformen nicht größer als 1 cm im Durchmesser, klein, dunkelrot bis schwarz, großer Stein
Sammelzeit	Blätter: Mai bis Juni; Beeren: im Juli
Inhaltsstoffe	Früchte: Fruchtsäuren, Zucker, Mineralstoffe, Pektin, Vitamine; Fruchtstiele: Gerbstoffe, Säuren, Kirschgummi, Polysaccaride
Holz	gelblich-braun, gelblich-weiß, im Alter rotbraun, zäh, fest, elastisch, biegsam

Die Lärche

Larix europea
Familie der Kieferngewächse, *Pinaceae*

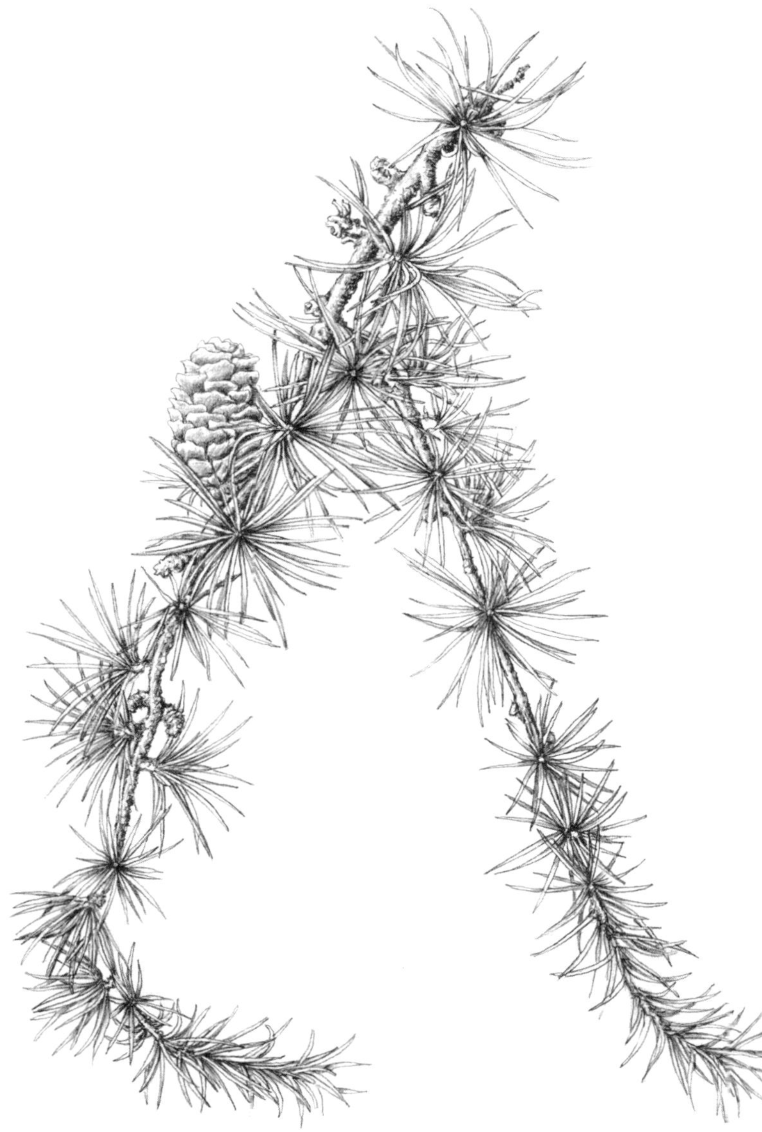

Die Lärche gibt unseren Wäldern Farbe und Heiterkeit. Sie begnügt sich nicht mit einem gleichfarbigen Nadelkleid, sondern wechselt im Laufe des Jahres die Farben. Im Frühjahr leuchten die zartgrünen Nadeln durch die dunklen Tannen- und Fichtenwälder. Noch bevor sie einen satten Ton annehmen, schmücken gelbe und purpurrote Blüten die Zweige. Wie kleine, bunte Lichter sitzen sie im zarten Nadelschleier. Im Herbst sind die Nadeln in Goldgelb getaucht, und oft hängen an den Lärchenbäumen noch wie Feenhaar Girlanden aus zarten Flechten. Im November wirft sie ihre Nadeln einfach ab. Das ist etwas sehr Außergewöhnliches für einen Nadelbaum, der doch das Sinnbild der Beständigkeit ist und seine Nadeln nicht einfach sang- und klanglos abwerfen kann.

Die Lärche tut es dennoch und trägt damit zur Fruchtbarkeit des Waldbodens bei. Ihre Nadeln bilden einen Humus, auf dem sich eine reiche Bodenflora entwickeln kann. Auch darin unterscheidet sie sich von den anderen Nadelbäumen. Im Lärchenwald ist es niemals dunkel, denn sie braucht zu ihrer vollen Entfaltung das Licht. Zusammen mit Kiefer, Erle, Birke, Zitterpappel und Eiche gehört sie zu unseren einheimischen Lichtbaumarten. Buche und Tanne führen lieber ein Schattendasein. Die Fichte kann sich nicht richtig entscheiden, sie gedeiht auch im Halbschatten.

Außer dem Licht liebt die Lärche die Luft der Höhen. Die herrlichsten Lärchenwälder Europas wachsen in den Höhenlagen der Alpen, der Tschechoslowakei, Polens und der Karpaten. Die Lärche ist ein Baum des Hochgebirges, dort fühlt sie sich am wohlsten. Zusammen mit der Bergkiefer und der Arve steigt sie in Höhen bis zu 2500 Metern hinauf, in die kein anderer Baum sich wagt. Dort oben trotzt sie Sturm und Schnee und klammert sich selbst an steil abfallende Abhänge.

Die Lärche ist schnellwüchsig und anspruchslos. Immer wieder hat man versucht, sie wie die Fichte und zusammen mit dieser in großen Monokulturen anzupflanzen. Zuerst wuchsen die kleinen Lärchen schnell heran und schienen die Fichten zu überrunden. Doch als der erste Schub vorbei war, holten die Fichten auf und überschatteten die Lärchen. So ist man vom Fichten-Lärchen-Wald wieder abgekommen. In kleineren Beständen wird die Lärche jedoch heute über ganz Europa verbreitet angepflanzt. Sie liefert ein sehr schönes und haltbares Holz. Es ist zäher und härter als das von Fichte, Kiefer und Tanne. Es enthält noch mehr Harz als das Kiefernholz, ist deshalb noch resistenter gegen Wurmfraß und Witterungswechsel und muss deshalb nicht mit Holzschutzmitteln behandelt werden. Auch Wassereinflüssen gegenüber ist das Lärchenholz standhaft. Deshalb gebrauchte man es früher für Wasserbauten, Wasserleitungen und die Bottiche und Kübel der Böttcher. Heute werden aus Lär-

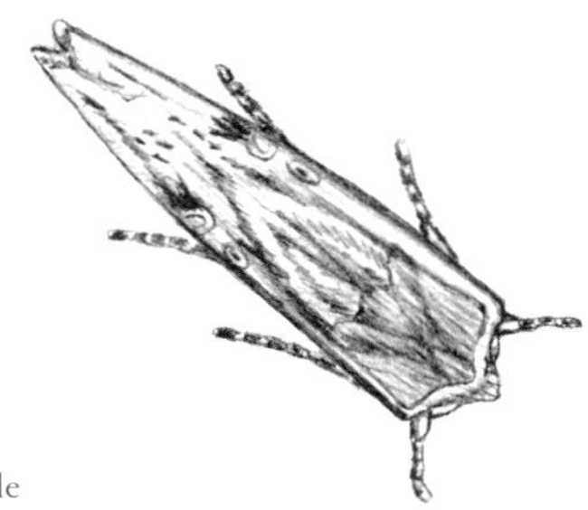

Graue Moderholzeule

chenholz Möbel, Wandvertäfelungen, Türen und Fenster gefertigt.

Bei einem Schindelmacher sah ich zum ersten Mal die dicke, karminrote Innenschicht der Lärchenrinde. Mit einem Beil spaltete er die Holzklötze zu Schindeln, die dicke Außenschicht flog auf den Ausschusshaufen. Früher hat man viele Häuser in den Alpengebieten mit Lärchenschindeln gedeckt. Nach einem Rückgang der Nachfrage sind die Schindelmacher wieder sehr beschäftigt, denn Schindeln sind wieder im Kommen.

Um die feinen und lieblichen Lärchen ranken sich die vielen Geschichten und Sagen von Waldfeen. Welcher andere Baum des Hochgebirges hätte sich so gut als Ruhe- und Tanzplatz für eine Wald- und Bergfee geeignet wie die Lärche? Während die knorrigen und schrulligen Berggnome sich lieber unter den Fichten und Tannen aufhalten, ist es, als hingen die zartgrünen Schleier der Waldfeen in den leichten Zweigen der Lärchen, wenn der Wind in ihnen spielt. Die Sagen erzählen von manch einem, der die Waldfräulein oder die Säligen, wie sie noch genannt wurden, gesehen haben will. Im Gegensatz zu vielen anderen Waldgeistern sind sie dem Menschen immer wohl gesonnen. Den verirrten Wanderer führen sie auf den Weg zurück, den Spinnerinnen helfen sie den Flachs zu spinnen, die Frauen unterstützen sie bei einer schweren Geburt oder nehmen die Kinder in Pflege, wie es das Waldfräulein in E.T.A. Hoffmanns Erzählung »Klein Zaches« tut. Hat ein Mensch umgekehrt den Waldfeen in irgendeiner Weise geholfen, belohnen ihn die Säligen tausendfach. Meist zeigen sie sich mit ihren »unerschöpflichen« Geschenken erkenntlich: mit Geldsäcken, die nie leer werden, Brotkästen, die immer gefüllt sind. Der Mensch darf jedoch nicht gegen die Gesetze der Natur verstoßen und den Lebensbereich der Waldfräulein zerstören. Dann verschwinden sie und mit ihnen der Segen und Reichtum der Landschaft.

Besonders die Jäger, die die Lieblingstiere der Waldfeen, die Gemsen, töteten, vertrieben die glückbringenden Frauen aus dem Revier. Viele Geschichten beschreiben solche Begebenheiten, wie die folgende aus dem Allgäuer Sagenschatz, in der ein Wildfräulein bei einer schweren Geburt ihre Dienste anbietet.

»Ein Weib in Hindelang lag in seiner schweren Stunde und wartete auf die Wehmutter. Aber sie kam nicht. Der Mann war am Verzweifeln, weil er seinem Weibe so gar nicht helfen konnte. Da klopfte es auf einmal ans Fenster. Eine Sälige vom Fräuleinstein stand draußen, die Gleiche, der die Leute im Tal den Namen Kolatsche gegeben hatten. Der Mann ließ sie herein; sie machte sich ohne ein Wort der Begrüßung sogleich an die Arbeit und tat für die Frau alles, was sein musste. Es wurde ein Büblein, ein ganz feines mit goldblondem Haar; die Eltern waren außer sich vor Freude. Das Fräulein aber nahm als Lohn nur ein Näpflein Milch. Wie nun der Bauer mit einer goldenen Münze seine Schuld begleichen wollte, schüttelte das Fräulein, das immer noch kein Wort gesprochen hatte, still den Kopf, und öffnete nur seinen dunklen Umhang ein wenig. Da strahlte dem jungen Vater ein Gürtel aus purem Gold entgegen, womit die Sälige sagen wollte, dass sie das wenige Gold des Bauern nicht brauche. Freundlich strich sie der Mutter über das Gesicht und dem Neugeborenen über sein Köpflein. Dann ging sie ohne Gruß, wie sie gekommen.«

Die Lärche galt wie die mit ihr verbundenen Säligen als wohltätig für den Menschen. Mit Räucherungen aus Lärchenholz glaubte man, böse Einflüsse abwehren zu können. Die Lärche galt als Sitz des guten, weiblichen Hausgeistes und wurde deshalb in den Alpen oft als Hausbaum in die Nähe der Höfe gepflanzt. Noch heute erinnern Flur- und Ortsnamen, besonders in Süddeutschland, an die alten Sagen um die Waldfeen. So gibt es noch Plätze, die »Frauenstein«, »Säligenberg«, »Fräuleinwiese« oder »Saligental« heißen.

Heilanwendung

Das Harz der Lärchen gehört zu den begehrtesten Heilmitteln aus der pflanzlichen Apotheke. Die Bäume werden angebohrt und der austretende Harzsaft gesammelt. Er wird gereinigt und unter dem Namen Lärchenterpentin in den Handel gebracht. In den alten Apotheken standen gleich mehrere Terpentinarten zur Auswahl. Das gebräuchlichste war das Kiefernharz. Von diesem gab es wiederum verschiedene Sorten. Das Lärchenterpentin ist eine gelbliche bis bräunliche, honigdicke Flüssigkeit. Es riecht feiner als die anderen Harze, schmeckt würzig und leicht bitter. Venedig war der Hauptumschlagplatz für dieses Harz, und deshalb nannte man es Venezianisches Terpentin. Heute wie damals wird es hauptsächlich in den Bergen Südtirols gewonnen. Die Bäume werden angebohrt und die Öffnung mit einem Holzzapfen wieder verschlossen. In Abständen lässt man den angesammelten Saft ausfließen.

Das Lärchenharz wird zu verschiedenen Heilmitteln verarbeitet. Im »Arzeney-Schatz« des Johann Schröder aus dem Jahre 1685 ist über das Lärchenharz Folgendes verzeichnet: »Es warmet / erweichet / abstergiret / wird innerlich gebrauchet in Reinigung der Lungen / Gonorrhaea (mit Wegerichwasser und Agstein) treibet den Harn / und laxiert. Eusserlich gebrauchen ihn die Wundartze. sehr offt / und bald in allen Pflastern / dann er treibet das Aiter / zeitiget und heilet die Rauden.«

In der Pflanzenheilkunde wird das Lärchenharz noch heute hauptsächlich zur Salbenherstellung verwendet. Es wirkt durchblutungsfördernd, wundheilend, desinfizierend und schleimlösend. Eine Lärchenharzsalbe hilft bei rheumatischen Schmerzen, Hexenschuss und Neuralgien. Als Wundsalbe desinfiziert sie, zieht den Eiter heraus und beschleunigt den Heilvorgang. Lärchenharzsalben verwendet man auch zur Behandlung von schlecht heilenden Wunden und Geschwüren. Paracelsus lobte das Lärchenharz als einen Balsam, der »den Körper nicht faulen lässt«. Als Brustsalbe erleichtert sie das Abhusten des Schleims bei Husten. Die Salbe wird in der Tierheilkunde zur Behandlung von Huf- und Klauenverletzungen, sowie bei Wunden eingesetzt.

Der innere Gebrauch des Lärchenharzes und seine Verarbeitung ist nicht ganz ungefährlich. Das Harz regt die Nieren an, kann sie jedoch bei übermäßigem Gebrauch auch stark reizen. Kleinere Mengen des festen Harzes, im Mund zerkaut, sind jedoch ein unschädliches Mittel bei Katarrhen der Atemwege.

Die aus den Nadeln zubereiteten Bäder haben die gleiche Wirkung wie jene aus Tannen- und Fichtennadeln.

Lärchenharzsalbe

1 haselnussgroßes Stück Lärchenharz
5 EL Ringelblumenöl
5 EL Johanniskrautöl
8 g Bienenwachs

Das Harz zerkleinern und langsam in einem Topf schmelzen, dabei ständig rühren. Die beiden Öle dazugeben. Dann das Wachs etwas zerkleinern und darin auflösen. Vom Herd nehmen und sofort in bereitgestellte Salbengefäße füllen. Diese Salbe ist sehr gut haltbar. Sie ist eine ausgezeichnete Wund- und Heilsalbe, die sich bei Mensch und Tier bewährt hat. Bei der äußerlichen Anwendung von Lärchenharz-Zubereitungen können in seltenen Fällen allergische Hautreaktionen auftreten. Bei Überempfindlichkeit gegenüber ätherischen Ölen und bei akuten Entzündungen der Atmungsorgane sollen Lärchenverarbeitungen nicht verwendet werden.

Tipps: Um Lärchenharz zu sammeln, braucht man keine Bäume zu beschädigen. Wenn man sich etwas Zeit nimmt, findet man sicher einen verletzten Baum, an dessen Rinde etwas Harz ausgetreten ist. Das Harzstück sollte möglichst von Verunreinigungen frei sein.

Zur Bereitung der beiden Kräuteröle füllt man ein Glas mit frischen Kräutern (siehe mein Buch »Medizin der Erde«), übergießt sie mit nativem Olivenöl und verschließt sie. 2 Wochen an der Sonne oder an einem warmen Ort stehen lassen, dann abfiltrieren.

In der Bachblütentherapie wird aus der Lärche das Mittel »Larch« hergestellt. Es stärkt das Selbstvertrauen, inspiriert zur Kreativität und wirkt gegen Minderwertigkeitsgefühle.

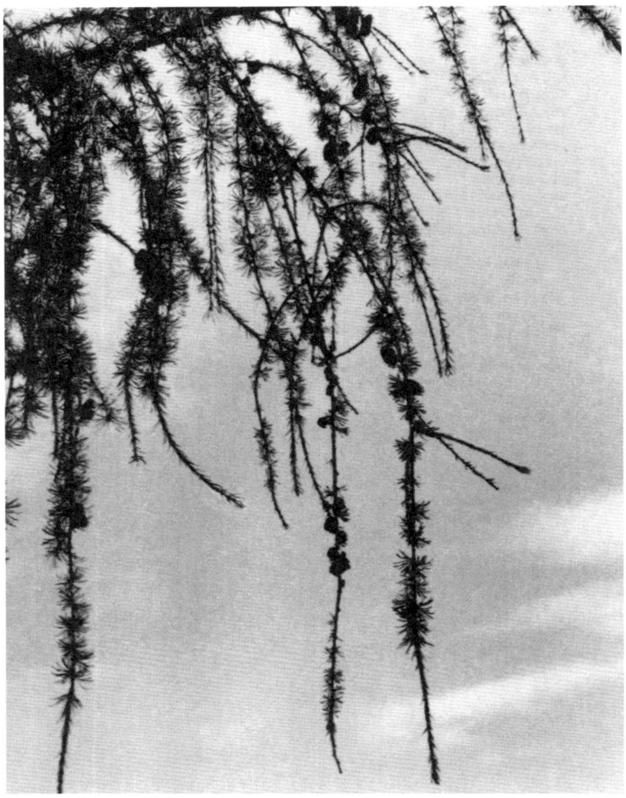

An alten Lärchen wächst ein in der alten traditionellen Heilkunde sehr geschätzter Baumpilz, der Lärchenschwamm, *Lariciformes officinalis*. Man findet ihn in den Alpen, in subalpinen Fichten- und Lärchenwäldern, oft nahe der Waldgrenze. Er hat eine weißliche, blassgraue oder bräunliche Oberseite. Diese ist mit einer dünnen Kruste besetzt, die im Alter Risse bildet. Der Fruchtkörper dieses Pilzes fehlte in früheren Zeiten in keinem Lebenselixier. Er wurde zahlreichen Arzneien zur Behandlung von schweren Infektionskrankheiten, Rheuma, Gicht, Gelbsucht und Nachtschweiß bei Tuberkulosekranken beigefügt. Die Inhaltsstoffe des Lärchenschwamms wirken auch drastisch abführend. Dieses stark wirksame Mittel kann bei unsachgemäßer Einnahme Nebenwirkungen erzeugen. Es ist deshalb auch in den Apotheken nicht mehr frei verkäuflich. Als homöopathisches Mittel »Agaricus albus« ist es frei von Nebenwirkungen.

Botanische Erkennungszeichen

Vorkommen	Mittel- und Osteuropa, vor allem in den Alpen
Standort	Gebirgswälder bis auf 2500 m Höhe, gerne allein stehend
Höhe	bis 50 m, sommergrüner Nadelbaum, breite, kegelförmige Krone
Rinde	gelblich, glatt bei jungen Bäumen, später grau, Innenseite rötlich, sehr dick und tief rissig, Schuppenborke, äußerlich graubraun, innen rötlich-violett
Nadeln	bis 3 cm lang, an den Langtrieben einzeln, an den Kurztrieben in Büscheln, zart und nicht stechend, hellgrün, fallen im Herbst gelblich verfärbt ab
Blüten	März bis Mai, einhäusig; weiblich: purpurrote, aufrechte Zäpfchen, blühen zwei Wochen früher als die männlichen, um so von Pollen fremder Bäume bestäubt zu werden; männlich: bis 1 cm lang, weißlich-gelbe, eiförmige Kätzchen, hängend
Zapfen	aufrecht, rundlich, bis 5 cm lang, klein, eiförmig, zuerst hellbraun, dann grau, Samen reifen im Oktober bis November, hellbraun mit Flügeln, Zapfen ohne Samen bleiben mehrere Jahre am Baum
Sammelzeit	Nadeln Mai bis Juni
Inhaltsstoffe	Harzsäuren, ätherische Öle, Bernsteinsäure, Bitterstoff, Farbstoff
Holz	rötlich, im Alter braunrot, harzreich, fest, hart, elastisch, zäh, trag- und druckfest

Die Linde

Tilia cordata, Winterlinde
Tilia platyphyllos, Sommerlinde
Familie der Malvengewächse, *Malvaceae*

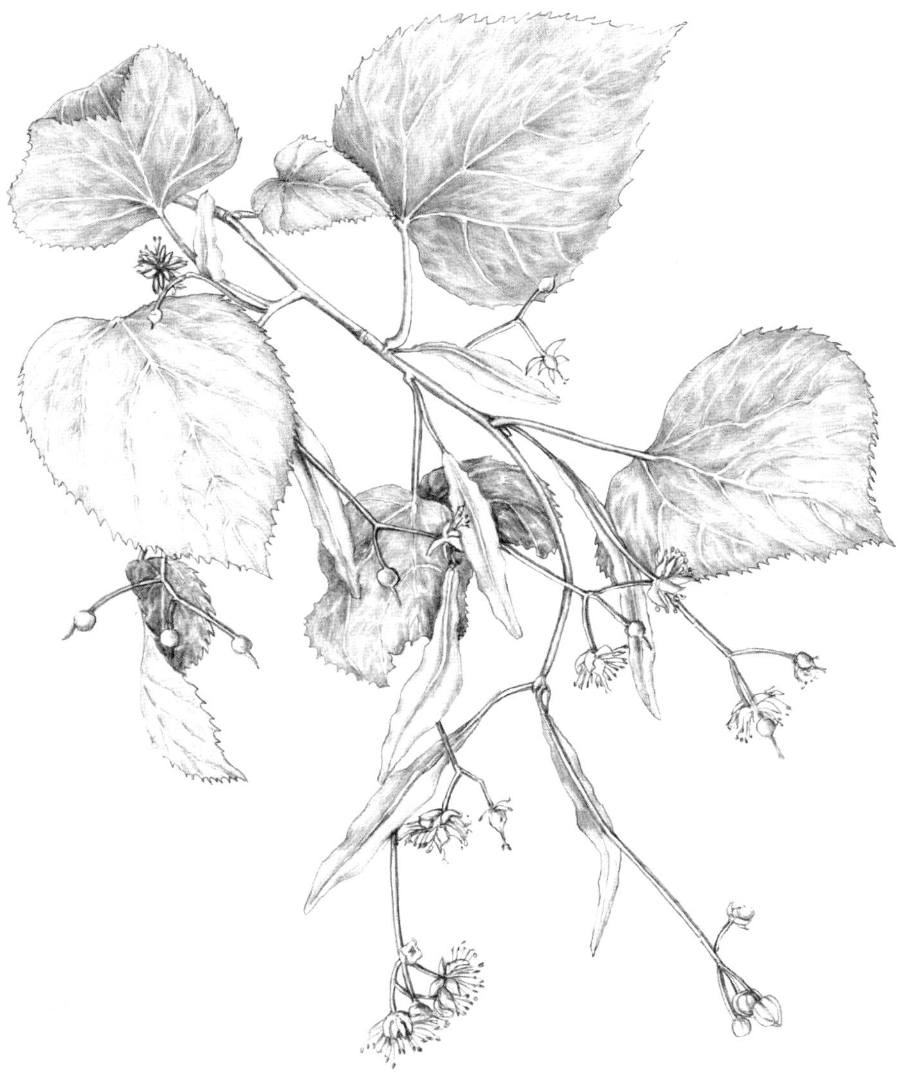

Linde – allein schon der Klang des Namens dieses Baums weckt Bilder, Träume, Düfte und Töne. Warme, milde Sommerluft, der Duft von Blüten und Honig, das Summen vieler tausend Bienen. Es ist schon so oft beschrieben worden, dass man es nicht mehr hören kann. Aber wenn man dann wirklich in einer Sommernacht durch eine Lindenallee schlendert, empfindet man alle Lobeshymnen auf die Linde noch untertrieben.

Alles an der Linde ist weich und süß, eben lind. Um so viel wie möglich an der Linde teilzuhaben und ihrem mütterlichen Busen so nah wie möglich zu sein, haben die Menschen seit langen Zeiten die Linde zum klassischen Mittelpunkt ihrer Dörfer und Städte gemacht. Diese Liebe beruht auf Gegenseitigkeit. Auch die Linde scheint die Nähe des Menschen zu lieben; sie wächst nicht gern, Baum an Baum gedrängt, im Wald. Auf dem Dorfplatz breitet sie sich gewaltig aus, weich und einhüllend wölbt sie ihre Krone über die Bänke, manchmal schon seit über tausend Jahren. Ganze Bücher voller Gedichte, Lieder, Sagen sind darüber geschrieben worden, was sich im Schatten dieses Baumes alles

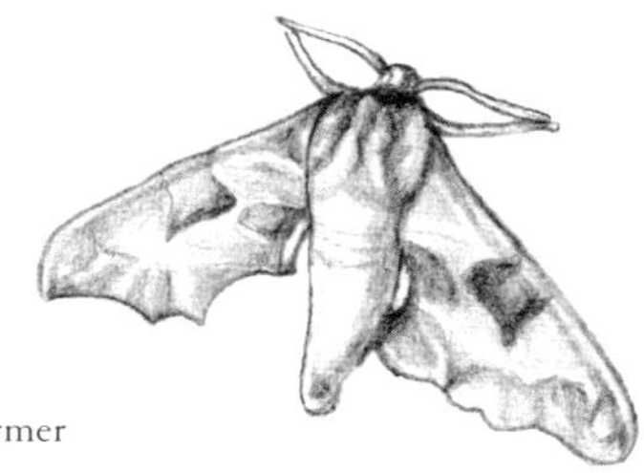

Lindenschwärmer

zugetragen hat. Junge Paare tanzten im Mittelalter, begleitet von der Handtrommel, um den Baum; besonders im Mai löste ein Tanzfest das andere ab. Im Lauf der folgenden Jahrhunderte änderten sich die Trachten, Instrumente und Tänze, aber die alte Linde blieb der Mittelpunkt vieler Feste.

Unter der Linde soll Zwergenkönig Laurin die Schwester Dietrichs von Bern geraubt haben, soll Siegfried den Drachen besiegt haben. Walther von der Vogelweide bereitete in seinem berühmten Gedicht das Liebeslager aus Heidekraut und Rosen unter der Linde, und sicher taten es viele Paare im Laufe der folgenden Jahrhunderte ebenso. Überhaupt sind die meisten Lindengeschichten zugleich auch Liebesgeschichten, denn die Linde ist der Baum der Liebe. Sie war natürlich einer Göttin geweiht. In der Antike wurden der Liebesgöttin Aphrodite unter einer Linde Opfer dargebracht. Die Germanen verehrten Freya, die Göttin der Liebe und des Glücks, in der Linde. Später sind dann aus den vielen Freyalinden die Marienlinden geworden. Als Baum der Liebe trägt die Linde tausende von kleinen Herzen an ihren Zweigen: Ihre unregelmäßig geformten Blätter haben nämlich genau die Form des Herzens.

Der Baum der Freya war für die Germanen zugleich auch der Gerichtsbaum, unter dem ihre Gerichtsverhandlungen und Thingversammlungen abgehalten wurden. Freyas Baum, so glaubten sie, könne bewirken, dass die reine Wahrheit ans Licht komme. Bis in unsere Zeit waren die Linden Gerichtsbäume, und viele der alten Linden, die heute noch stehen, waren einmal Gerichtssaal und Richtstätte zugleich. Durch den süßen Duft dieses Baumes hat sich sicher so mancher Richter zu einem milderen Urteil bewegen lassen. Unter Eichen gefällte Urteile wären vielleicht strenger ausgefallen. So gibt es nicht nur Geschichten um die Liebe, die sich um die alten Linden ereigneten, sondern auch viele Sagen und Märchen, die von weisen oder ungerechten Urteilen unter Linden erzählen. In seiner Geschichte »Die drei Linden« hat Hermann Hesse von solch einem Linden-Urteil erzählt.

Doch was hat die Linde mit dem Lindwurm gemeinsam? Um diese Frage zu beantworten, müssen wir wieder in germanische Zeiten hinabtauchen. Ein Lindwurm ist ein ganz »gewöhnlicher« Drache, der sich jedoch von anderen durch seine Flügellosigkeit unterscheidet. Er kann sich nicht in die Lüfte erheben, ist aber dafür auf der Erde umso wendiger. Die deutsche Bezeichnung »Linde« geht auf einen germanischen Baumnamen zurück, der seine Wurzel in dem indogermanischen Adjektiv *lento-s,* biegsam, hat. Die Biegsamkeit des Lindenbastes und des Holzes scheint der Linde ihren Namen verliehen zu haben. Auch der Lindwurm verdiente diese Bezeichnung, denn er ist besonders *lint,* das heißt biegsam und beweglich.

Außer dieser etymologischen Erklärung gibt es noch eine recht abenteuerliche Geschichte, die einen weiteren Zusammenhang der Linde mit dem Lindwurm beschreibt: In der Siegfriedsage kämpft der junge Held mit einem riesigen Lindwurm. Fafnir ist ein ekelhafter, sich windender Drache, der rote und blaue Flammen speit. Siegfried gelingt es, den Drachen mit seinem Schwert zu töten. Das Drachenblut konnte, wie zu dieser Zeit jeder wusste, Unsterblichkeit verleihen. Also badete Siegfried im Blut des Lindwurms. Und gerade in diesem Moment fiel von einer nahestehenden Linde ein Blatt, das genau zwischen Siegfrieds Schulterblättern haften blieb. Diese Stelle sollte ihm später zum Verhängnis werden. Wieder unter einer Linde, gab ihm Hagen den Todesstoß, genau in diese seine einzige verwundbare Stelle hinein.

Als niemand mehr an Drachen glaubte und es verboten war, unter heiligen Bäumen heidnischen Göttern zu opfern, waren es die Linden, die als einzige Baumheiligtümer in die neue Zeit hinübergerettet wurden. Nachdem an der alten Gerichts- oder Freyalinde ein Kreuz oder eine Mariafigur befestigt worden war, sahen die Ordnungshüter in den Bäumen nichts Gefährliches mehr, und sie durften weiterhin im Mittelpunkt des dörflichen Lebens stehen. Die Linde blieb der Schutz- und Familienbaum, der der Gemeinde oder einer einzelnen Familie Glück und Gesundheit bescheren sollte.

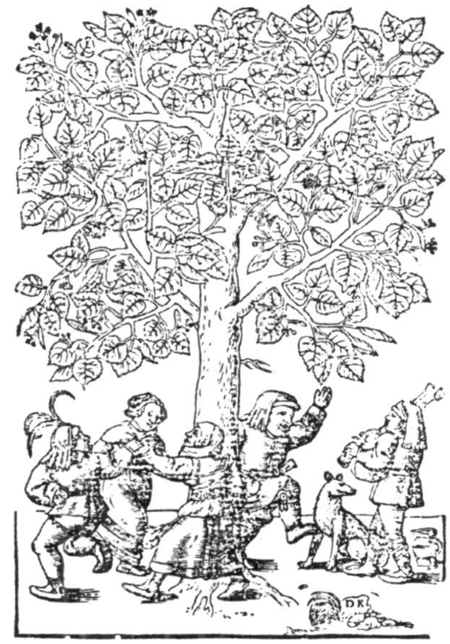

Von dem Botaniker Linné, der die Pflanzen in ein bis heute gültiges System einteilte, berichtet Wilhelm Mannhardt in seinem Buch über Baumkulte solch eine Familienbaumgeschichte: »In Lindegard in Schweden stand eine große, dreistämmige Linde, die der Familienbaum dreier Familien war: Linnaeus (Linné), Lindelius und Tiliander. Alle drei Familien hatten sich nach der Linde benannt. Als die Familie Lindelius als Erste ausstarb, vertrocknete einer der Hauptäste. Nach dem Tod der Tochter des Botanikers hörte der zweite Ast auf, Blätter zu tragen. Als dann die letzte der Familie ausstarb, war auch die Kraft des Baumes erschöpft. Er starb ab.«

Von den alten Dorf- und Familienlinden sind noch einige übrig geblieben. Mit einer kleinen Tafel versehen und ordentlich renoviert, stehen sie noch immer an ihrem alten Platz. Nicht nur in unserem Land erzählte man sich Geschichten um die alten Lindenbäume, sondern auch in der griechischen und römischen Literatur gibt es Erzählungen um diese Bäume. Nach der griechischen Sage soll die Linde eng mit der Philyra, einem Geistwesen, verbunden gewesen sein. Für die Griechen war es eine Gnade der Götter, in einen Baum verwandelt zu werden. Das Liebespaar Philemon und Baucis wurde wie Daphne in zwei Bäume verwandelt: Hermes und Zeus wanderten über die Erde, um die Menschen zu prüfen. Als zwei arme Wanderer verkleidet, klopften sie an die Türen und baten um Unterkunft. Überall wurden sie unfreundlich und abweisend behandelt. Nur das alte Bauernehepaar Philemon und Baucis, die besonders arm waren, öffneten den Wanderern die Tür. Sie bewirteten die beiden mit allem, was sie noch besaßen. Nach dem Essen sprachen die beiden Fremden von einer bevorstehenden Sintflut und befahlen dem Paar, sofort das Haus zu verlassen. Es stürmte schon bedrohlich, als die beiden Arm in Arm das Haus verließen. Sie kämpften sich durch Regenfluten eine Anhöhe hinauf, genauso, wie es die beiden Wanderer geraten hatten. Es wurde immer finsterer, und die Bäche hatten sich in reißende Fluten verwandelt. Endlich am Gipfel des Berges angelangt, suchten sie in einer Ruine Unterschlupf und schliefen erschöpft ein. Während sie schliefen, wurde das Dorf, in dem sie gewohnt hatten, und alle anderen menschlichen Behausungen von den Fluten weggerissen. Als Philemon und Baucis wieder erwachten, war das Unwetter vorbei, und sie entdeckten, dass die beiden Wanderer ihnen das Leben gerettet hatten. Die Ruine, in der sie aufwachten, war ein alter Tempel. Beide lebten noch lange dort und hüteten das verlassene Heiligtum. Sehnlichst wünschten sie sich, nicht durch den Tod getrennt zu werden und an diesem schönen Platz bleiben zu dürfen. Die Götter erfüllten ihnen diesen Wunsch. Baucis verwandelten sie in eine Linde, und Philemon wurde zur Eiche. Eng umschlungen sollen beide Bäume noch jahrhundertelang das Dach des Tempels wie Säulen getragen haben.

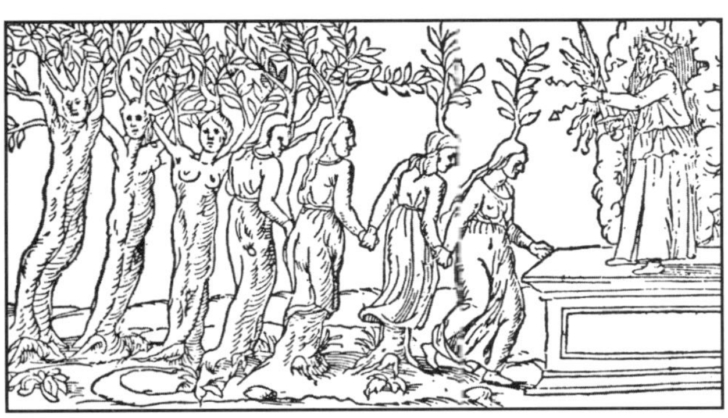

Die Linde spielte nicht nur in der Mythologie eine Rolle, sondern auch im alltäglichen und sozialen Leben. Jedes europäische Dorf hatte früher seine Dorflinde als Zentrum und Ort des Austauschs. So ist es kein Wunder, dass so viele Geschichten – wahre oder erfundene – unter einem Lindenbaum spielen. Das soziale Leben hat sich verändert; heute besteht kein Bedarf mehr für eine Dorflinde. Die Menschen verbringen ihre Abende vor dem Fernseher oder Computer. Welcher Städteplaner würde in der Mitte einer Trabantenstadt einen Platz für eine Linde reservieren, unter der Tanzveranstaltungen und Feste oder auch nur der kleine Plausch am Abend stattfinden können? Das Zentrum der neuen Siedlungen ist heute meist ein großer Supermarkt oder eine Fußgängerzone, die mit Waschbetonbehältern ausstaffiert in allen Städten Europas gleich aussieht. Und es gibt noch einen weiteren Grund, warum es immer weniger alte Linden in unseren Städten gibt: Sie sind besonders empfindlich gegen Abgase.

Linden sind auch in unseren Wäldern zur Rarität geworden. Sie haben in der modernen Forstwirtschaft keine Bedeutung mehr, ihr Holz ist nicht gefragt. Dabei war es einmal das *Lignum sanctum*, das »heilige Holz«; aus dem Tilman Riemenschneider, Veit Stoß und viele andere Meister ihre Werke schufen, denn das weiche Holz der Linde eignet sich sehr gut für Schnitzereien. Doch Lindenholz ist nicht als Nutz- oder Bauholz verwendbar, und als Brennholz versagt es. So werden heute so profane Dinge wie Pinselstiele, Uhrenkästen, Spulen und Reißbretter aus Lindenholz hergestellt.

Über lange Zeit wurden die Linden hauptsächlich ihres Bastes wegen geschätzt und angepflanzt. Schon in steinzeitlichen Pfahlbauten fand man Lindenbast. Die Bewohner dieser Hütten hatten aus dem Lindenbast Matten, Betten und sogar Kleidungsstücke gefertigt. Später waren es die Seiler, die diese alte Kunst weiterpflegten. Sie stellten daraus Matten und Seile her. Im Mai wurde die Rinde der Linde abgeschält, die weiche Innenseite abgetrennt und zu Büscheln zusammengebunden. Man legte sie so lange in Wasser, bis sich der reine Bast leicht ablöste. Dieser wurde danach an der Sonne getrocknet. Aus den vermoderten Blättern stellte man früher Papier her.

Den größten Nutzen der Linde haben die Bienen. Sie ist für sie eine riesige Weide aus bis zu 60 000 Blüten. Die Linden locken die Bienen mit ihrem besonders süßen und duftenden Nektar an. Er rinnt ihnen geradezu aus den Blüten und von den Blättern. Geschäftig und äußerst befriedigt summen die Bienen von einer Blüte zur anderen und besorgen so nebenbei die Bestäubung.

Linden können sich generativ, das heißt mittels Bestäubung durch verschiedene Insekten, wie Bienen, Hummeln, Schwebfliegen vermehren. Sie können sich aber auch vegetativ durch Stockausschlag (Neuaustrieb aus dem Stumpf) und durch Wurzelbrut vermehren. Von den etwa 400 Lindenarten, die hauptsächlich in den Tropen vorkommen, sind vier bei uns heimisch. Sie neigen sehr stark zur Bastardbildung, sodass es oft schwer ist, sie voneinander zu unterscheiden. Hauptsächlich sind die Linden bei uns durch die Sommerlinde und die Winterlinde vertreten (siehe Seite 122).

Heilanwendung

Wenn man im Winter einen Tee aus Lindenblüten bereitet, ist es, als habe sich in seinem Duft ein Stück Sommer erhalten. Besonders die Winterkrankheiten wie Katarrhe der Atemwege, trockener Reizhusten und fieberhafte Erkältungskrankheiten werden durch den sommerlichen Lindenblütentee ge-*lind*-ert. Die Blüten enthalten schweißtreibende Glycoside, die dem Tee eine ähnliche Wirkung verleihen wie dem Holunderblütentee. Die Anwendung ist bei beiden gleich: Der Tee wird mit Honig gesüßt und heiß getrunken. Die Wirkung wird noch verstärkt, wenn man einige Tassen des Tees im Bett zu sich nimmt und die gleiche Prozedur durchführt, wie sie beim Holunder (Seite 99) beschrieben ist. Der Blütentee wirkt außerdem schleimlösend und krampfstillend, was ihn zu einem guten Hustentee macht. Man trinkt einige Tassen davon über den Tag verteilt. Pfarrer Kneipp rühmt den Lindenblütentee nicht nur als ein treffliches Mittel bei altem Husten, Verschleimung der Lunge und der Luftröhre, sondern auch bei Unterleibsbeschwerden, die ihren Ursprung in der Verschleimung der Nieren haben. Auch als Schlaftee haben sich die Lindenblüten bewährt.

Die Blüten sammelt man im Juni oder Juli. Sie werden immer zusammen mit den Hochblättern gepflückt. Kurz nach dem Aufblühen ist der Wirkstoffgehalt am höchsten. Die Blüten werden, auf ein Tuch oder Gitter ausgebreitet, getrocknet und danach gut verschlossen aufbewahrt. Sie sind sehr empfindlich und sollten unbedingt trocken und luftdicht verschlossen aufbewahrt werden. Ansonsten verlieren sie ihre Wirksamkeit und riechen bald muffig. Da die Blüten nach einem Jahr ihre Heilwirkung verlieren, muss man jedes Jahr »in die Linden gehen«. Zur Teebereitung gibt man auf 1 Tasse 2 Teelöffel der Blüten. Mit kochendem Wasser überbrühen, ziehen lassen, abseihen und mit Honig süßen. Lindenblütentee kann auch äußerlich angewendet werden. Nicht zur Teebereitung geeignet sind die Blüten der Silberlinde *(Tilia tomentosa)*; ein Aufguss daraus schmeckt bitter. Man erkennt die Silberlinde an der silbrigweißen Blattunterseite; andere Lindenarten sind hier mattgrün.

»Im Sommer soll man sich, wenn man schlafen gehet, mit frischen Lindenblättern die Augen und das ganze Gesicht bedecken. Das macht die Augen rein und klar«, so schrieb Hildegard von Bingen vor 800 Jahren über die äußere Anwendung der Lindenblätter. Noch heute werden die Zubereitungen aus der Linde als gutes Augenheilmittel empfohlen. Bei entzündeten oder ermüdeten Augen bereitet man sich einen Lindenblütentee, lässt ihn etwas abkühlen, seiht ihn ab und tränkt darin eine Kompresse, die man sich über die Augen legt. Auch das Lindenblütenwasser, ein Destilat, kann auf die gleiche Weise verwendet werden. Dieses Wasser stärkt und reinigt zudem die Haut und ist ein mildes Gesichtswasser besonders für empfindliche Haut. Man kann statt dem Lindenblütenwasser auch den Tee verwenden.

Aus dem Holz der Linde wird die Lindenkohle hergestellt, die in der Volksheilkunde ein altbekanntes Heilmittel war, heute aber fast ganz vergessen ist. Die fein gepulverte Lindenkohle wirkt desinfizierend und kann, innerlich eingenommen, Giftstoffe und Säure im Magen an sich binden. Diese können dann mit einem anschließend eingenommenen Abführmittel aus dem Körper ausgeschieden werden. Bei Blähungen, Erbrechen, Magenentzündung, Darmerkrankungen und Sodbrennen nimmt man die Lindenkohle messerspitzenweise ein, pro Tag 1 bis 2 Messerspitzen. Zu einem Zahnpulver verarbeitet, reinigt, desinfiziert und stärkt die Lindenkohle das Zahnfleisch. Auch in der Tierheilkunde ist die Lindenkohle ein bewährtes Mittel. Sie stillt Durchfälle und hilft bei Blähungen und Vergiftungen. Man mischt sie teelöffelweise unters Futter oder rührt sie in Milch ein.

Wintertee

Ein erwärmender und stärkender Tee für die Winterzeit

2 Teile getrocknete Lindenblüten
1 Teil getrocknete Schlüsselblumenblüten
1 Teil getrocknete Pappelknospen

Die Kräuter miteinander mischen. Gut verschlossen und dunkel aufbewahren.

1 Tasse Wasser aufkochen, 2 Teelöffel der Mischung dazugeben und den Topf vom Herd nehmen. Abdecken und etwa 10 Minuten ziehen lassen. Mit Honig süßen.

Zahnpulver

1 Teil Lindenkohle
1 Teil Salbeiblätter

Zur Bereitung der Lindenkohle kleine Späne von Lindenholz in eine Blechdose (nicht beschichtet) füllen. Mit einem Nagel ein Loch in den Deckel der Dose stechen und die Dose in die Glut eines Feuers legen. Wenn kein Rauch mehr aus dem Loch entweicht, ist die Kohle fertig. Sie wird nun im Mörser fein pulverisiert. Die trockenen Salbeiblätter ebenfalls fein pulverisieren und beides gut miteinander mischen. Etwas davon auf die Zahnbürste geben und das Zahnfleisch damit gründlich massieren. Wirkt desinfizierend, stärkend, blutungsstillend auf das Zahnfleisch. Gut bei entzündetem Zahnfleisch.

Verwendung in der Küche

Lindenblütenlikör

30 g getrocknete Lindenblüten
10 g getrocknete Rosenblätter
1 Vanilleschote, aufgeschlitzt
1 g Muskatblüte
20 g Quittenschalen, frisch oder getrocknet
100 g Kandiszucker
700 ml Obstbrand aus Birnen

Alle Zutaten in ein Schraubglas füllen, mit dem Alkohol übergießen und verschließen. 2 Wochen ruhen lassen, gelegentlich schütteln. Abseihen und im Keller oder im Schrank bei gleichbleibender Temperatur etwa 3–4 Wochen reifen lassen.

Botanische Erkennungszeichen

	Sommerlinde	Winterlinde
Vorkommen	ganz Europa, im Norden bis zur Ostsee, im Osten bis zur Ukraine	ganz Europa, im Norden bis Schweden, im Osten bis zum Ural
Standort	Laubmischwälder, Vorgebirgslagen bis auf 1000 m Höhe	Niederungen, Auenwälder bis auf 1800 m Höhe
Höhe	bis 40 m, breit-pyramidale Krone, kurzer Stamm mit kräftigen Hauptästen	25–30 m
Rinde	braun, glatt, später dunkler, der Länge nach netzförmig aufgerissen	
Blätter	wechselständig, schief herzförmig, 6–10 cm groß, lang gestielt, zugespitzt, beiseitig behaart, kerbig gesägt	wechselständig, schief herzförmig, 5–8 cm groß, langgestielt, behaarter Blattstiel, zugespitzt, am Rand gesägt, in den Nervenwinkeln rot behaart, Unterseite blaugrün, kleiner als bei der Winterlinde
Blüten	Juni bis Juli, zwittrig, gelblich-weiß, in 2- bis 5-blütigen Blütenständen mit hängendem, gelblich-grünem Hochblatt, blüht etwa 14 Tage früher als die Winterlinde, hat etwas größere Blüten	Juni bis Juli, zwittrig, gelblich-weiß, 5 bis 11 hängende Blüten, aus einem zungenförmigen, blassgrünen Hochblatt entspringend
Früchte	birnenförmige stark verholzte Nüsschen, bräunlich, Kapsel mit 1 bis 2 Samen, Früchte 1–2 cm groß, nicht zwischen den Fingern zerdrückbar	birnenförmige Nüsschen, bräunlich, Kapsel mit 1 bis 2 Samen, Früchte lassen sich zwischen den Fingern zerdrücken
Sammelzeit	Blüten mit Hochblatt Juni bis Juli	
Inhaltsstoffe	ätherische Öle, Schleim, Gerbstoffe, Flavonoide, Glycosid, Honigtau, Saponin	
Holz	weißlich, gelblich, leicht rötlich, Seidenglanz, leicht, weich, wenig elastisch, gut zu bearbeiten	

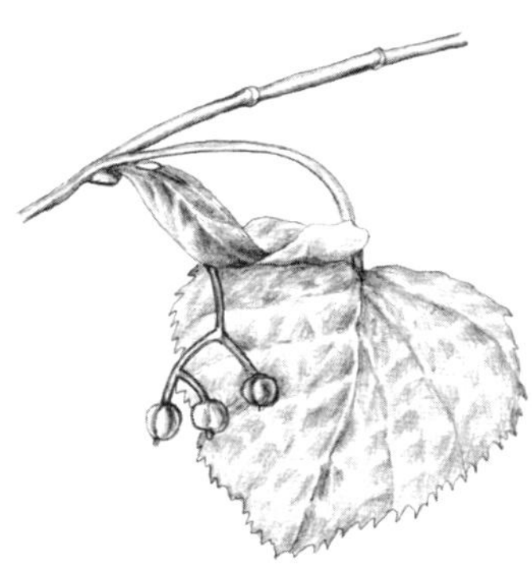

Die Pappel

Populus nigra, Schwarzpappel
Populus alba, Weißpappel
Populus tremula, Zitterpappel
Familie der Weidengewächse, *Salicaceae*

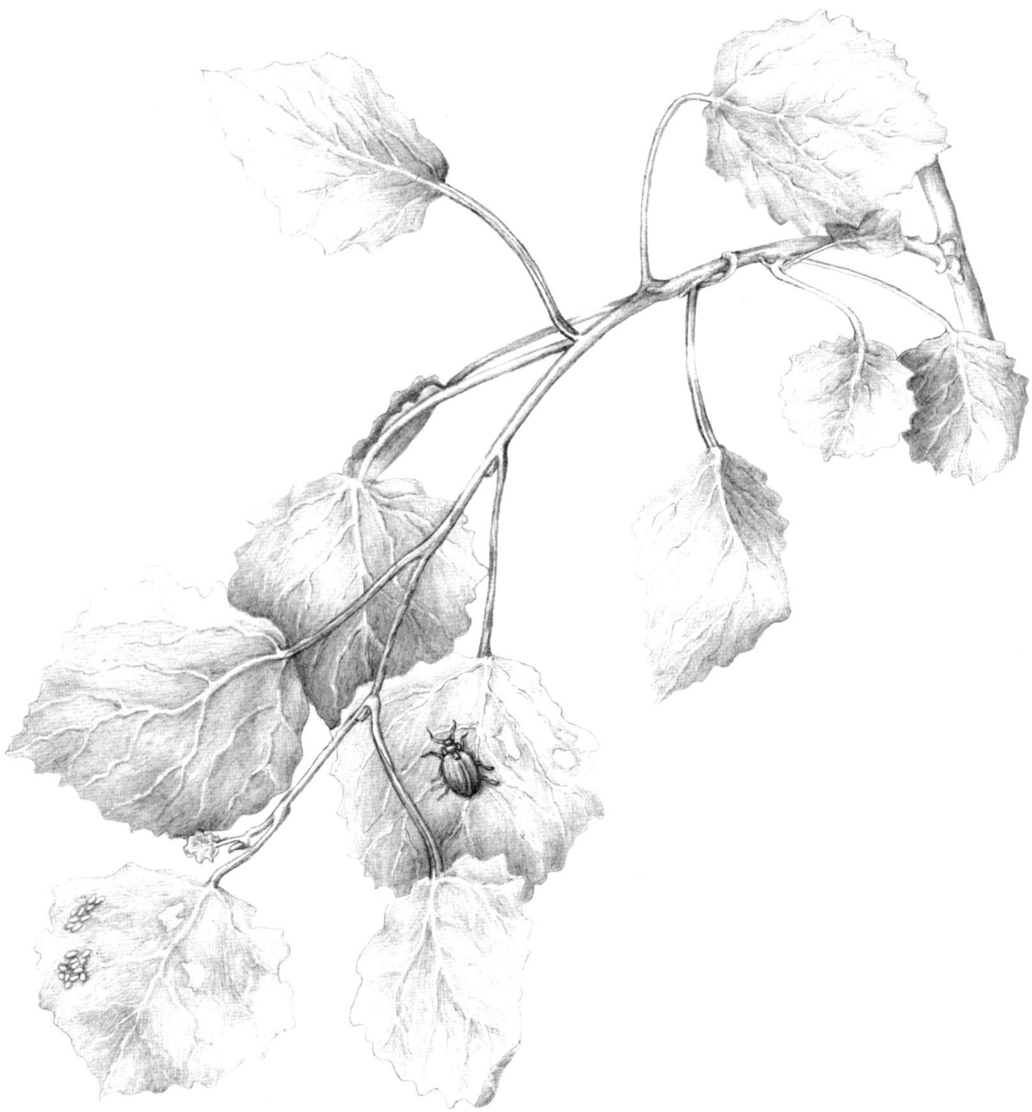

Eine Pappel, besonders eine Zitterpappel, könnte man mit verbundenen Augen von anderen Bäumen unterscheiden. Man würde sie hören. Jede Baumart hat die ihr eigenen Geräusche, die sich aus dem Zusammenspiel ihrer Formen mit dem Wind ergeben. Jeder Baum ist ein anderes Instrument für den Wind: die Eichen mit ihren festen Blättern, Lärchen und Weiden mit ihren langen, biegsamen Zweigen, Tannen und Fichten mit ihrem dichten Nadelschleier. Die einen bäumen sich gegen den Wind auf, die anderen legen sich in ihn hinein. Mit den Pappeln hat der Wind ein leichtes Spiel. Schon beim leisesten Lufthauch beginnen sie mit ihrer Melodie. Sie haben lang gestielte Blätter, die sich leicht im Wind bewegen. Die der Zitterpappel, *Populus tremula,* sind zudem noch zur Blattfläche hin abgeflacht. Bei der leisesten Ahnung eines Windhauches flüstert und raschelt es in der Krone. Die vielen bewegten Blättchen »zittern wie Espenlaub«.

Die Zitterpappel oder Espe ist ein Lichtbaum, sie steht nicht gerne an einem dunklen, schattigen Ort. Ansonsten stellt sie keine besonderen Ansprüche. An der Stammrinde kann man die Zitterpappel von der Schwarzpappel unterscheiden. Junge Espen haben eine goldbraune Rinde, die auch noch im Alter recht glatt bleibt. Schwarzpappeln tragen eine dunkle Rinde, die sich mit zunehmendem Alter immer mehr in Falten legt. Die Schwarzpappel, *Populus nigra,* kann als einzeln stehender Baum bis 35 Meter hoch werden. Sie bildet dann eine weit ausladende Krone. Ihre großen Blätter stehen wechselständig angeordnet an den Zweigen, sie sind keilförmig und haben einen langen Blattstiel. Die Schwarzpappel ist inzwischen vom Aussterben bedroht und bedarf besonderen Schutzes.

Aus der Schwarzpappel ist die dritte der bekannten einheimischen Pappelarten, die Spitz- oder Pyramidenpappel, entstanden. Sie klemmt alle Äste dicht an den Stamm und scheint wie ein riesiger Zeigefinger gen Himmel zu deuten. Eigentlich ist ihre Erscheinung viel zu dünn, um als Pyramide bezeichnet zu werden; sie ähnelt eher einem Obelisken. Allein stehend wirkt diese aufsehenerregende Geste fast lächerlich, doch die langen Reihen aus Pyramidenpappeln entlang der Flüsse, Alleen und Straßen lässt keinen Betrachter unbeeindruckt. Wie eine Kolonne aus Riesensoldaten teilen sie die Landschaft ein. Napoleon ließ sie entlang seiner Heerstraßen pflanzen als unmissverständliche Linie seines Besitzanspruches. Die Pyramidenpappel ist ein verhältnismäßig neuer Baum in unserer Landschaft. Erst im 18. Jahrhundert war sie über Italien nach Deutschland eingeführt worden. Sie kann nur durch Stecklinge vermehrt werden. Sind diese allesamt Abkömmlinge eines einzigen Baumes, so entstehen Klone mit identischen Erbanlagen. Leider sind die Pyramidenpappeln sehr anfällig für Krankheiten, und der Pappelbock, ein Käfer-Schädling der Pappeln, hat bei ihnen leichtes Spiel.

Der gleichen Familie entstammt das in seiner Erscheinung absolute Gegenteil der Pyramidenpappel, die Trauerweide. Sie lässt alle Zweige bis zum Boden hängen; man wartet förmlich darauf, den Stamm auch noch hinschmelzen zu sehen. Diese Gegensätzlichkeit hat viele Garten- und Parkgestalter bewogen, diese beiden Baumarten in ihre Entwürfe einzuplanen. Sie sind zum klassischen Baumpaar im Park geworden.

Die Silberpappel, *Populus alba,* unterscheidet sich von den anderen Pappelarten durch ihre filzige, silbern glänzende Blattunterseite. Die Blätter sind ahornähnlich in fünf Lappen geteilt.

Pappeln sind das schnellwüchsigste einheimische Nutzholz. Mit für einen Baum atemberaubender Geschwindigkeit bauen sie ihren Stamm auf. Man kann sie fast wachsen sehen. Um eine neue Pappel zu pflanzen, genügt es, einen Ast in die Erde zu stecken. Unter den richtigen Voraussetzungen grünt er und wächst aus ihm ein Baum heran. Diese starke vegetative Vermehrungsfähigkeit der Pappeln zeigt sich auch an den jungen Bäumen, die aus den Wurzeln des Mutterbaums oft meterweit von diesem entfernt aus der Erde treiben. Selbst aus gefälltem Pappelholz treiben grüne Zweige neu aus. Pappeln werden heutzutage zunehmend zur Bodenentgiftung gepflanzt.

Man kann von diesem schnell wachsenden Holz natürlich nicht erwarten, dass es die Härte und Haltbarkeit von Eichenholz besitzt. Es ist leicht, weich, hell und sehr leicht spaltbar. Es wird heute hauptsächlich zur Zelluloseherstellung und für Sperrholz verwendet. Früher diente das Pappelholz zur Herstellung der Klompen, der Holzschuhe, die leicht und unempfindlich sein sollten. Wer eine Schachtel Streichhölzer öffnet, hat heute noch kleine Pappelhölzchen mit roten Köpfen vor sich.

Die Rinde der Pappel wurde früher zum Gerben verwendet. Die daraus bereitete Lohe gebrauchte man zum Gerben des »Zurichtleders«, eines besonders beanspruchbaren Leders. Die Rinde wurde auch zu einem gelben Farbstoff verarbeitet, mit dem man Leinen gelb färbte. Die Indianer Nordamerikas schälten die sehr saftreiche Rinde im Frühjahr ab und verzehrten sie als Notration. Die frische Rinde diente ihnen zudem als Wundverband. Den eingedickten Absud aus der frischen Rinde verwendeten sie als Gipsverband, um Knochenbrüche zu fixieren. Die Paste wurde wie Gips aufgestrichen, trocknete zu einem festen Verband und stützte so den Bruch. Auch bei uns war die Pappelrinde als Heilmittel bekannt.

Pappeln sind zweihäusig: Weibliche und männliche Blüten sitzen auf verschiedenen Bäumen. Lange bevor die Blätter erscheinen, hängen die Kätzchen an den Zweigen. Auch die spitzen Knospen zeigen sich schon zeitig im Frühjahr. Die weinroten Kätzchen kann man nur selten bewundern, denn sie befinden sich auf dem obersten Drittel des

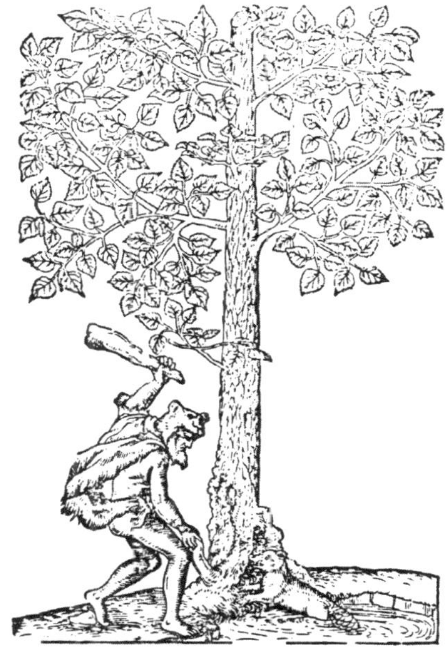

Baumes. Die reifen Samen sind im Herbst von einem baumwollartigen Flausch umgeben, der vom Wind leicht weggetragen werden kann. Mit dieser mühsam gesammelten Baumwolle stopfte man früher Kissen und Decken. Inzwischen kann man fertige Decken aus Pappelwolle kaufen.

Pappeln haben wie Erlen, Birken und Weiden eine große Vorliebe für das Wasser. Sie können sogar zeitweise Überflutungen überstehen. Sie sind Pionierpflanzen, die ödes Land besiedeln können. Durch ihr weit verzweigtes Wurzelwerk befestigen sie Bachläufe, Moorränder und Flüsse. Nachdem die großen Gletscher sich nach der Eiszeit zurückgezogen hatten, rückten die Pappeln zusammen mit anderen Pionierbäumen nach. Sie haben mitgeholfen, das moorige und nasse Land für weitere Baumarten vorzubereiten. Espe und Moorbirke waren die ersten »richtigen« Bäume, die die eisfreien Gebiete Mittel- und Nordeuropas zurückeroberten.

Heilanwendung

Die Pappel gehört zu den anerkannten Arzneibäumen. Ihre heilkundliche Verwendung lässt sich weit zurückverfolgen. Hauptsächlich werden die Knospen der Zitterpappel und der Schwarzpappel verwendet. Die daraus zubereitete Pappelsalbe ist seit Jahrhunderten bekannt und hat sich, äußerlich aufgetragen, bei vielen Leiden bewährt: Verbrennungen, Wunden, Hämorrhoiden und Gliederschmerzen. Die Knospen können auch als Tee zubereitet werden. Dann helfen sie bei Rheuma, Gicht, Blasenleiden und Erkrankungen der Prostata.

Im zeitigen Frühjahr sammelt man die rehbraunen Knospen. Sie sind harzig und strömen einen angenehmen balsamischen Geruch aus. 1 Teelöffel der getrockneten oder frischen Knospen reicht für 1 Tasse Wasser. Die Knospen mit kochendem Wasser überbrühen und 5 Minuten ziehen lassen. Davon pro Tag 2 Tassen trinken.

Die klebrigen Tröpfchen an den Pappelknospen werden von Honigbienen gesammelt, mit deren Speichel und Wachs vermischt, und ergeben so Propolis, das Kittharz der Honigbienen. In seltenen Fällen kann es durch Pappelknospenprodukte zu einer allergischen Hautreizung kommen, wenn eine Überempfindlichkeit auf Pappelknospen, Propolis, Perubalsam und Salicylate besteht.

Blasen- und Prostatatee

2 Teile Pappelknospen
1 Teil Goldrutenkraut
1 Teil kleinblütiges Weidenröschen
1 Teil Zwergpalmenfrüchte

2 Teelöffel der Mischung mit 1 Tasse kaltem Wasser übergießen, erhitzen und kurz aufkochen lassen. Zugedeckt 10 Minuten ziehen lassen. Davon pro Tag 2 Tassen trinken.

Tipp: Pappelknospen, Goldrutenkraut und Weidenröschen kann man selbst sammeln, die Zwergpalmenfrüchte, *Fructus Sabalae serrulatate,* sind in der Apotheke oder im Kräuterhaus erhältlich.

Pappelsalbe

Die klassische Pappelsalbe wurde früher mit Schweinefett zubereitet. Da in dem heute erhältlichen Schweinefett viele Giftstoffe eingelagert sind, ziehe ich die Zubereitung mit Bienenwachs und Öl vor.

100 g Pappelknospen
¼ l kaltgepresstes Olivenöl oder Mandelöl
45 g Bienenwachs, ungebleicht

Die Knospen im Mörser etwas zerquetschen, in ein Glas füllen und das Öl darübergießen. Gut verschließen und an einem warmen Ort aufbewahren. Gelegentlich schütteln. Nach 2 Wochen das Öl mit den Knospen in einem Topf erwärmen; das Öl soll gut heiß sein, darf aber nicht kochen. Dabei ständig rühren. Nach etwa 20 Minuten den Topf vom

Herd nehmen und das Öl abseihen. Das Öl erneut erhitzen und das fein geschabte Wachs gut darin auflösen. In Salbengefäße füllen und kühl aufbewahren.

Zu verwenden bei Verbrennungen, Hämorrhoiden, Gliederschmerzen, Sonnenbrand, Akne, Schuppenflechte, Neurodermitis, Schrunden, wunden Hautstellen. In der Tierheilkunde besonders zur Behandlung von wunden Hautstellen bei Pferden sehr bewährt. Die Salbe wirkt antibakteriell, entzündungshemmend und fördert die Wundheilung.

Pappelrinde und -blätter werden in Teemischungen bei rheumatischen Beschwerden, Schmerzzuständen und zur Behandlung von Prostataleiden und Reizblase eingesetzt.

Die Pappelwolle verwendete man früher bei Ohrenschmerzen. Dafür wird ein etwa walnussgroßes Stück zusammengewalkter Pappelwolle mit einem Tropfen ätherischem Lavendelöl getränkt und ins Ohr gestopft. Die Pappelwolle eignet sich auch als Ohrpropfen für Menschen, die empfindlich auf Zugluft und kalten Wind reagieren. Wer allerdings allergisch auf Pappeln reagiert, sollte keine Pappelzubereitung und Pappelwolle verwenden.

In der Bachblütentherapie wird aus der Pappel das Mittel »Aspen« hergestellt. Es hilft Menschen, die unter Furcht und Zaghaftigkeit leiden.

Botanische Erkennungszeichen

	Schwarzpappel	Zitterpappel
Vorkommen	Europa südlich der Ostsee, Nordamerika, Nord- und Mittelasien	Europa, Zentralasien, Mongolei bis Korea
Standort	Flusstäler	Kahlschlagflächen, Niederwald, bis auf 1000 m Höhe
Höhe	35 m, breite Krone mit ausgebreiteten Ästen	20 m, breite Krone, lockere Beastung
Rinde	grauschwarz, rissig	golden-grau, glatt
Blätter	wechselständig, eiförmig, lang gestielt, am Rand gewellt, zugespitzt, gesägt, dreieckig bis rautenförmig	wechselständig, rautenförmig, zugespitzt, grob gezähnt, platte, lange Stiele, Unterseite weißlich, Blattrand buchtig gezähnt
Blüten	März bis April, zweihäusig; weiblich: schlanke, gelbliche bis grünliche Kätzchen; männlich: dicke, hängende Kätzchen mit roten Narben, bis 10 cm lang	März bis April, männliche und weibliche Kätzchen 5–10 cm lang, hängend, grauzottig
Früchte	grünbraune Kapselfrucht, kleiner Samen mit langen Flughaaren	gelbliche Kapselfrucht, kleiner Samen mit etwas kürzeren Flughaaren
Standort	feuchte Wälder, Auwälder, Flussufer	lichte Mischwälder, sonnige Hänge, Waldränder
Sammelzeit	Knospen Februar bis März	
Inhaltsstoffe	Gerbstoffe, Flavonoide, ätherische Öle, Harze, Salicylsäurevorstufen	
Holz	weißlich, gelblich, weich, leicht, nicht druck- oder biegefest	

Der Quittenbaum

Cydonia oblonga
Familie der Rosengewächse, *Rosaceae*

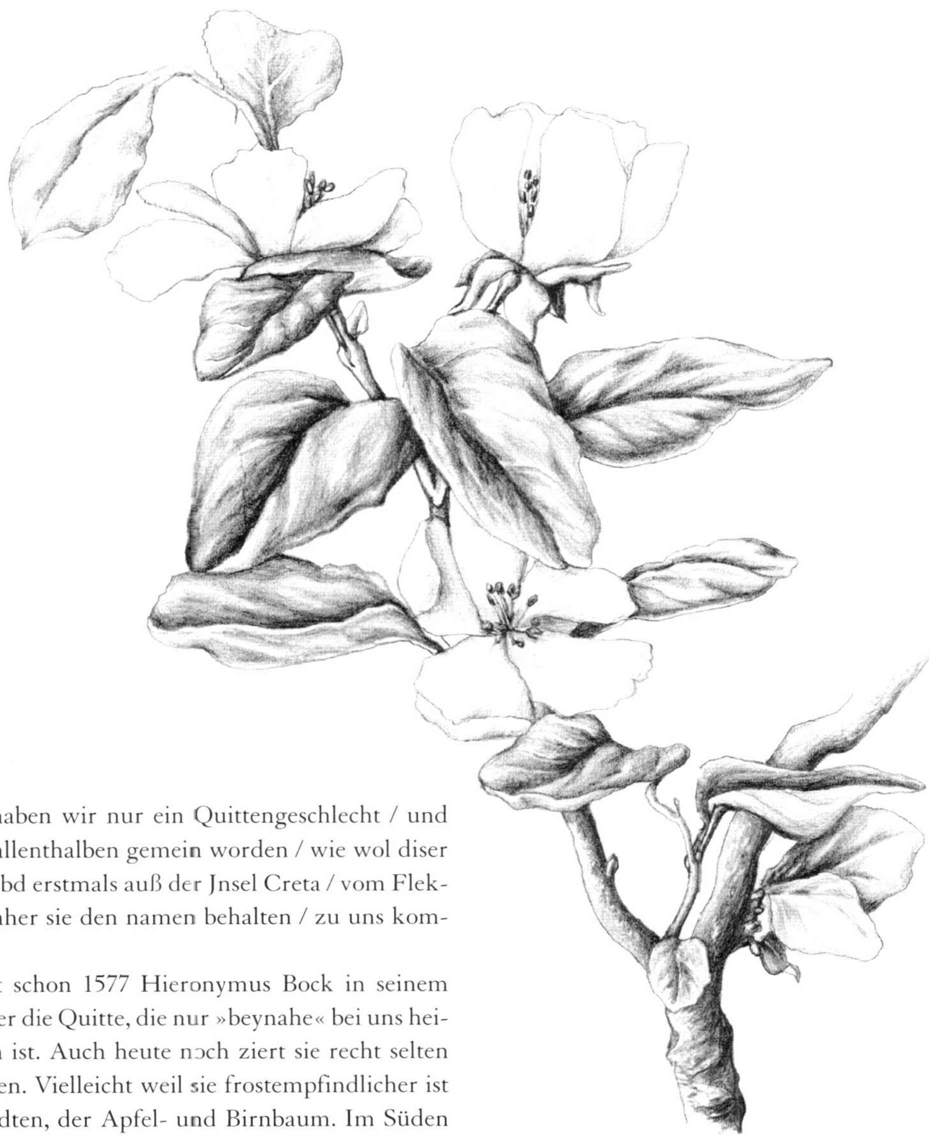

»In Germania haben wir nur ein Quittengeschlecht / und das ist beynahe allenthalben gemein worden / wie wol diser apffel auch frembd erstmals auß der Jnsel Creta / vom Flekken Cydone / daher sie den namen behalten / zu uns kommen.«

So berichtet schon 1577 Hieronymus Bock in seinem Kräuterbuch über die Quitte, die nur »beynahe« bei uns heimisch geworden ist. Auch heute noch ziert sie recht selten unsere Obstgärten. Vielleicht weil sie frostempfindlicher ist als ihre Verwandten, der Apfel- und Birnbaum. Im Süden Europas wurde sie oft nur ihrer schönen Blüten wegen angepflanzt; nördlich der Alpen hat sie wenig Liebhaber gefunden. Dabei ist sie die Krönung des Obstgartens. Rosarot und zart schweben ihre Blüten an den Zweigen, die Blätter glänzen silbern, und im Herbst hängen leuchtend gelbe Früchte im Baum. Sie sind mit einer samtenen Haut überzogen und duften, einem frischen Frühlingsmorgen gleich, nach Zitronen und Rosen. Man kann sie aber nicht einfach vom Baum pflücken und hineinbeißen. Sie schmecken herb und zusammenziehend. Nachdem man sie im Oktober vom Baum geholt hat, müssen sie bis Weihnachten nachreifen.

Die Geschichte der Quitte beginnt in der von Hieronymus Bock erwähnten antiken Stadt Kydonia auf der Insel Kreta. Die griechische Sage behauptet, dass hier zum ersten Mal ein Quittenbaum gepflanzt wurde. Die Botaniker haben den Ursprung der kultivierten Quittenbäume nach Nordpersien verlegt, denn dort wächst der Baum noch wild in den

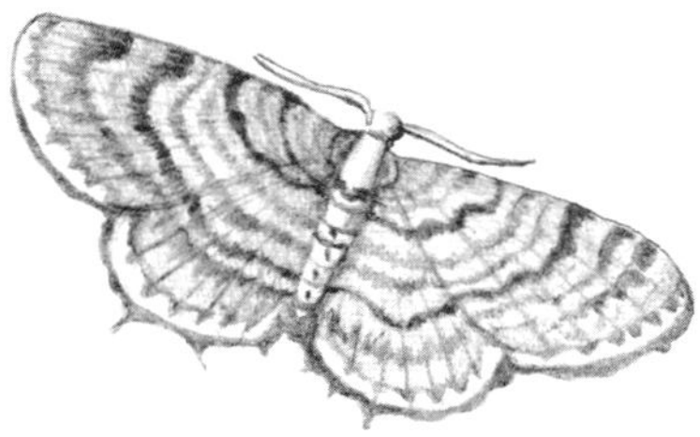

Obstgartenspanner

Wäldern. Die Griechen nannten die Quitte »den Apfel aus Kydonia«. Die Römer übernahmen diese Bezeichnung, und noch heute trägt die Quitte diesen Namen: *Cydonia.* Die Germanen, die den Baum durch die Römer kennenlernten, veränderten das Wort etwas; im Althochdeutschen wurde dann daraus *Quitina* und später die »Kittenäpfel«. Etwas fremd sind uns die Quitten bis heute geblieben. Im antiken Griechenland waren sie so gebräuchlich wie für uns heute die »normalen« Äpfel. Sie galten damals als ein Symbol der Liebe und wurden bei vielen Hochzeitsbräuchen verschenkt. Sie sollten dem jungen Paar Glück bringen. Den Göttern selbst sollen keine Früchte als Opfergaben so angenehm gewesen sein wie die Quittenfrüchte.

»Etliche halten sie für die güldenen Aepffel der Poeten«, heißt es im Kräuterbuch von Adamus Lonicerus (Ausgabe 1679). Er hat damit sicher die goldenen Äpfel der Hesperiden gemeint, die auf einem Relief am Zeustempel in Olympia abgebildet sind. Ihrem Aussehen nach ähneln diese den Quitten.

Heilanwendung

Im vierten Jahrhundert vor Christus hat Hippokrates der Quitte ein großes Lob ausgesprochen: Er bezeichnete sie als die für Heilzwecke nützlichste Frucht. Dieser gute Ruf der Quitte hat sich lange erhalten, und in den Apotheken waren Quittenkerne *(Semen Cydoniae)* und verschiedene Quittenzubereitungen, wie etwa Quittenschleim, erhältlich. Heute muss man sich diese selbst herstellen.

Die Quitte wirkt entzündungswidrig, kühlend, zusammenziehend und reizmildernd. Da sie gleichzeitig Gerb- und Schleimstoffe enthält, ist sie ein gutes Heilmittel für entzündete Schleimhäute. Am bekanntesten war der aus den Kernen zubereitete Quittenschleim, *Mucilago Cydoniae*. Die Kerne der Quitte besitzen die Fähigkeit, eine große Menge Wasser in Schleim zu verwandeln. Dieser Schleim wirkt kühlend und heilend. Er wird äußerlich angewendet bei Wunden, Verbrennungen, rissiger Haut, entzündeten Augen und wunden Lippen. Man streicht ihn auf oder gebraucht ihn als Umschlag. Als Trank eingenommen, hilft er bei Halsentzündung, Magen- und Darmschleimhautentzündung, Bronchitis und Husten mit viel Schleimabsonderung.

Quittenschleim

1 Teil Quittenkerne, unzerkleinert
8 Teile Wasser oder Rosenwasser

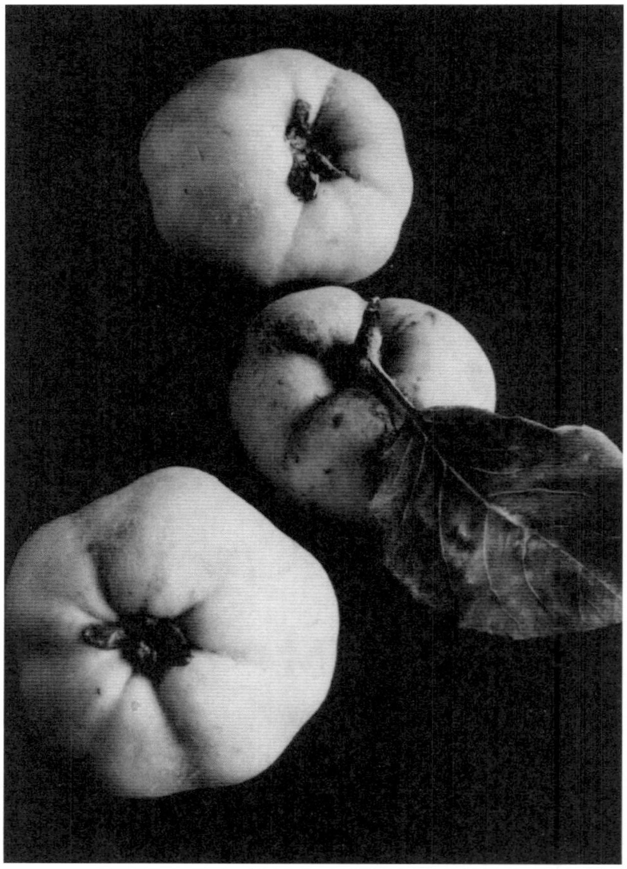

Die Kerne mit dem kalten Wasser übergießen und kräftig schütteln. Einige Zeit stehen lassen, bis das Wasser schleimig geworden ist. Abseihen und nach Indikation verwenden. Zum inneren Gebrauch genügt 1 Teelöffel der unzerkleinerten Kerne auf 1 Tasse Wasser.

Mit weniger Wasser hergestellter Quittenschleim ist ein ideales biologisches Haargel. Sie können es mit ätherischen Ölen beduften.

Auch der Saft der Quitten ist ein Heilmittel. Wir können ihn im Dampfentsafter leicht herstellen. Er ist ein erfrischender Trunk bei Fieber, Nieren- und Blasenkrankheiten.

Eine besondere Verwendung der Quitten hat Johann Schröder in seinem »Arzeney-Schatz« aufgeschrieben:

»Wenn man die Quitten mit Zimmet Negelein einmachet / und wutzet / so helffen sie verdauen / bey denen Schwangeren starken sie nicht nur die Frucht / sondern machen uber das auch / (wo anders die schwangere Weiber selbe gar offt gebrauchen) dass schone Kinder zur Welt gebohren werden.«

War dies vielleicht der ursprüngliche Sinn der antiken Verwendung der Quitten als Hochzeitsgabe?

Verwendung in der Küche

Quittenbrot und Quittenlikör waren ein fester Bestandteil der alten Kochbücher. Heute sind diese Zubereitungen aus der Mode gekommen. Sie sind leicht herzustellen und eine Köstlichkeit. Vor der Verarbeitung sollte immer der Flaum der Früchte abgerieben werden.

Quittenlikör

1 l Quittensaft (aus 2 kg Quitten)
125 g feiner Zucker oder Honig
2–4 geschälte bittere Mandeln
Schale von ½ unbehandelten Zitrone
1 Zimtstange
1 l Brandy oder Birnenbranntwein

Die Quitten mit einem Tuch gut abreiben. Auf einem Reibeisen grob raspeln. Im Keller über Nacht ziehen lassen. In einem Tuch den Saft auspressen. Den Saft mit dem Zucker oder Honig, den zerstampften Mandeln und der Zitronenschale in eine weithalsige Flasche geben, die Zimtstange dazugeben und mit dem Alkohol übergießen. Gut verschließen und 3 Wochen an einen warmen Ort stellen. Abseihen und in kleine Flaschen füllen. Noch mindestens 1 Monat lagern.

Quittenmarmelade

2 kg Quitten
1½ kg Gelierzucker (oder Honig und Geliermittel)

Die Quitten abreiben, klein schneiden und mit wenig Wasser oder Weißwein weichkochen. Durch ein Sieb passieren, mit dem Zucker vermischen und auf Marmeladendicke einkochen (etwa 15 Minuten, Probe machen). Heiß in Gläser füllen und mit Cellophan verschließen.

Tipp: Kann mit Nelken, Zimt oder Vanille gewürzt werden.

Quittenbrot

Dies ist eigentlich kein Brot, sondern eine feste gelierte Masse.

2 kg Quitten
1 unbehandelte Zitrone
1 kg Gelierzucker (oder Honig mit Geliermittel)
Zimt, Ingwer oder Vanille zum Aromatisieren
3 Tassen Hagelzucker oder gerösteter Sesam

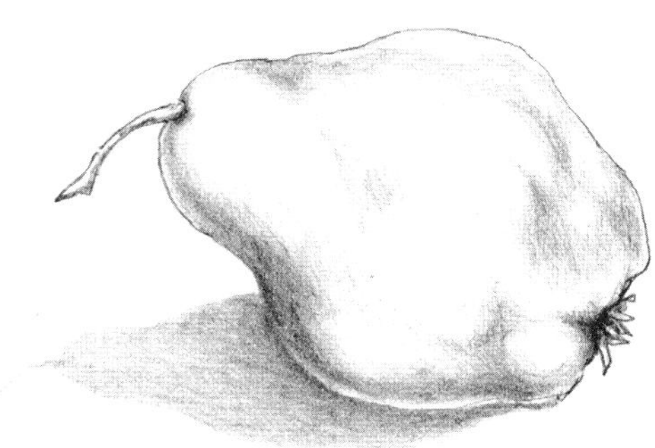

Die Quitten vierteln, nicht entkernen und auch nicht schälen. Mit der klein geschnittenen Zitrone und etwas Wasser weichkochen. Durch ein Sieb passieren und mit dem Zucker dick einkochen. Gewürze nach Geschmack dazugeben. Ein Backblech mit Pergamentpapier belegen, einfetten und mit dem Hagelzucker oder Sesam bestreuen. Die Quittenpaste mit dem Messer daumendick darauf ausstreichen. An einem luftigen Ort einige Tage oder im leicht geöffneten Backofen bei 50 Grad zirka 2 Stunden trocknen lassen. Die nun feste Masse in Streifen schneiden oder mit Förmchen ausstechen. Eventuell nochmals in Zucker oder Sesam wälzen.

Aus der mit Zucker eingedickten Quittenpaste lässt sich ein sehr feines Quittenkonfekt herstellen. Dafür formt man kleine, walnussgroße Kugeln, die man auf ein mit Backpapier belegtes Blech gibt. An einen luftigen Ort stellen und am nächsten Tag mit dem Nudelholz zu flachen Plätzchen walzen. Dies mehrmals wiederholen und die Plätzchen in einigen Tagen gut austrocknen lassen. Die Quittenscheiben mit Zucker bestreuen und gut verschlossen aufbewahren.

Tipps: Da die Quitten selbst sehr viel Zucker enthalten, kann man auch je nach Geschmack weniger oder gar keinen Zucker verwenden. Nach dem gleichen Rezept kann man exotische Früchte wie Guaven, Papajas, Mangos und Kapstachelbeeren zubereiten.

Quittenchutney

600 g Quitten
400 ml Wasser
125 g brauner Zucker
1 Zwiebel, fein gehackt
1 EL frisches, fein gehacktes Korianderkraut
1 ungespritzte Zitrone, abgeriebene Schale
1 TL frisch geriebene Ingwerwurzel
½ TL Currypulver
1 TL Meersalz

Die Quitten mit einem trockenen Tuch abreiben, schälen, entkernen und in kleine Stücke schneiden. Alle Zutaten kurz aufkochen und bei geringer Hitze etwa 20 Minuten leicht köcheln lassen, bis die Quitten weich sind. In kleine Schraubgläser füllen. Passt zu indischen Gerichten und zu geröstetem Weißbrot.

Botanische Erkennungszeichen

Vorkommen	in Gärten Mitteleuropas, wild wachsend in Kleinasien
Standort	sonnig, freistehend
Höhe	bis 8 m, strauchförmig wachsender Baum, sparrig abstehende Äste
Rinde	glatt, graubraun, im Alter korkig
Blätter	behaart, ganzrandig, junge Blätter auf beiden Seiten wollig behaart, ältere Blätter nur noch auf der Unterseite behaart, wechselständig, bis 15 cm lang
Blüten	Mai bis Juni, einhäusig, zartrot oder weiß, zirka 5 cm groß, einzeln stehend
Früchte	im Oktober, hellgelb, apfel- oder birnenförmig, pelzige Außenhaut, meist ohne Stiel direkt am Fruchtholz sitzend, jung pelzig, behaart
Sammelzeit	Früchte im Oktober
Inhaltsstoffe	Früchte: Apfelsäure, Pektin, Gerbstoffe, Schleimstoffe, Vitamin C, Vitamin B, fettes Öl, Amygdalin

Die Rosskastanie

Aesculus hippocastanum
Familie der Rosskastaniengewächse, *Hippocastanaceae*

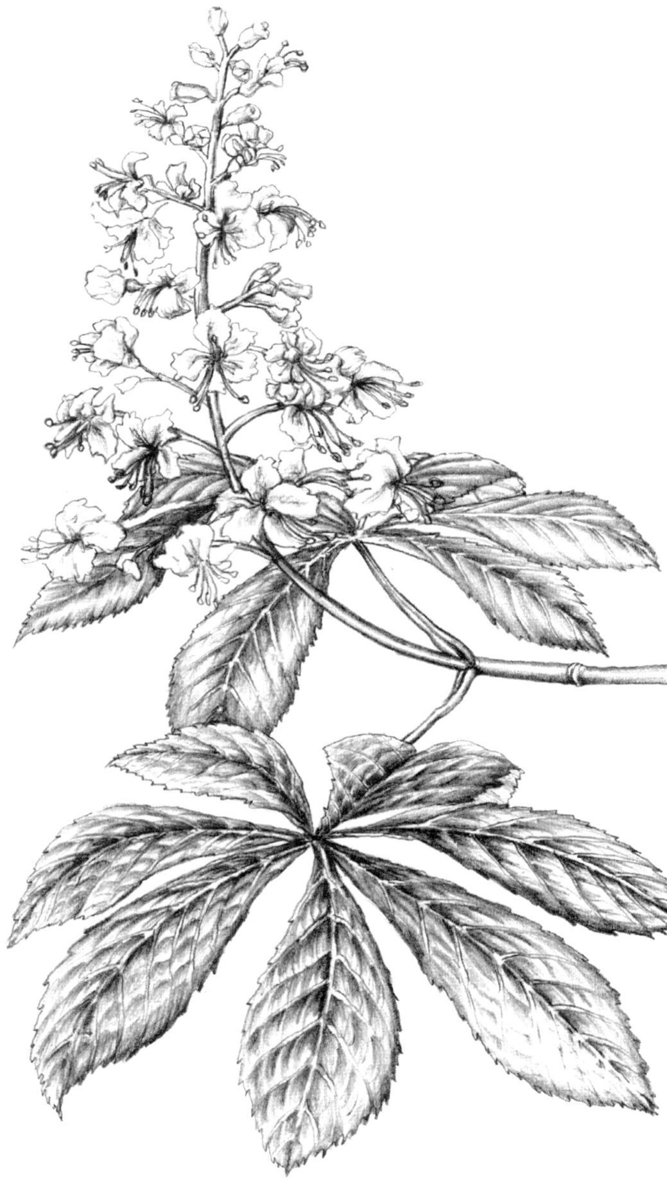

Mitten im Winter präsentiert sich die Rosskastanie mit glänzenden, prall gefüllten Knospen, so als erwarte sie jeden Augenblick den Frühling. Sie scheint ganz zuversichtlich und selbstsicher, auch wenn der kalte Wintersturm durch ihre Zweige fegt, und steht vor Kraft strotzend da, mit ihrem mächtigen Stamm und den optimistisch nach oben geschwungenen Ästen. Kein Wunder, dass die Kastanie in der Astrologie Jupiter zugeordnet ist, dem Planeten der Fülle, der Gesundheit und des Reichtums.

Im Frühjahr, wenn andere Bäume noch zaghaft ihre Knospen bilden, hat die Rosskastanie ihre klebrigen Knospen bereits gesprengt: Die Schuppen weiten sich, und heraus kommt ein wolliger Blättertrieb, der sich dehnt und wendet und schließlich zu einer riesigen Blätterhand heranwächst. Manchen Park- und Gartengestaltern sind diese Blätter eine Nummer zu groß. Sie wirken zu aufdringlich in einer sorgfältig zusammengestellten Komposition von Bäumen. Es stimmt, die Kastanie ist ein breitkroniger, dominanter Baum, der leicht feinere und zurückhaltendere Baumgestalten zu erdrücken droht. Sie macht sich deshalb am besten als Einzelbaum an einem Standort, der einer Betonung bedarf. An solch einem Platz kann sie sich entfalten in ihren großen Formen der Blätter und Blüten, getragen vom wuchtigen Stamm. Hier stört ihre gewaltige Erdenschwere nicht.

Gerade diese Eigenschaften der Kastanie, über die ein Gartengestalter heute die Nase rümpft, waren einmal sehr gefragt. Für den Sonnenkönig Ludwig XIV., dem Machtentfaltung und Repräsentation so wichtig waren, war die Kastanie der passende Baum. Er ließ damit Schlossgärten und Alleen bepflanzen. Da viele Fürsten dem König nicht nachstehen wollten, ordneten sie für ihre Lustschlösser ebenfalls die massenweise Bepflanzung mit Kastanien an. Der Baum kam allgemein groß in Mode.

Heute sind es die Besucher der Biergärten, die an den Kastanien besonders den Schatten schätzen. Was wären die Biergärten ohne diese schönen Bäume, die sich im zeitigen Sommer mit bunten Blütenkerzen schmücken? Kein Baum spendet solch einen dichten Schatten, was besonders im Sommer, der Zeit der Biergartenbesuche, von großem Nutzen ist – denn wer will schon sein Bier in der prallen Sonne genießen. Außerdem wurden die Kastanien gepflanzt, um mit ihrem Schatten das Eis in den darunterliegenden Bierkellern kühl zu halten – in einer Zeit, als es noch keine Kühlschränke gab.

Fast gleichzeitig mit den Blättern treibt die Kastanie ihre Blüten aus. Und auch hier gilt ihr Grundsatz: nicht kleckern, sondern klotzen. Es sind riesige Blütenkerzen, die an den äußersten Zweigen aufleuchten. In die unzähligen weißen Blüten scheint ein Maler bunte Flecken getupft zu

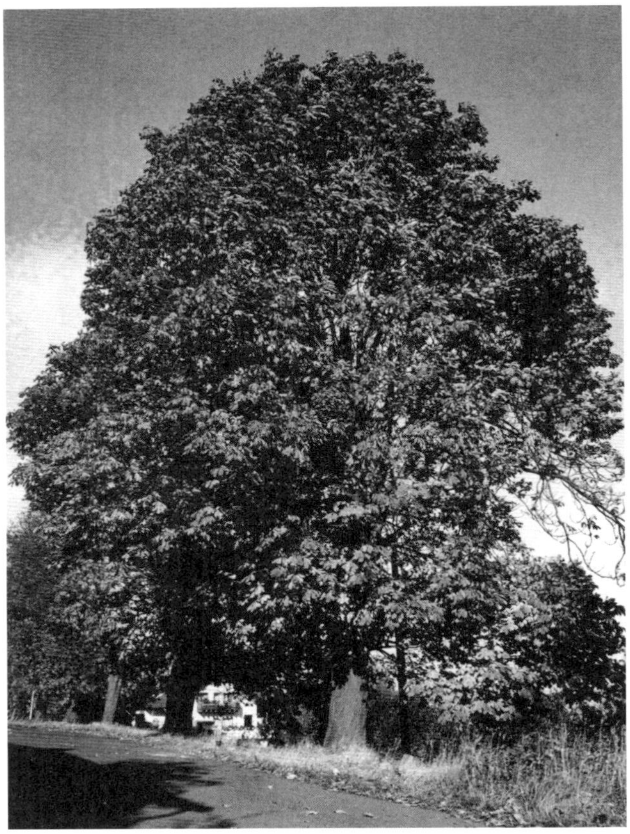

haben: Die jungen Blüten zieren gelbe, die älteren orange oder rote Farbtupfer. Für eine besondere Duftnote reicht ihre Energie nicht mehr aus: Sie duften sehr schwach, fast wässrig.

Auch in der Wahl ihres Geschlechts ist die Kastanie extravagant. Im gleichen Blütenstiel tummeln sich viele männliche mit einer kleinen Anzahl zwittriger Blüten. Dazwischen sitzen verloren einige rein weibliche. Damit aus dieser bunten Mischung auch Früchte entstehen, wird zur Bestäubung ein riesiges Heer fleißiger Hummeln und Bienen bestellt. Diese laben sich an dem üppig fließenden Nektar, der aus den Blüten rinnt und besorgen so, von Blüte zu Blüte taumelnd, ganz nebenbei die Bestäubung. Nach der kurzen Blütezeit geht es weiter mit der Fruchtbildung. Die Kastanie kleidet ihre Früchte wie kleine, grüne Stachelfische, die irgendwann vom Baum purzeln und als Überraschung in ihrer stacheligen Schale eine tiefbraune Kastanie bergen, die wie frisch poliertes Mahagoniholz glänzt. Das ist im Verwandlungs- und Gaukelspiel der Kastanie der letzte Trick: Denn zieht man zuhause die gesammelten Kastanien aus der Tasche, wird man enttäuscht feststellen, dass sie ihren leuchtenden Glanz verloren haben und stumpf und matt in der Hand liegen.

Gerade diese Kastanienfrüchte machen die Rosskastanie zu einem wertvollen Waldbaum. Für das Wild sind sie eine nahrhafte und gesunde Speise, und auch der Mensch schätzt in der Winterzeit die Esskastanie als heiße Maroni. Die Edelkastanie, *Castanea sativa,* ist vorwiegend im Mittelmeerraum heimisch. Ihre Blätter sind elliptisch geformt und sehr viel schärfer gesägt als die der Rosskastanie. Auch ihre Blüten unterscheiden sich von jenen der einheimischen Kastanie: Es sind dünne, aufrecht stehende Kätzchen.

Die Kastanien sind sehr stärkereich und wären deshalb tatsächlich ein geeignetes Nahrungsmittel, doch ihr hoher Gerbstoff- und Bitterstoffgehalt lädt nicht gerade zum Genuss ein; sie schmecken bitter und zusammenziehend. Die Indianer hatten jedoch eine spezielle Aufbereitungsart entwickelt, die es ihnen ermöglichte, aus den Kastanien einen Grundstoff herzustellen, den sie zu schmackhaften Gerichten wie Broten, Pfannkuchen und Suppen weiterverarbeiten konnten. Sie legten die Kastanien in ein mit heißen Steinen gefülltes Erdloch, deckten sie mit Blättern, heißer Asche und kleinen Ästchen ab und ließen sie darin meist einen Tag garen. Danach wurden die Kastanien herausgenommen, geschält und klein geschnitten, in einem Mörser zerstampft, oder, wie ich selbst beobachten konnte, auf einem großen Stein zerquetscht. In einen engmaschigen Korb gefüllt, stellte man sie anschließend unter fließendes Wasser. Nach einer Wässerung von etwa vier Tagen wurde der Brei auf Korbteller gestrichen und an der Sonne getrocknet.

Auch bei uns scheint man sich Gedanken darüber gemacht zu haben, wie man die schönen Kastanienfrüchte nutzen könnte. Und man ist auf einiges gekommen: Statt Hopfen nahm man zum Bierbrauen klein geschnittene Kastanien, und durch Gärung erhielt man einen Branntwein. Auch als Kaffeeersatz mussten die Kastanien herhalten; sie wurden dafür genauso präpariert wie die Eicheln. Der Buchbinder stellte aus den Kastanien einen Leim her,

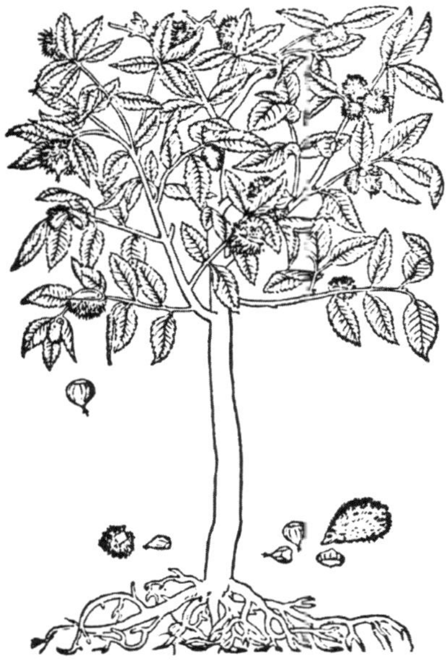

und der Tapezierer klebte damit seine Tapeten an die Wände und rühmte seinen hausgemachten Leim als besonders insektenabwehrend und vor Fäulnis schützend.

Das Mehl aus gemahlenen Kastanien brauchte man als Waschmittel für rissige und rauhe Hände nach schwerer Arbeit; in Kriegszeiten wurde daraus Bolusseife hergestellt. Öl und Fett, zum Beispiel nach Auto- oder Fahrradreparaturen, lösen sich mit dem Kastanienmehl besonders gut. Dafür pulverisiert man die getrockneten Kastanien in der Kaffeemühle. Das Mehl wird mit etwas Wasser in den Händen verknetet, und mit dieser Paste werden die Hände gründlich gereinigt. Zum Waschen von Wäsche kocht man 1 Liter Wasser mit 4 Esslöffeln Kastanienmehl oder grob zerstoßenen Kastanien auf. Wenn man sich draußen in der Wildnis befindet und keine Seife zur Hand hat, dient diese Abkochung auch zur Körperreinigung.

In Notzeiten war das Kastanienmehl ein Ersatz für Getreidemehl. Die Kastanien mussten dafür jedoch in einem aufwendigen Verfahren über mehrere Tage hinweg gekocht und gewässert werden, um die darin enthaltenen Saponine und Bitterstoffe zu entfernen.

Woher die Rosskastanie ihren Namen hat, hätten uns die Rossknechte früherer Zeiten leicht beantworten können. Kastanien sind ein gutes Heilmittel für Pferde, die an Husten und Dämpfigkeit leiden. Dafür mischte man die gehackten Früchte unters Futter. Dies sollen die türkischen Pferdeknechte in der ursprünglichen Heimat des Baumes häufig gemacht haben, um ihre Rosse wieder auf Trab zu bringen. Und der Brauch scheint sich auch in der neuen Heimat der Rosskastanie herumgesprochen zu haben.

Die Kastanie ist nämlich ursprünglich kein Baum unserer Wälder, sie stammt aus Westasien und Südosteuropa. In Mitteleuropa soll sie erstmals 1576 in Wien aus einem Samen gezogen worden sein.

Auch die kraftstrotzende Rosskastanie ist heute bedroht. Es herrscht das Rosskastaniensterben. Die Rosskastanien-Miniermotte *(Cameraria ohridella)* lässt die Blätter braun werden und vorzeitig abfallen. Zusätzlich dringen ein Bakterium und nachfolgend verschiedene Pilzarten über winzige Wunden in den Baum ein und lassen ihn »bluten«. Das Laub wird schütter, das Holz fault. Der Baum hat meist nicht mehr genügend Abwehrkraft um sich selbst zu schützen und stirbt ab.

Heilanwendung

Die Hauptwirkstoffe der Rosskastanie sind heute genau erforscht. Man hat einzelne Stoffe herauskristallisiert, deren Wirkung bekannt ist und die die alten volksheilkundlichen Anwendungen bestätigen. Zwei dieser Stoffe tragen den Namen des Baumes: Aesculin und Aescin.

Das Aesculin, eine Cumarinverbindung, kommt hauptsächlich in der Rinde junger Kastanienzweige vor. Man kann es in einem einfachen Versuch sogar sichtbar machen, denn es fluoresziert, in Wasser gelöst und von Licht bestrahlt. Hierfür schneidet man sich einen jungen Kastanienzweig, schabt die Rinde ab, zerkleinert sie und füllt sie in ein Glas. Man gießt Wasser darüber und rührt kräftig um. Hält man nun das Glas unter eine starke Lampe, schimmert die Oberfläche wunderschön meergrün. Aesculin wirkt anregend auf den Stoffwechsel und fördert die Durchblutung. Es kann ultraviolette Strahlung binden und wird deshalb für Sonnenschutzmittel verwendet.

Aescin hat eine stark gewebeentwässernde Wirkung und vermag zugleich neue Wasseransammlungen im Gewebe zu verhindern. Der Wirkstoff dichtet die kleinen Blutgefäße ab, dadurch gelangt weniger Flüssigkeit in das umliegende Gewebe. Das Gewebe schwillt deshalb ab, die Beschwerden lassen nach.

Aescin ist ein Saponin, ein Seifenstoff. Diese Feststellung kann man wieder in einem einfachen Versuch prüfen. Wenn man ein Bad aus den Kastanienfrüchten zubereitet, bildet sich auch ohne Zusatz von Seife auf dem Wasser

Schaum; die Seifenstoffe der Kastanien haben die Oberflächenspannung des Wassers heruntergesetzt und den Schaum gebildet. Saponinpflanzen werden in der Pflanzenheilkunde zur Schleimlösung bei Husten und Bronchitis verwendet. Ein Kastanienblütentee ergibt einen guten Hustentee.

Ein weiterer Wirkstoff der Kastanie sind die Flavone, die gelben Farbstoffe des Zellsaftes. Flavone festigen die Wände der Adern und fördern die Durchblutung der feinsten Blutgefäße. Dies macht die Kastanie zu einem unserer wichtigsten Venenheilmittel. Sie hilft bei venösen Stauungen, Hämorrhoiden, Krampfadern und Pfortaderstau. Da sie auch durchblutungsfördernd wirkt, kann sie bei arteriellen Durchblutungsstörungen helfen.

Zu Heilzwecken werden Blüten, Blätter, Früchte und Rinde verwendet.

Der Blütentee wird bei Husten als schleimlösendes Mittel getrunken. Er wirkt gleichzeitig entwässernd und festigend auf das Gewebe. Zur Teezubereitung übergießt man 1 Teelöffel der getrockneten Blüten mit 1 Tasse kochendem Wasser und lässt den Aufguss 5 Minuten ziehen. Abseihen und eventuell mit Honig süßen. Davon pro Tag 2 bis 3 Tassen trinken. Eine Tinktur aus den Blüten ist ein gutes Einreibemittel bei rheumatischen Schmerzen. Man kann die Blüten auch in Mischungen verwenden. In seltenen Fällen treten bei der Anwendung von Kastanienzubereitungen Juckreiz, Übelkeit und Magenbeschwerden auf.

Rheumageist

2 Teile Kastanienblüten
1 Teil Farnkrautwurzel
Korn oder Wodka je nach Kräutermenge

Die frischen Kastanienblüten vom Stengel zupfen. Die frische Wurmfarnwurzel säubern und klein schneiden. Beides mischen, ein Schraubglas zur Hälfte damit füllen, Alkohol darüber gießen, sodass das Glas gefüllt ist, und gut verschließen. An einen warmen Ort stellen, am besten auf die Fensterbank eines Südfensters, und 3 Wochen stehen lassen. Gelegentlich schütteln. Anschließend die Flüssigkeit abfiltrieren und in eine dunkle Flasche füllen. Bei Bedarf einmassieren. Nur äußerlich verwenden.

Auch Bäder aus den Kastanienfrüchten haben sich besonders bei Rheuma, Gicht und Durchblutungsstörungen bewährt. Auf ein Vollbad gibt man etwa ½ Eimer Kastanienfrüchte. Sie werden zerschnitten und über Nacht in Wasser eingeweicht. Am anderen Morgen in einem Topf kurz aufgekocht, abgeseiht und dem Badewasser hinzugefügt. Gut verrühren.

Die Tinktur und der Tee aus den Blättern wirken gewebeausschwemmend, durchblutungsfördernd und venenstärkend. Die Tinktur aus den zerschnittenen Früchten ist ein gutes Einreibemittel bei rheumatischen Schmerzen. Innerlich eingenommen hilft sie bei Hämorrhoiden, Venenerkrankungen und Durchblutungsstörungen. Zweimal pro Tag werden davon jeweils 5 Tropfen nach dem Essen eingenommen. Die Tinktur wird nach demselben Prinzip wie die Blütentinktur hergestellt: Die zerschnittenen Kastanien werden mit Alkohol übergossen.

Zubereitungen aus der Kastanie können die Schleimhäute des Magens und des Darms reizen. Deshalb sollten sie immer nach den Mahlzeiten eingenommen werden. Die vorgeschriebene Dosis darf nicht überschritten werden, und die rohen Samen sollten erst verzehrt werden, nachdem sie durch mehrmaliges Auskochen von Saponinen und Bitterstoffen befreit wurden. Die Einnahme führt sonst zu Erbrechen, Übelkeit, Fieber, starkem Durst, Gesichtsrötung, Angstgefühlen, Bewusstseinstrübung mit Schläfrigkeit und Atemlähmung.

Kastanienöl

10 bis 12 frische Kastanien in Stücke schneiden, durch den Fleischwolf drehen oder im Mörser zerstampfen. Mit 1 l Olivenöl übergießen und in einem Schraubglas 10 Tage bei Zimmertemperatur stehen lassen, dann abseihen und folgende Öle hinzufügen:

20 Tropfen atherisches Zitronenöl
20 Tropfen ätherisches Zypressenöl

In dunkle Flaschen abfüllen. Zur Venenstärkung einreiben.

Kastanienfrüchte sind in der Volksheilkunde besonders als »Sympathiemittel« bekannt. Es soll, so sagte man, eine starke Beziehung, eine Sympathie, zwischen den Kastanien und den rheumatischen Krankheiten bestehen. Eine Kastanienkur nach dem Sympathieprinzip war einfach anzuwenden: Man sollte drei Kastanien bei sich in der Tasche tragen, um die Schmerzen zu lindern.

Zuletzt möchte ich noch von einer ungewöhnlichen Zubereitungsart der Kastanien berichten. Die fein pulverisierten Kastanienfrüchte sind ein Hauptbestandteil eines bekannten Schnupftabaks, der nicht nur zum Vergnügen geschnupft wird, sondern als ein wirksames Heilmittel gilt. Durch die adstringierende Kraft wirkt das Kastanienpulver, in die Nase geschnupft, auf Nasenpolypen zusammenziehend. Die geschälten Kastanien müssen zu diesem Zweck ganz fein pulverisiert sein.

In der Homöopathie werden die reifen, geschälten Kastanienfrüchte zu einer Essenz verarbeitet und zur Heilung von Hämorrhoiden, Stauungen im Unterleib und Leberschwellung verwendet.

In der Bachblütentherapie stellt man aus den Knospen der Rosskastanie das Mittel »White Chestnut« her. Es steigert die Leistungsfähigkeit und soll helfen, Erfahrungen bewusst umzusetzen. Es hilft Menschen, die zu viel über verpasste Gelegenheiten grübeln, die oft Selbstgespräche führen und im Alltag verspannt wirken. Auch aus den Blüten der roten Kastanie wird ein Bachblütenmittel hergestellt: »Red Chestnut« ist für Menschen, die zu stark mit anderen mitfühlen und mitleiden und dadurch die eigene Persönlichkeit vernachlässigen. Sie stehen oft mit anderen Menschen in einer symbiotischen Verbundenheit, die für beide Teile zur Last werden kann. Man hört sie oft etwa sagen: »Wenn es dir gut geht, dann geht es mir auch gut!« »Red Chestnut« unterstützt den Abnabelungsprozess.

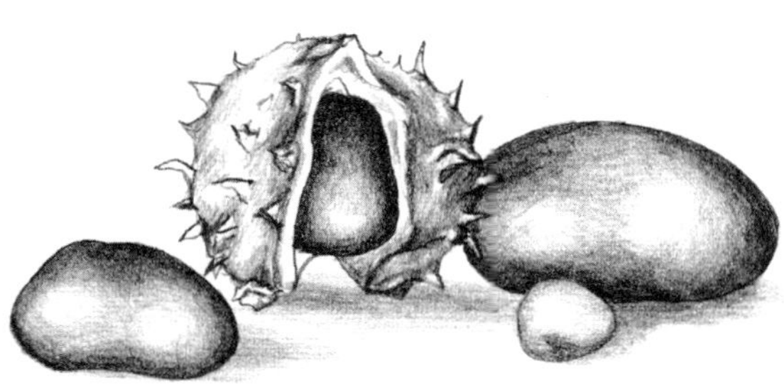

Botanische Erkennungszeichen

Vorkommen	kultiviert in fast ganz Europa, ursprünglich in Nordgriechenland, Albanien, Westasien
Standort	Allee- und Parkbaum, in der ursprünglichen Heimat in Schluchtwäldern bis auf 1200 m Höhe
Höhe	bis 5 m
Rinde	graubraun bis grauschwarz, blättert im Alter in dünnen Schuppen ab
Blätter	reich belaubt, gegenständig, lang gestielt, bis 20 cm lang, Stiel mit Rinne, große Blätterhand mit 5 bis 7 verkehrt eiförmigen Fiederblättern, ungleich gekerbt, gesägt, oben zugespitzt
Blüten	April bis Juni, meistens männlich, der Rest zwittrig, wenige weibliche Blüten, aufrechte bis zu 18 cm lange kegelförmige Rispen, weiß mit gelbem Saftmal, das sich während der Blütezeit rot verfärbt
Früchte	September bis Oktober, stachelige Kapseln, die 1 bis 3 glänzend rotbraune, flachkugelige Samen enthalten
Sammelzeit	Blüten April bis Mai, Blätter April bis Juni, Rinde März bis April, Früchte im Oktober
Inhaltsstoffe	Samen: Aescin, ein Saponinglykosid, Cumarine (Aesculin oder Fraxin), Flavonoide, Stärke, Fettsäuren, Bitterstoffe; Blüten: Rutin
Holz	hellgelb, feinporig

Der Schlehdorn

Prunus spinosa
Familie der Rosengewächse, *Rosaceae*

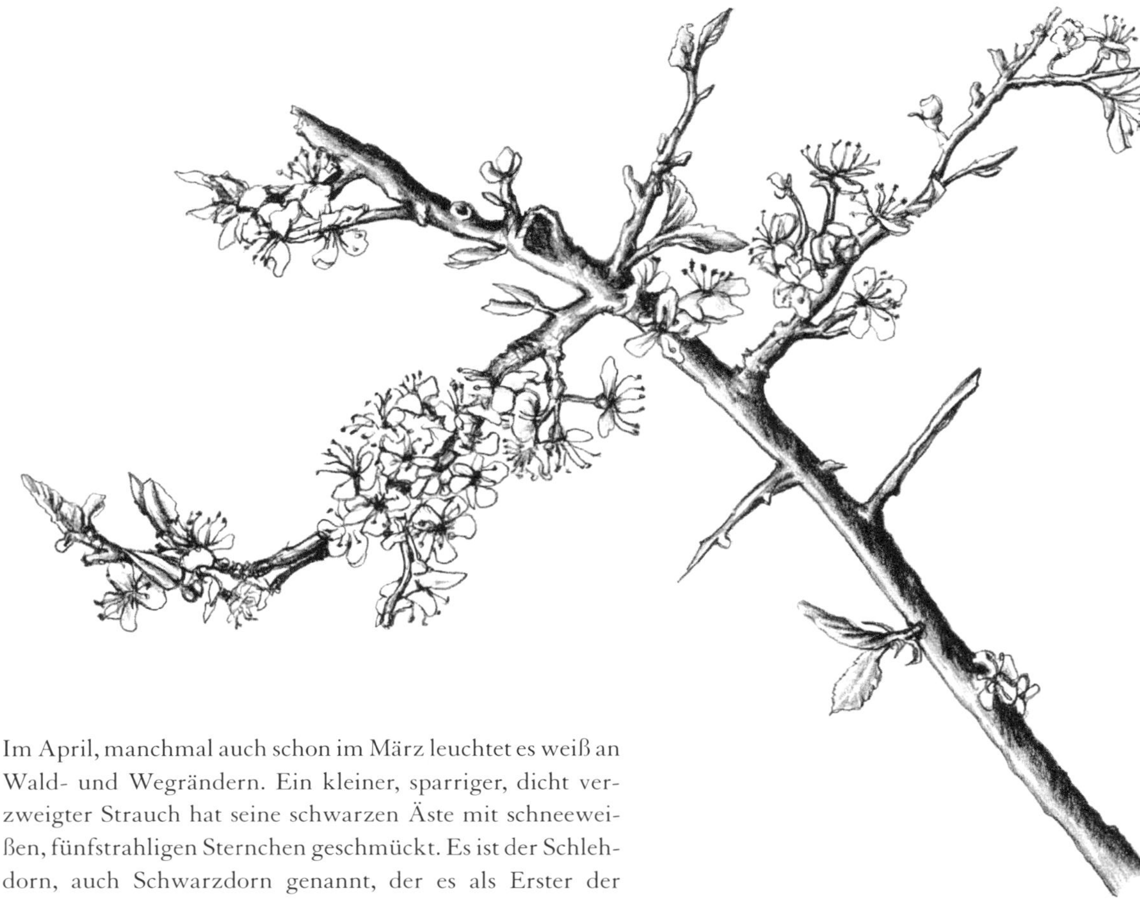

Im April, manchmal auch schon im März leuchtet es weiß an Wald- und Wegrändern. Ein kleiner, sparriger, dicht verzweigter Strauch hat seine schwarzen Äste mit schneeweißen, fünfstrahligen Sternchen geschmückt. Es ist der Schlehdorn, auch Schwarzdorn genannt, der es als Erster der wilden Sträucher wagt, seine Blüten zu zeigen. Jetzt ist auch die Zeit, in der man den Schlehdorn sicher vom Weißdorn unterscheiden kann. Die Blüten des Schlehdorns stehen an den nackten Zweigen, während die des Weißdorns erst nach den Blättern erscheinen. Auch daran kann man sie unterscheiden: Die Zweige des Schlehdorns enden in langen, geraden Dornen. Die Seitenzweige stehen fast rechtwinklig zum Hauptzweig.

Die Zweige des Schlehdorns bilden zusammen ein undurchdringliches, stacheliges Gewirr. Das macht ihn zu einem wertvollen Vogelschutzgehölz. Kleine Vögel können in seinen Zweigen ungestört ihren Brutgeschäften nachgehen. Und auch den Bienen sind die zeitigen Blüten eine willkommene Honigweide.

Der Schlehdorn gehört zur großen Familie der Rosengewächse und hält sich somit an die vorgegebene Fünfzahl der Kron- und Kelchblätter. Er ist unser ursprünglichstes Obstgehölz und trägt noch seinen unveränderten altgermanischen Namen. Der Gebrauch der Schlehen als Nahrungsmittel lässt sich noch weiter zurückverfolgen als bis zu den Germanen: Bereits die Menschen der Jungsteinzeit haben sie geschätzt, denn in ihren Pfahlbauten wurden Schlehenkerne gefunden. Der Schlehdorn hat die Menschen lange begleitet. Er umzäunte die Weiden und Gehöfte, seine Beeren wurden zu Nahrungsmitteln verarbeitet, sein Holz in schöne Spazierstöcke verwandelt. Aus seiner Rinde stellte man eine rote Farbe für Wolle und Leinen her. Den Bauern konnten die Schlehenblüten die Zeit der Ernte vorhersagen. In Schwaben und Franken hieß es: »So viel Tag die Schleh' vor Walburgi blüht, so viel Tag der Schnitter vor Jakobi in die Ernte zieht.«

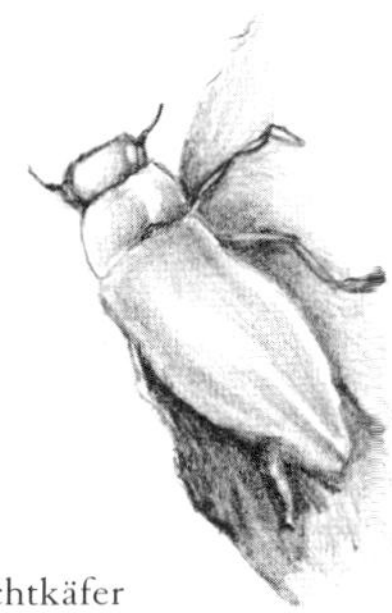

Glänzender Blütenprachtkäfer

Die herb-sauren Beeren regen den Speichelfluss an. Deshalb kauten früher die Spinnerinnen die Früchte, um ausreichend Speichel für das Befeuchten der Spinnfäden zu haben. Im westlichen Persien war man schon früher als bei uns des herben Geschmacks der Schlehenfrüchte überdrüssig. Dort züchtete man vor langer Zeit aus dem kleinen Schlehenstrauch einen Obstbaum, der größere und süßere Früchte trägt. Er steht noch heute in unseren Obstgärten: Es ist der Pflaumenbaum. Wahrscheinlich hat man damals in Persien zu diesem Zweck den Schlehdorn mit der dort heimischen Kirschpflaume, *Prunus cerasifera,* gekreuzt, woraus dann der Pflaumenbaum entstanden ist, der sich durch weitere Veredelungen zu zahlreichen Arten entwickelte, die schon in der Antike in den Obstgärten gepflanzt wurden.

Heilanwendung

Pfarrer Kneipp hat den Tee aus den kleinen Blüten des Schlehdorns sehr gelobt. Er hielt ihn für das unschädlichste Abführmittel, das gleichzeitig auch magenstärkend ist. Die Blüten werden im zeitigen Frühjahr gesammelt und getrocknet. 2 Teelöffel davon werden mit 1 Tasse kochendem Wasser übergossen, 10 Minuten ziehen gelassen und eventuell mit Honig gesüßt. Der Tee ist besonders für Kinder als mildes Abführmittel geeignet. Außerdem regt er Blase und Niere, ja den gesamten Stoffwechsel an. Deshalb wird er bei Blasen- und Nierensteinen und als ein Blutreinigungsmittel empfohlen. Hierfür trinkt man täglich 2 bis 3 Tassen Tee kurmäßig über längere Zeit hinweg.

Zu gleichen Teilen mit Gänsefingerkraut gemischt, ergeben die Blüten einen krampflösenden Tee, der besonders bei Magen- und Unterleibskrämpfen hilft.

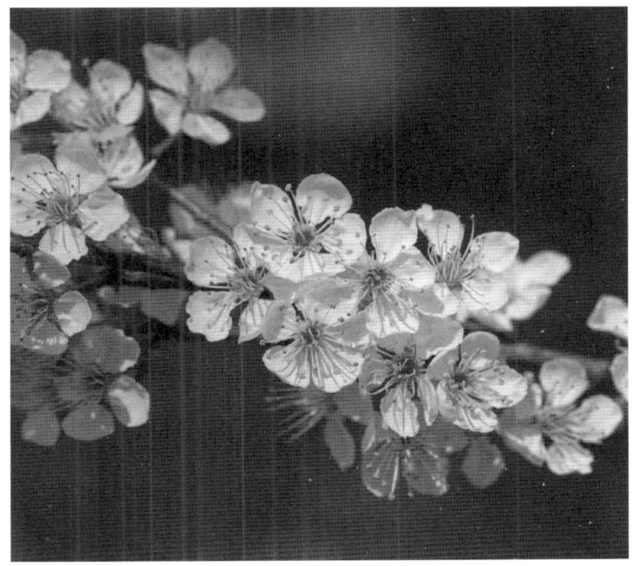

Milder Blutreinigungstee

Schlehenblüten
Schlüsselblumenblüten
Birkenblätter
Erdbeerblätter

Die getrockneten Kräuter zu gleichen Teilen mischen. 1 gehäuften Teelöffel der Mischung mit 1 Tasse kochendem Wasser übergießen und etwa 3 Minuten ziehen lassen. Abseihen. Davon 1 bis 2 Tassen täglich morgens und abends.

Die dunkelblauen Beeren sind ein allgemeines Stärkungsmittel, das besonders nach schweren Krankheiten und in Grippezeiten die Lebensgeister wieder weckt. Hierfür bereitet man ein Mus (Rezept Seite 142) oder einen Sirup. Diese Zubereitungen aus den Beeren helfen auch, esslöffelweise eingenommen, bei Durchfall mit Erbrechen. Bei Zahnfleischbluten und Zahnfleischentzündung wird mit dem verdünnten Mus oder Saft gegurgelt.

Schlehenblüten haben außerdem eine tonisierende Wirkung auf die Haut. Man legte sie deshalb in Öl ein und stellte sich so ein hautfunktionsförderndes Massageöl her.

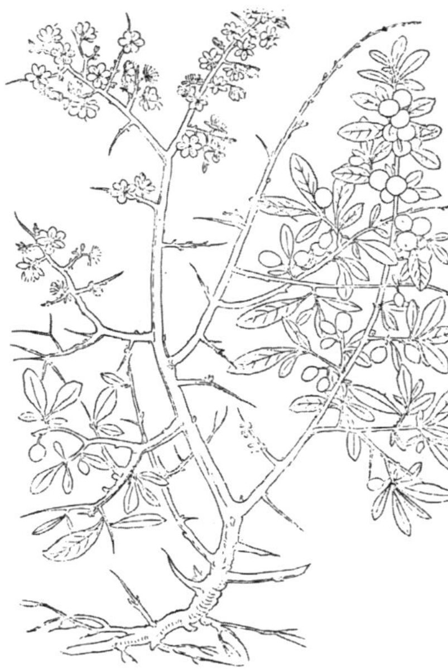

Schlehenblüten-Körperöl

1 Handvoll frische Schlehenblüten
200 ml Mandelöl
1 Messerspitze klein geschnittene Alkannawurzel (aus dem Kräuterhaus oder Kräuterversand)
2 Tropfen ätherisches Rosenöl
5 Tropfen ätherisches Lavendelöl

Die Schlehenblüten in ein Schraubglas füllen, mit dem Mandelöl übergießen und zuschrauben. 2 Wochen stehen lassen, gelegentlich schütteln, dann abseihen.

In einem kleinen Gefäß die Alkannawurzeln mit 1 EL des Schlehenblütenöls übergießen. Gut umrühren und solange stehen lassen, bis sich das Öl rot färbt. Eventuell noch etwas Wurzeln dazugeben. Dann abseihen und das rote Öl zum Schlehenblütenöl geben. Dieses nimmt dadurch eine zartrosa Farbe an. Alles gut verschütteln und in dunklen Flaschen kühl aufbewahren. Das Öl ist etwa 1 Jahr haltbar.

Dieses wertvolle, hautpflegende Öl eignet sich zur Pflege von gereizter, trockener Haut, zur Säuglingspflege und zur Kindermassage.

Verwendung in der Küche

Schlehenwein war ein häufig gebrauchtes Mittel zum Verbessern schlechter Rotweine. Im 19. Jahrhundert braute man aus dem Schlehensaft ein besonders bei Matrosen beliebtes Getränk, den Oporto oder Rumpunk, für den der Saft mit Apfelmost und Branntwein gemischt wurde. Man braucht nicht auf klapprigen Schiffen über die Meere zu kreuzen, um sich am Schlehenwein zu erfreuen; er erwärmt und schmeckt sehr gut auch an Land, besonders, wenn es draußen stürmt und schneit.

Oporto

3 Teile Schlehensaft
2 Teile Apfelmost
1 Teil Brandy oder Obstbrand aus Birnen

Zur Herstellung des Saftes werden reife Schlehen nach dem ersten Frost gesammelt, mit der gleichen Menge kochenden Wassers übergossen und über Nacht stehen gelassen. Am nächsten Tag alles aufkochen und etwa 15 Minuten kochen lassen. Den Saft abgießen und die Schlehen in einem Tuch auspressen. Den Saft nochmals erwärmen und auf 1 l Saft 500 g Zucker darin auflösen. Den Saft heiß in saubere Flaschen füllen, fest verschließen und versiegeln oder im Dampfkochtopf sterilisieren. Dieser Saft kann pur oder mit Wasser oder Milch vermischt getrunken werden. Er schmeckt auch gut zu Milchreis, Pudding oder Vanilleeis.

Für den Oporto mischt man den Saft mit Apfelmost und Alkohol. Vorsicht, er hat es in sich!

Schlehenmus

1 kg Schlehen
500 g Zucker
1 TL Zimt
¼ TL reine Vanille
1 Schuss Kirschwasser

Die Schlehen waschen und mit wenig Wasser weichkochen. Durch ein Sieb passieren, mit dem Zucker und den Gewürzen dick einkochen. Das Kirschwasser dazugeben. In Marmeladegläser füllen. Das Mus hält sich wie alle Zubereitungen aus Wildfrüchten sehr lange.

Schlehenlikör

4 Tassen Schlehenfrüchte
1½ Tassen Rosinen
3 Tassen Zucker, Honig oder Ahornsirup
1 Vanillestange
4 Nelken
1 l Kirschwasser oder Korn

Die nach dem ersten Frost gesammelten Schlehen mit einem Messer einritzen. Die Rosinen etwas zerschneiden, damit ihr Aroma sich entfalten kann. Die Vanillestange aufschlitzen. Alle Zutaten in ein großes Schraubglas füllen und mit dem Kirschwasser oder Korn übergießen. Gut verschließen und 4 Wochen stehen lassen. Gelegentlich schütteln. Abseihen, in eine Flasche füllen und nochmals 2 Monate im Keller lagern.

Tipp: Der Likör bekommt einen noch besseren Geschmack, wenn man die Beeren vor dem Zerstoßen im Backofen etwas antrocknet.

Schlehenblütensirup

250 g frische Schlehenblüten
450 g Zucker
½ l Wasser

Die Schlehenblüten bei Sonnenaufgang pflücken. Das Wasser in einen Steinguttopf füllen und die Schlehenblüten dazugeben. Zugedeckt über Nacht stehen lassen. Den Saft durch ein Tuch filtrieren. Den Zucker dazugeben und so lange leicht aufkochen, bis die Flüssigkeit Sirupkonsistenz hat. In dunkle Flaschen füllen.

Schlehen-Mandelmilch

1 Tasse Milch
1 TL getrocknete oder frische Schlehenblüten
1–2 TL weißes Mandelmus
½ TL Honig

Die Schlehenblüten mit der Milch kurz aufkochen und abseihen. Das Mandelmus und den Honig einrühren. Vor dem Schlafengehen heiß trinken. Schenkt einen guten Schlaf.

Botanische Erkennungszeichen

Vorkommen	Europa bis Westasien, Nordafrika, in Nordamerika eingebürgert
Standort	Waldränder, Hecken, sonnige Hänge, Gebüsche, sonnige Lagen bis auf 1600 m Höhe
Höhe	bis 10 m hoher Strauch oder Baum, flach ausladende Krone, Verzweigung auffällig rechtwinklig
Rinde	rauchschwarz
Blätter	wechselständig, gestielt, elliptisch-eiförmig, 4–5 cm lang, gesägt, dunkelgrün
Blüten	März bis April, vor dem Blattaustrieb, schneeweiß, an kurzen Stielen, meist einzeln, zahlreich entlang der Zweige, 0,5–1 cm groß
Früchte	September bis Oktober, Steinfrüchte, blauschwarz, sehr sauer und zusammenziehend, bis in den Winter am Strauch, großer Kern mit wenig Fruchtfleisch
Sammelzeit	Blüten März bis April, Beeren nach dem ersten Frost
Inhaltsstoffe	Blüten: Flavonoide, Gerbstoffe; Früchte: Fruchtsäuren, Farbstoffe, Gerbstoffe, Vitamin C, Flavone, Blausäureglycosid (Kerne)

Die Tanne

Abies alba
Familie der Kieferngewächse, *Pinaceae*

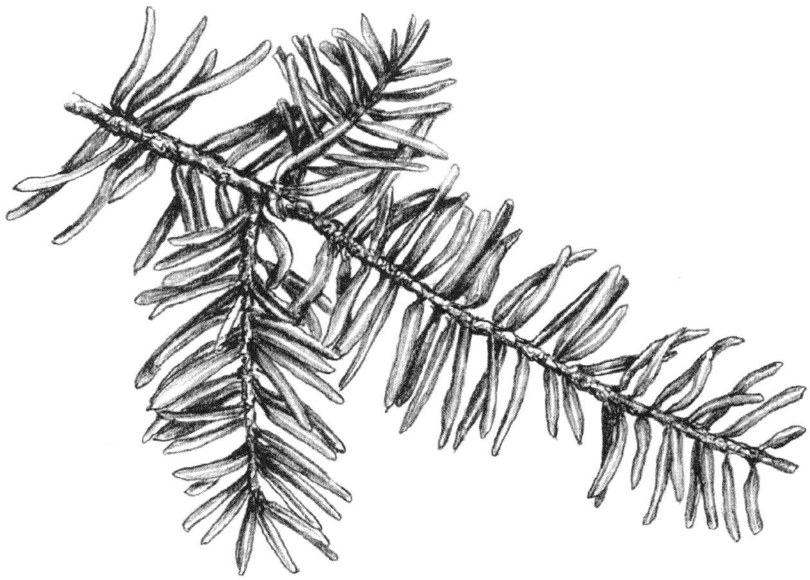

Der Tannenbaum zum Weihnachtsfest ist schon fast zum Nationalheiligtum geworden. Dabei ist dieser Brauch noch gar nicht so alt. Anfang des 19. Jahrhunderts war er bei uns erst wenigen Menschen bekannt. Der erste urkundlich erwähnte Weihnachtsbaum soll im Jahre 1539 im Strassburger Münster gestanden haben. Im 17. Jahrhundert lebte der noch nicht vergessene, vorchristliche Brauch, zum Fest einen Baum aufzustellen, zum ersten Mal wieder auf. Im Elsass soll man damals in den Wald gezogen sein, um sich ein schönes Tännchen für die Weihnachtsstube zu suchen. Diese neue beziehungsweise eigentlich alte Mode breitete sich rasch aus, sodass sich die Kirche sehr beeilen musste, den heidnischen Brauch zu unterbinden. Es ist sogar noch die Rede eines damaligen Professors der Universität Strassburg erhalten, in der er die Bürger aufruft, mit dem heidnischen Glauben der Weihnachtsbäume zu brechen. Doch es nützte nichts. Der geschmückte Lichterbaum erfreute sich wachsender Beliebtheit, und – ob heidnisch oder christlich – jede Familie wollte zu Weihnachten ihren Baum. »Auff Weihnachten richtet man Dannenbäum zu Strasburg in den Stuben auff, daran hencket man roßen auß vielfarbigem papier geschnitten, Aepfel, Obladen, Zischgold, Zucker. Man pflegt darum ein viereckent ramen zu machen ...« Diese genaue Beschreibung der damaligen Weihnachtsbäume stammt aus dem Jahre 1606. 1765 beschreibt der junge Student Goethe einen Weihnachtsbaum, der im Hause der Mutter von Theodor Körner in Leipzig aufgestellt war: »... mit allerlei Süßigkeiten war er behangen, darunter Lamm und Krippe mit zuckernem Christkind. Davor stand ein Tischen mit Pfefferkuchen für die Kinder.«

Über das ganze deutschsprachige Gebiet hat sich der Brauch aber erst 1870/71 verbreitet. Im Deutsch-Französischen Krieg ordnete König Wilhelm I. große Mengen von Weihnachtsbäumen für seine Soldaten an der Front an. Die Soldaten fanden die Idee so gut, dass sie, wieder zuhause, zum Fest ebenfalls einen Baum aufstellten.

Die frühen Christen kannten noch keine Feier zur Geburt des Heilands. Geburtstagsfeiern waren eine heidnische Angelegenheit gewesen, die man besser gar nicht mehr aufkommen ließ. Was an einem Heiligen interessierte, waren seine Taufe und sein Tod, am besten als Märtyrer. So feierte man am 6. Januar das Fest der Taufe des Herrn. Es herrschte damals noch die offizielle Meinung, dass Christus erst durch die Taufe im Jordanwasser zum Gottessohn geworden sei. Das Epiphaniefest der Taufe hatte man im zweiten Jahrhundert nach Christus genau auf den Tag des römischen Dionysosfestes gelegt. Dieses alte Fest hatte alles übertroffen, was man sich an Ausgelassenheit und Lustbarkeit vorstellen kann. Zu Ehren des Dionysos, des Gottes des Weins, gab es Trinkgelage und Tanzfeste. Man badete in den Flüssen, weil ihr Wasser in dieser Nacht als heilig galt. Dieser Glaube an die Verwandlung von Wasser in Wein oder in eine besonders heilkräftige Medizin hat sich bis ins 18. Jahrhundert auch in Deutschland und Österreich erhalten. Zu bestimmten Nächten, der Nacht zum Nikolaustag oder der Weihnachtsnacht, verwandle sich das Wasser, so glaubte man, in Wein oder Medizin.

Auch am 25. Dezember feierte man in ganz Rom und seinen Provinzen. Das Fest zu Ehren des Mithras, Gott des Lichtes und der unbesiegbaren Sonne, war allgemeiner Staatsfeiertag. Man schenkte sich Kerzen und Tonfiguren; in der Nacht leuchteten Sonnwendfeuer von den Bergen und Hügeln. Der Kult des Mithras war zu dieser Zeit bereits tausendjährig. Römische Soldaten hatten ihn aus Persien, wo er schon lange bekannt gewesen war, mitgebracht. So lag es nahe, auch auf diesen Tag eines alten heidnischen Festes ein großes christliches Fest zu legen. Auf dem Konzil von Nicäa im Jahr 325 nach Christus wurde der Glaube an die Bedeutung der Taufe Jesu verworfen; nun galt, dass er bei der Taufe, dem Eintauchen ins Wasser, bereits Gott gewesen sei. Nach vielen Spekulationen legten die Kirchenväter den Termin der Geburt auf den 25. Dezember fest. Erst in der Mainzer Synode von 813 wurde das Weihnachtsfest für Frankreich verbindlich, und im selben Jahrhundert erging der päpstliche Erlass, der Jahresbeginn sei vom Weihnachtstag an zu rechnen. Bis 1773 gab es an Weihnachten sogar vier offizielle Feiertage.

Die römische Sitte, sich am Neujahrstag Geschenke zu überreichen und Kerzen anzuzünden, wurde auf den neuen Feiertag übertragen. Der Kult des Mithras wie auch das christliche Weihnachtsfest künden beide vom Licht, das in die dunkle Welt gebracht wird, um sie zu erlösen. Die Natur selbst und der Jahresablauf gab zu diesem Gedanken Anstoß. Die Tage waren in dieser Zeit immer kürzer geworden, die Nacht hatte schon fast die Vorherrschaft gewonnen. Am 21. Dezember, dem Wendekreis des Krebses, schafft es das Licht, das Dunkle zu besiegen. Langsam werden die Tage wieder länger. Schon seit urdenklichen Zeiten haben die Menschen in der Zeit, in der wir heute unser Weihnachtsfest feiern, den Sieg des Lichtes über die dunklen Mächte mit Freude und Besinnung gefeiert. Auch die germanischen und keltischen Stämme, zu denen das Weihnachtsfest später gebracht wurde, feierten in dieser Zeit. Das Julfest, das altgermanische Wintersonnwendfest, wurde im Julmond, dem heutigen Monat Dezember, manchmal bis zu zwanzig Tage lang gefeiert. Auch dieses Fest wurde nach der Christianisierung zum Weihnachtsfest umgemünzt. Es lag für die damaligen Menschen nahe, die wieder erwachende Natur nach der Todesstarre des Winters mit dem Baum als Lebenssymbol zu feiern. Viele Baumrituale haben sich bis weit in unsere Zeit hinein erhalten.

Die Wintersonnwendfeiern wurden immer mit Symbolen der Fruchtbarkeit in Verbindung gebracht. Man schmückte die Baumzweige mit Äpfeln und Nüssen, die beide alte Fruchtbarkeitssymbole sind. Noch heute hängen an den Zweigen des Weihnachtsbaums Äpfel und Nüsse, wenngleich inzwischen aus den meisten Äpfeln glänzende Weihnachtskugeln geworden sind. Auch die Kerzen des römischen Dionysosfestes sind im Lauf der Jahrhunderte nicht verloren gegangen, sie stecken jetzt zwischen den Zweigen des Weihnachtsbaums. Und manchmal hängen Lebkuchen zur Feier des Sieges des Lebens über den Tod dazwischen.

Wenn wir heute von einem Tannenbaum sprechen, meinen wir in den meisten Fällen eine Fichte. Die Weißtanne, die man früher als Licht- und Weihnachtsbaum aufstellte, ist von der Massenware Fichte verdrängt worden. Ausgedehnte, majestätische Tannenwälder, wie es sie früher einmal gegeben hat, sind verschwunden. Nur in den Vogesen, im Schwarzwald, im Frankenwald und im Bayerischen Wald stehen noch kümmerliche Reste der einstigen Pracht. In den dunklen Hallen der früheren Tannenwälder haben viele unserer Märchen und Sagen ihren Ursprung. Die Tannen sind selten geworden, und auch die letzten Exemplare sind nun vom zerstörerischen Eingriff des Menschen in die Natur bedroht. Viele verdorren, ihre verwegenen Kronen verwelken zu schäbigen Besen. Zuerst gab es nur einige kurze Bemerkungen über ein »rätselhaftes Tannensterben« in der Presse. Doch langsam verdichten sich die Anzeichen zur Gewissheit einer ökologischen Katastrophe. Industrieabgase verursachen das Sterben der Bäume. Das Schwefeldioxyd wird vom Regen zu Schwefelsäure gelöst. Diese versauert die Böden und die Gewässer. Durch die Übersäuerung entstehen giftige Konzentrationen, die die Kurzwurzeln der Bäume absterben lassen. Im Stamm bilden sich

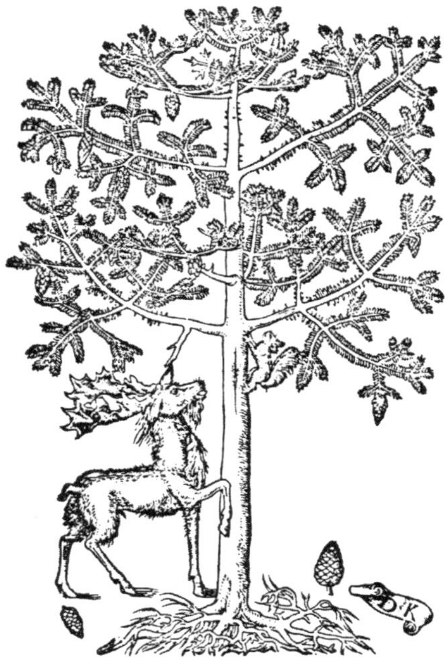

Nasskerne, der Transport des Wassers von der Wurzel zur Krone ist verhindert. Die geschwächten Bäume finden weniger Halt im Boden und können vom Wind leichter entwurzelt werden. Zudem sind sie viel anfälliger für Schädlinge und Pilzkrankheiten. Zuerst waren es nur die Tannen, die von der »rätselhaften Krankheit« befallen wurden. Doch inzwischen sind auch unsere Kiefern, Lärchen und Fichten bedroht. Die Tanne wurde Baum des Jahres 2004, sie sollte für eine naturgerechte Waldwirtschaft stehen.

Heilanwendung

Die Kraft und Majestät der Tanne, ihr balsamischer und belebender Geruch, haben schon in frühen Zeiten die Menschen dazu angeregt, sie zu Heilzwecken zu gebrauchen. Man hat aus ihrem Holz, aus den Nadeln und dem Harz Heilmittel hergestellt, aber gleichzeitig gebrauchte man sie zu vielen magischen Handlungen, die mit der Heilanwendung in Verbindung standen. Für die frühen Völker, die die Tanne kannten, war sie ein Baum mit außerordentlicher magischer Kraft, mit der man sich vor Unheil schützen konnte. »Die Tanne ist mehr warm als kalt und enthält viele Kräfte. Sie ist ein Sinnbild der Stärke. Geister hassen Tannenholz und vermeiden Orte, an denen sich solches befindet. Wenn jemand am Kopf leidet, und von der Stärke dieses Leidens auch Herzbeschwerden bekommt, muss er sich zuerst über dem Herzen und dann nach Abrasieren der Haare auch auf dem Kopfe 2 oder 3 Tage lang mit einer Salbe einreiben, die folgendermaßen hergestellt wird: Man kocht in Wasser Rinde und Blätter und auch ganz kleine Stückchen vom Holz des Baumes und halb so viel Salbei bis es dick wird. Die Blätter, das Holz und die Rinde müssen im Mai abgenommen werden.« Dieser Text stammt aus der »Naturkunde«, die Hildegard von Bingen vor 800 Jahren verfasst hat. Es gibt nur noch wenige unverfälschte Zeugnisse des vorchristlichen Naturwissens, wie es die Texte der heiligen Hildegard sind. Sie hat viel vorchristliches Brauchtum und Wissen aufgezeichnet und notdürftig mit christlichen Segenssprüchen verdeckt. Einige Jahrhunderte später wäre Hildegard von Bingen dieser Schriften wegen sicher als Hexe von der Kirche der Prozess gemacht worden.

Von der Tanne hat man, wie von den anderen Nadelbäumen, hauptsächlich das Harz zu Heilzwecken verwendet. Das als »Elsässer Terpentin« gehandelte Tannenharz war hoch geschätzt. Es strömt einen starken Duft nach Zitrone und Gewürzen aus. In vielen Salben und Pflastern war Tannenharz enthalten. Heute wissen wir, dass es durch seine antiseptische Wirkung zu Recht als Wundheilmittel verwendet wurde. »Es wird auch diß Harz zu den frischen Wunden gebraucht / denn es heilet und heftet dieselbe zusammen.« Das Harz wirkt außerdem durchblutungsfördernd und wird deshalb noch heute in Rheuma- und Arthrosesalben gemischt. Kleine Stücke, im Mund langsam zerkaut, festigen das Zahnfleisch. Die Urform des Kaugummis, die in Amerika erfunden wurde, bestand aus Rottannenharz, Süßholzsaft und Bienenwachs.

Auch die frischen Triebe werden wegen ihres hohen Gehalts an ätherischen Ölen zum Heilen verwendet. Sie wirken auswurffördernd bei Husten und Verschleimung, lungenstärkend bei Lungenschwäche und Bronchitis, nervenstärkend bei Aufregung und Stress. Pfarrer Kneipp empfahl seinen Patienten zur Heilung bei Lungenleiden und Bronchitis folgendes Rezept: Einige grüne Tannenzapfen werden zerschnitten (3 Zapfen auf ½ l Wasser) und mit Wasser zugedeckt zirka 10 Minuten gekocht. Den Absud durchseihen und damit dreimal täglich gurgeln. (Mehr über die Heilwirkung des Tannenöls finden Sie in meinem Buch »Himmlische Düfte«.)

Bei den oben genannten Leiden kann man sich auch einen Tannentee zur Inhalation zubereiten: Frische Tannenzweige werden im zugedeckten Topf in Wasser etwa 20 Minuten gekocht; den Topf vom Herd nehmen, ein Tuch über

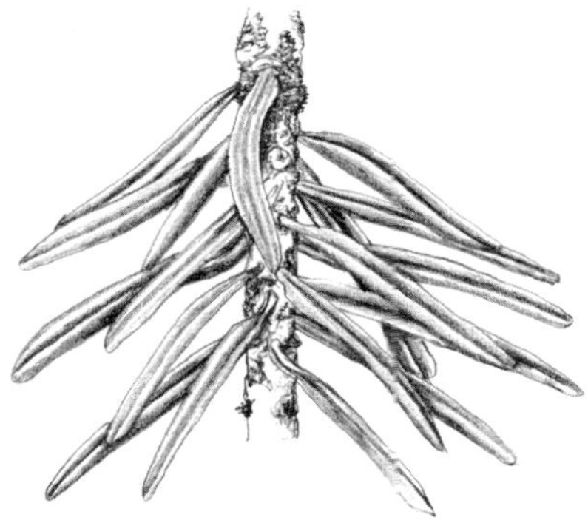

den Kopf breiten und die Dämpfe einatmen. Aus demselben Absud kann man sich auch ein Bad zur Nervenstärkung und als »Winterbad« bei Erkältung bereiten. Den abgeseihten Sud dem Badewasser hinzufügen. Ein Sitzbad daraus hilft bei Blasenentzündung und Ausfluss.

Schon allein der den Tannen entströmende Duft wirkt stärkend auf die Lungen. Deshalb empfahl Pfarrer Kneipp, sich ein kleines, in einen Topf gepflanztes Tännchen ins Zimmer zu stellen.

Die heilende Wirkung des Absuds aus den Tannenzweigen genossen unsere Vorfahren im Mittelalter noch auf eine berauschende Art. Sie stellten daraus durch Vergärung ein Tannenbier her. Die heute fast vergessene Zubereitung von Kräuterbieren spielte im frühen Mittelalter eine große Rolle, da die Alkoholdestillierung erst zu Beginn des 14. Jahrhunderts in Westeuropa bekannt wurde. Für die zahlreichen Trinkgelage war der teure Wein zu schade; man vergnügte sich mit Kräuterbier.

Hautpflegende Körperbutter

25 g Sheabutter
25 g Kakaobutter
2 Tropfen Sanddornfruchtfleischöl
10 Tropfen ätherisches Weißtannenöl
10 Tropfen ätherisches Grapefruitöl

Die Butter im Wasserbad schmelzen, das Sanddornöl und die ätherischen Öle darunterrühren. Etwa 2 cm hoch in 4 kleine Joghurtbecher füllen und 1 Stunde ins Gefrierfach stellen. Diese Körperbutter ist sehr hautpflegend und eignet sich besonders zum Einreiben trockener und rissiger Hautstellen wie Füßen und Ellbogen. Man streicht mit der Körperbutter kurz über die Haut und kann sie dann leicht einmassieren.

Botanische Erkennungszeichen

Vorkommen	Europa, auf den Britischen Inseln eingebürgert
Standort	Bergwälder, Wälder der Mittelgebirge bis auf 1500 m Höhe
Höhe	bis 70 m, aufrechter Nadelbaum, kegelförmiger Wuchs
Rinde	anfangs glatt und braun, später in eckigen Schuppen abblätternd, silbrig glänzend (deshalb Weißtanne)
Nadeln	flach, 1–3 cm lang, gedreht, an der Spitze eingekerbt, auf der Oberseite glänzend dunkelgrün, auf der Unterseite 2 bläuliche Längsstreifen, erneuern sich alle 8–11 Jahre
Blüten	Mai bis Juni, einhäusig; weiblich: aus den weiblichen Blütenständen entwickeln sich auf den Wipfelzweigen aufrechte, 10–15 cm lange Zapfen; männlich: 2,5 cm lange, gelbe Kätzchen, dicht stehend
Zapfen	Die Zapfen der Tanne stehen aufrecht an den Zweigen; sie sind ein deutliches Unterscheidungsmerkmal zu den hängenden Zapfen der Fichte. Die Zapfen fallen nicht als Ganzes zu Boden, sondern nur die einzelnen Schuppen, Zapfenspindel bleibt am Baum stehen.
Samen	dreikantig, weich, mit breiten Flügeln
Sammelzeit	Zweige April bis Mai, Zapfen im August
Inhaltsstoffe	ätherische Öle, Vitamin A und C, Harze
Holz	gelblich bis rötlich, weich, leicht spaltbar

Die Ulme

Ulmus campestris, Feldulme
Ulmus montana, Bergulme
Ulmus laevis, Flatterulme
Familie der Ulmengewächse, *Ulmaceae*

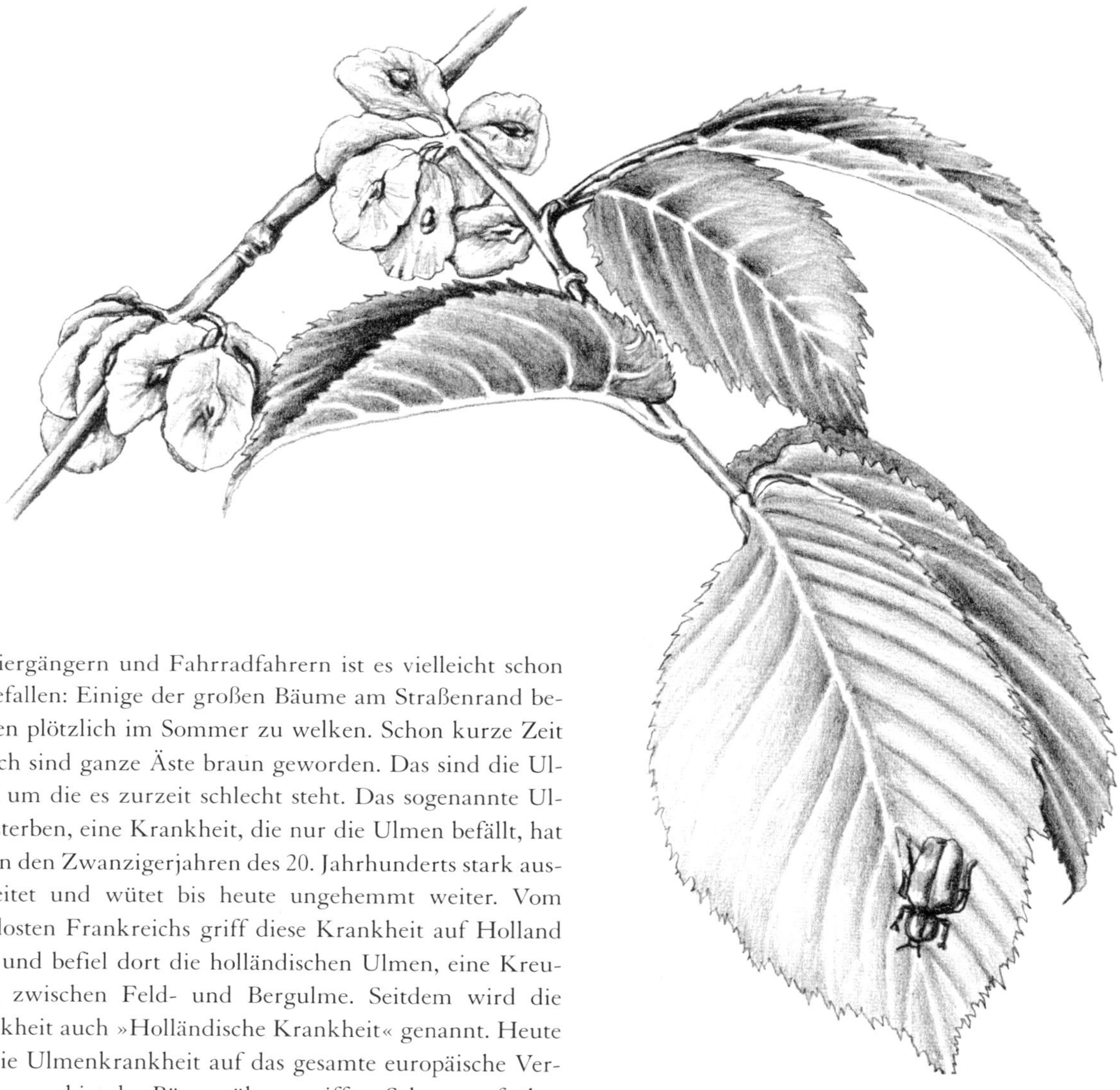

Spaziergängern und Fahrradfahrern ist es vielleicht schon aufgefallen: Einige der großen Bäume am Straßenrand beginnen plötzlich im Sommer zu welken. Schon kurze Zeit danach sind ganze Äste braun geworden. Das sind die Ulmen, um die es zurzeit schlecht steht. Das sogenannte Ulmensterben, eine Krankheit, die nur die Ulmen befällt, hat sich in den Zwanzigerjahren des 20. Jahrhunderts stark ausgebreitet und wütet bis heute ungehemmt weiter. Vom Nordosten Frankreichs griff diese Krankheit auf Holland über und befiel dort die holländischen Ulmen, eine Kreuzung zwischen Feld- und Bergulme. Seitdem wird die Krankheit auch »Holländische Krankheit« genannt. Heute hat die Ulmenkrankheit auf das gesamte europäische Verbreitungsgebiet der Bäume übergegriffen. Schon aus früheren Zeiten sind Berichte über das rätselhafte Ulmenwelken bekannt. Die Widerstandskraft des Baumes scheint aber jedes Mal gesiegt zu haben, und die Krankheit verschwand wieder. Doch jetzt sieht es ernster aus. Vor allem in trockenen Sommern rafft es die Bäume massenhaft dahin. Sie beginnen zu welken, werden braun und sterben dann ab. Heute sollen 90 Prozent der Ulmen in Mitteleuropa von der Krankheit infiziert sein. Man befürchtet schon ein Aussterben des gesamten Ulmenbestands. Und das, nachdem die Ulmen eine Entwicklungszeit von Jahrmillionen hinter sich haben. Inzwischen ist es zwar gelungen, resistentere Sorten zu züchten, die Gefahr des Ulmensterbens ist dadurch jedoch noch nicht gebannt.

Zusammen mit den Eichen waren die Ulmen am Ende der letzten Eiszeit, rund 10 000 Jahre vor der Zeitenwende, in die Gebiete nördlich der Alpen zurückgekehrt. In den wärmeren Gebieten hatten sie die Eiszeit überstanden und bildeten jetzt mit den Eichen die riesigen Lauburwälder. Als die Zeit der Buchen gekommen war, wurden die Ulmen etwas zurückgedrängt.

Die Ulmenkrankheit hat zwei Verursacher: einen Käfer und einen Pilz, die beide in ihrem Zerstörungswerk an den Ulmen aufeinander eingeschworen sind. Der Käfer, Ulmensplintkäfer genannt, ist ein etwa 6 cm großer, schwarzer Geselle mit braunen Flügeln. Er bohrt sich in die Rinde der Ulmen. Das dabei entstehende Bohrmehl, das man manchmal am Stamm oder auf Spinnweben am Baum entdeckt, ist ein Indiz für das Vorhandensein des Käfers. Nachdem er sich durch die Rinde hindurchgefressen hat, geht er in die vertikale Lage und frisst sich zwischen Holz und Rinde einen geräumigen Muttergang. In diesen legt er seine Eier, aus denen sich die Larven entwickeln. Bevor diese zu Käfern heranwachsen, hinterlassen sie eine deutliche Spur. Hinter der lockeren Rinde findet sich ihr großes Fraßbild, ein dicker Hauptgang mit vielen kleinen Seitenästen, die wie Flügel angeordnet sind. Die geschlüpften Käfer begeben sich sogleich zu ihrer Lieblingsspeise, den zarten Knospen und Blättern »ihres« Baumes. Diese Käfergeneration produziert noch mehr Larven, die allmählich das ganze Kambium zerstören.

Der Komplize des Käfers ist ein Schlauchpilz, der an dem Käfer kleben bleibt und so auf andere Bäume übertragen wird. Die Pilzfäden wachsen in die Leitungsbahnen des Baumes und verstopfen sie. Der Baum wird so von seinem eigenen Saft abgeschnitten und stirbt ab.

Trotz aller möglichen Versuche konnte bis jetzt noch kein wirksames Mittel gegen diese Schädlinge gefunden werden. Man bemüht sich, eine resistente Ulmenart zu züchten. Besonders in Holland scheinen sich erste Erfolge abzuzeichnen.

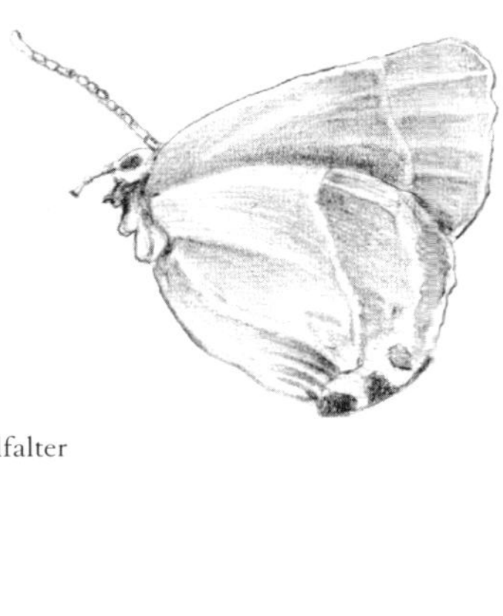

Ulmenapfelfalter

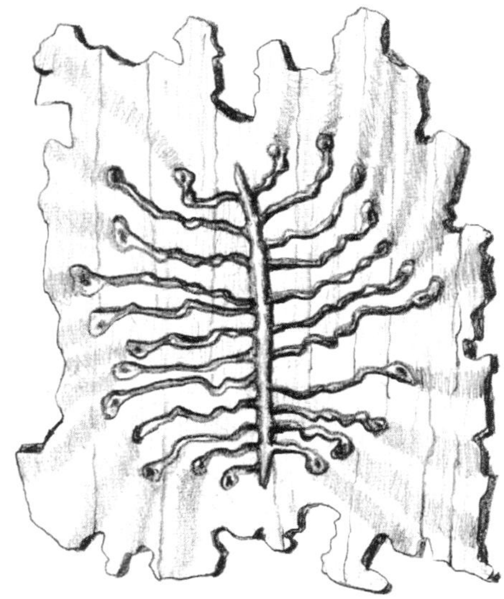

In Europa sind hauptsächlich drei Ulmenarten vertreten:

– Die Feldulme, *Ulmus campestris,* wächst vor allem in Niederungen und an Flussläufen, wo sie zusammen mit Eiche, Erle und Pappel die Mischwälder der Auen bildet. Wie bei allen Ulmenarten sind auch ihre Blätter asymmetrisch geformt. Ein Blattöhrchen ist etwas kleiner ausgebildet als das andere. Die Blätter wirken grob und stumpf. Ungefähr in der Mitte haben sie eine kugelige Verformung.

– Die Bergulme, *Ulmus montana,* kann etwas höher hinaufsteigen. Bis in 1000 m Höhe findet sie noch einen geeigneten Standort. Auch sie liebt es feucht und stellt sich gern an Bäche und Flüsse. Ihre Blätter sind etwas länger als die der Feldulme. Sie sind auf der Oberseite aufgerauht, während die Blätter der Feldulme auf der Oberseite glatt sind. Das Holz der Bergulme wurde früher zur Herstellung von Waggons und Gewehrkolben gebraucht, heute stellt man nur noch Möbel daraus her.

– Die Flatterulme, *Ulmus laevis,* liebt das Wasser am meisten. An Flussmündungen und in Niederungen hält sie sich dicht an den Wasserlauf. Selbst eine Überschwemmung kann ihr nicht schaden. Sie blüht zirka zwei Wochen vor ihren beiden Schwestern, nach Ulmenart mit kleinen, roten Büscheln. Sie kann der Ulmenkrankheit am besten widerstehen. Ihr Holz jedoch ist nicht so geschätzt wie das der Bergulme, und sie wird nur noch selten angepflanzt.

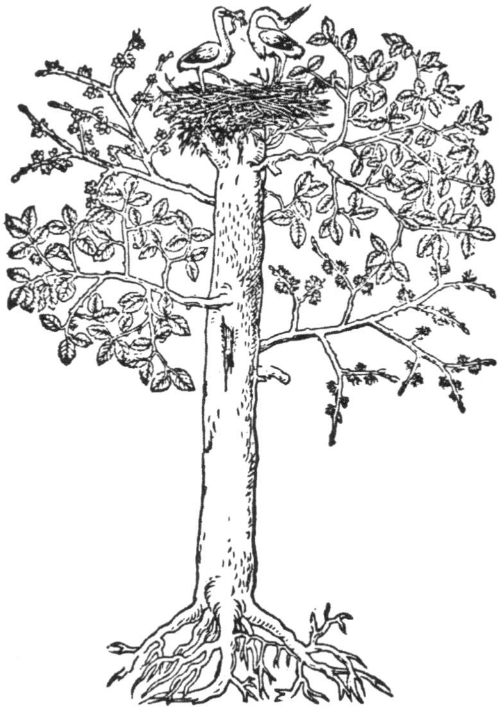

Da sie die verschmutzte Stadtluft verhältnismäßig gut verträgt, ist die Ulme heute ein richtiger Stadtbaum geworden. Auf dem Land bildet die Feldulme mit ihrer dunklen imposanten Gestalt eine markante Erscheinung in der Landschaft.

Im Volksmund wurden der Ulme verschiedene Namen gegeben: Rüster, Iffe, Ilme, Effe. Ortsnamen wie Jffeldorf, Iffigheim, Iffens deuten noch auf alte Ulmenstandorte hin. In unserem Sprachraum gibt es wenig Sagen oder Geschichten über die Ulmen. Vielleicht wirken sie etwas zu traurig, aber nicht düster genug, um Schauergeschichten, wie sie sich um Erlen oder Eiben ranken, entstehen zu lassen. Den alten Griechen war die Ulme ein Symbol des Todes und der Trauer. Nymphen sollen das Grab Eätions, des Vaters der Andromache, mit Ulmen bepflanzt haben. Im antiken Griechenland waren die Ulmen dem Götterboten Hermes geweiht. Die geflügelten Samen sollen die Verstorbenen auf dem Weg in die Unterwelt begleitet haben.

Sehr alt ist die Vorstellung von der Entstehung des Menschen aus einem Baum. Die Bäume wurden in männliche und weibliche Individuen eingeteilt, und so entstanden Frauen- und Männerbäume. Die Ulme galt als ein männlicher Baum. In Italien wurden die »männlichen« Ulmen in die Weinberge gepflanzt, damit sich die »weiblichen« Rebstöcke daran stützen konnten. Auch die germanische Mythologie kennt ein Baumpaar: Als die Götter am Strand entlangschlenderten, entdeckten sie zwei Baumstämme, die als Treibgut angeschwemmt worden waren. Es waren eine Ulme und eine Esche. Die Götter flößten den Stämmen Geist, Sprache, Blut und Leben ein und machten sie zu den Stammeltern der Menschen.

Heilanwendung

Die Feldulme wird seit der Antike zum Heilen verwendet. Durch ihren hohen Gerbstoffgehalt eignet sie sich zur Behandlung von Durchfällen. Ihre Schleimstoffe schonen dabei die Schleimhäute des Magens. Der Tee regt zudem Blase und Nieren an und kann auch in Rheumateemischungen verwendet werden.

Ein Absud aus der Rinde dient zum Waschen von Geschwüren, Wunden, Flechten und Hautausschlägen und zum Gurgeln bei Halsentzündung. Als Sitzbad hilft die Ab-

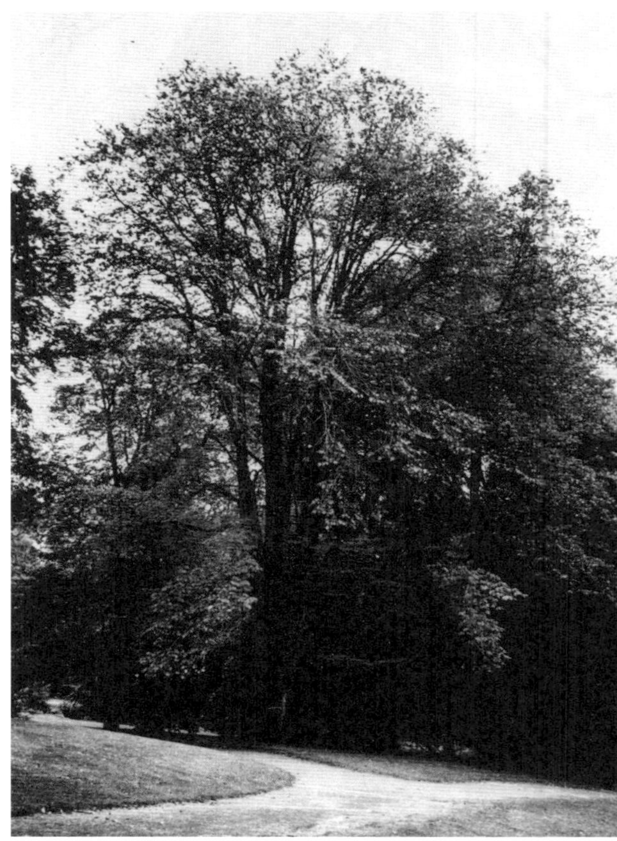

kochung der Rinde bei Dammriss und Hämorrhoiden. Für Zubereitungen aus der Rinde wird nicht die dicke Borke des Stammes sondern die dünnere Rinde von Ästen und Zweigen gesammelt. Man schält sie von Februar bis April ab. Dann wird sie an einem luftigen Ort, auf Tüchern oder einem Gitter ausgelegt, getrocknet.

Auch in der Tierheilkunde hat sich die Heilkraft der Ulme schon seit langem bewährt. Sie wird bei Ekzemen als Pulver aufgestreut oder als Abkochung zu Waschungen gebraucht. Man mischt sie zu gleichen Teilen mit Eichenrinde. Bei Koliken der Schafe, Ziegen und Pferde wird die Rinde pulverisiert eingegeben.

Teemischung bei Durchfall

2 Teile Ulmenrinde
1 Teil Eichenrinde
1 Teil Tormentillwurzel

Von den zerkleinerten, getrockneten Zutaten gibt man 1 gehäuften Teelöffel auf 1 Tasse Wasser. Mit kaltem Wasser übergießen, erhitzen und etwa 5 Minuten kochen lassen. Abseihen und nach Bedarf davon 2 bis 3 Tassen täglich trinken.

Auch geeignet zur Wundreinigung und für Kompressen bei nässenden Wunden und nässenden Ekzemen.

Ulmenabsud

1 Handvoll Ulmenrinde, frisch oder getrocknet
½ l Wasser

Die klein geschnittene Rinde in einen Topf geben und mit dem Wasser übergießen, erhitzen und etwa 10 Minuten kochen lassen. Im Topf abkühlen lassen und abseihen. Kompressen oder Wundtuch darin tränken. Der Absud eignet sich auch für Sitzbäder bei Hämorrhoiden. Dafür gibt man für das Sitzbad den abgeseihten Absud in 5 l Wasser.

Ulmenöl

100 ml kalt gepresstes Olivenöl
1 EL getrocknete und gepulverte Ulmenrinde

Das Olivenöl mit dem Pulver gut verrühren und in einem Topf in den Backofen stellen. Bei 50 bis 70 Grad 1 Stunde erwärmen. Durch ein Sieb abseihen und in dunkle Flaschen füllen. Das Öl dient zur Behandlung von Ekzemen und schlecht heilenden Wunden. Es wird dazu leicht eingerieben. Außerdem dient es auch zur Narbenbehandlung.

In der Bachblütentherapie wird aus der Ulme das Mittel »Elm« hergestellt. Es hilft Menschen, die oft grundlos an ihren eigenen Fähigkeiten zweifeln und der Ansicht sind, sie seien einer Aufgabe nicht gewachsen. Das Mittel schenkt innere Zuversicht und gilt auch als die geeignete Bachblüte für berufstätige Mütter.

Botanische Erkennungszeichen der Feldulme

Vorkommen	ganz Europa außer den nördlichen Gebieten, Teile Nordafrikas
Standort	Niederungen, Flussauen, bis auf 1300 m Höhe
Höhe	bis 35 m, rundliche Krone
Rinde	anfangs braungrau, später dunkelbraun und rechteckig gefurcht, an den Ästen charakteristische Korkleisten
Blätter	3,5–8 cm lang, wechselständig, an der Basis asymmetrisch, eiförmig, Oberseite glatt und dunkelgrün, in den Aderwinkeln behaart, Blattstiel 5–13 mm lang
Blüten	März bis April, zwittrig, in kleinen Trugdolden angeordnet, hellgelb oder rötlich
Früchte	Mai bis Juni, flaches Nüsschen mit rundum talerförmigem Flügel, 10–25 mm große Samen
Sammelzeit	Rinde Februar bis April (nur von gefällten Bäumen!)
Inhaltsstoffe	Gerbstoffe, Schleimstoffe, Kalium, Bitterstoffe
Holz	bräunlich, grobporig, hart, zäh, elastisch, schwer zu spalten

Der Wacholder

Juniperus communis
Familie der Zypressengewächse, *Cupressaceae*

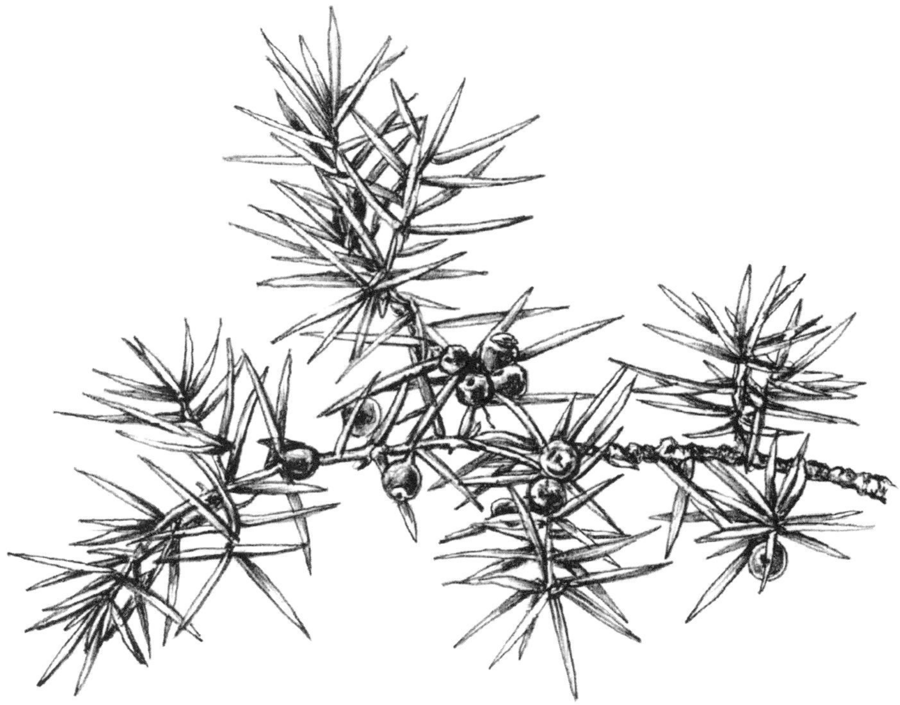

Eine schweigende Gruppe aufrechter Gestalten steht in der Heide. In einer längst vergangenen Zeit durch einen Zauberspruch festgebannt, warten sie noch immer ernst und von einem Geheimnis umwittert auf das befreiende Losungswort. Und dann, in der Dämmerung, treten aus den säulenförmigen Figuren menschliche Gestalten heraus. So mag schon mancher den Wacholder gesehen haben. Zu allen Zeiten hat dieser Baum durch seine eigenartige, menschenähnliche Gestalt fasziniert.

Wie die Eibe gehörte der Wacholder zu den dunklen Todesbäumen, die noch heute bevorzugt auf Friedhöfen gepflanzt werden. Aber der Wacholder führt nicht direkt in die Schattenwelt, sondern kann eine Umkehr bewirken. Die Seelen der Verstorbenen, so glaubte man, können sich im Baum verbergen und unter bestimmten Umständen wieder ins Leben zurückkehren. Der Wacholder war der europäische Totembaum. Diese Kraft, die man dem Baum zusprach, wird in den vielen Namen, die man dem Wacholder verlieh, deutlich: Quickholder, Queckholder, Weckholder, Wacholder. Er ist demnach ein *Wach*halter, ein Lebendigmacher, der die Sterbenden am Leben erhalten kann. In Zeiten, in denen der Mensch dem Tod besonders nahe war, wie in den großen Pestzeiten des Mittelalters, galt der Wacholder als wichtiges Mittel, um vor Ansteckung zu schützen. Er war aber auch das magische Zauberholz, mit dem man die bösen Geister vertreiben konnte. Auf den Plätzen der Dörfer und Städte wurden damals Notfeuer aus Wacholderholz entzündet. Mit den glühenden Scheiten dieser Feuer räucherte man danach die Krankenstuben aus. Rubine und Saphire wurden in Wacholderöl getaucht und man zeichnete damit Zauberkreise um die Krankenstuben.

Heute weiß man, dass der Wacholder eine stark desinfizierende Wirkung hat und diese seltsam anmutenden Bräuche nicht sinnlos waren. Von dem Gebrauch des Wacholders als Räuchermittel zeugen noch weitere Namen, die man ihm gegeben hat: Reckholder, Racholder, Räucholder. Auch innerlich wurden während der Pestzeiten Wacholderzubereitungen eingenommen. Das Öl und Harz verarbeitete man zu vielen »Geheimmitteln wider die Pest«. Die Vögel sollen es während der Pestzeit von den Dächern gepfiffen haben: »Esst Kranewitt und Bibernell, dann sterbts nit so schnell.« Kranewitt wurde der Wacholder nach einem Vogel benannt,

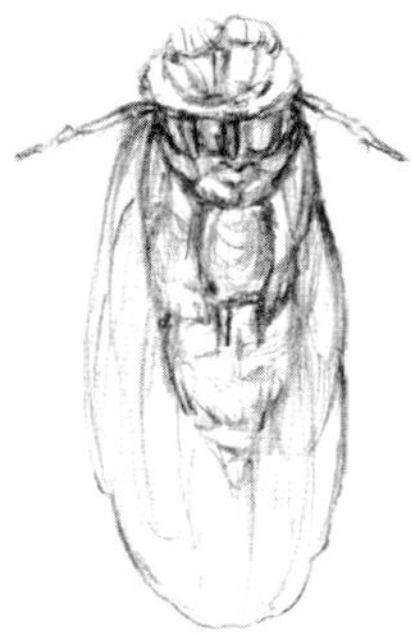
Wacholderzikade

der seine aromatischen Beeren besonders gern nascht: der Krammetvogel, wie im Mittelhochdeutschen die Wacholderdrossel bezeichnet wurde.

Vielleicht war der schöne Vogel im Grimmschen Märchen vom »Machandelboom« auch eine Wacholderdrossel. In diesem Märchen zeigt sich der »Machandelboom«, der Wacholderbaum, als Sitz einer verstorbenen Seele: Das von der bösen Stiefmutter getötete Kind entsteigt als Vogel dem Nebel, der aus einem Wacholderbaum strömt.

Von den vielen Wacholderbräuchen haben sich einige bis weit in unsere Zeit erhalten. In Niederbayern wurde die Martinsgerte meist aus Wacholderreisig gebunden. Am Martinstag zog der Dorfhirt mit der Martinsgerte von Haus zu Haus und steckte jeweils einen Zweig davon an die Stalltür. Der Zweig sollte das Vieh vor Krankheiten schützen und es fruchtbar machen. Die bösen Geister, die das Vieh verhexen könnten, würden vor dem Wacholderzweig Reißaus nehmen. Während der Hirt den Zweig aufsteckte, sprach er dazu:

»Kimmt der Martini mit seiner Gert:
Glück ins Haus, Unglück ausm Haus!
So viel Krametsbia [Wacholderbeeren], so viel Kälberküh!
Nehmts die Martinigert und steckt sies ober d'Tür.«

So diente der Wacholder in einer Zeit, in der man noch an Verzauberungen und Bannsprüche von Teufeln, Hexen und bösen Nachbarinnen glaubte, besonders als Gegenzauber. Gegen das Verhexen der Milch sollte diese mit einem Wacholderstock gerührt werden, und damit der Wein nicht durch die Sprüche eines Neiders schlecht werde, waren im Weinfass einige Wacholderstücke mit eingearbeitet. Sogar Diebe soll man mit dem Wacholder erkennen können. Frau Wacholder, so sagte man, kann Diebe zwingen, gestohlenes Gut zurückzubringen. Man musste nur folgende Regel genau befolgen: »Gehe vor Sonnenaufgang zu einem Wacholderbusch, beuge einen Zweig mit der Linken nach Osten bis auf die Erde hinunter und lege einen Stein darauf. Spreche: ›Wacholderstrauch, ich tue dich bücken und drücken, bis der Dieb sein gestohlenes Gut wiedergebracht hat.‹« Der Dieb würde kommen. Sobald er das Gestohlene zurückgebracht habe, müsse man den Zweig lösen und den Stein genau an seine vorige Stelle legen.

Leider hat die Wertschätzung, die der Wacholder zu allen Zeiten genoss, ihn so dezimiert, dass er heute in Deutschland auf der Roten Liste steht und unter Naturschutz gestellt werden musste, um ihn vor der völligen Ausrottung zu schützen. Das begehrte Holz, das heute zwar nicht mehr zum Zaubern, sondern nur noch zum Räuchern von Fleisch und Fisch verwendet wird, darf nicht mehr gesammelt werden. Die Beeren (Früchte), ein wunderbares Gewürz, stehen nicht unter Naturschutz. Um diese Beeren heranzureifen, lässt sich der Wacholder Zeit. Erst zwei Jahre nach der Blüte sind sie reif.

Der Wacholder ist im Gegensatz zu den anderen Nadelbäumen zweihäusig. Im April erscheinen die weiblichen und männlichen Blüten. Die weiblichen sind gelblich und entwickeln sich aus drei dicht aneinander stehenden Samenknospen. Die männlichen bilden eine gelbe, stäubende Blütenstaude.

Einzigartig unter den Nadelbäumen sind die Nadeln des Wacholders. Meergrün, zu dreien zusammenstehend, reihen sie sich in vielen Stockwerken an den Zweigen empor. Das dicht geschlossene Nadelkleid bildet insgesamt die dunkelgrüne Wacholdergestalt, die, von weitem gesehen, mit meergrünen Nischen durchsetzt ist.

Heilanwendung

»Vor dem Holunder soll man den Hut abnehmen, vor einem Wacholder aber muss man in die Knie gehen.« Dieser alte Spruch zeigt, wie sehr man die Heilkraft des Wacholders geschätzt hat. Wie der Holunder war auch der Wacholder eine regelrechte Baumapotheke, die man für unzählige Lei-

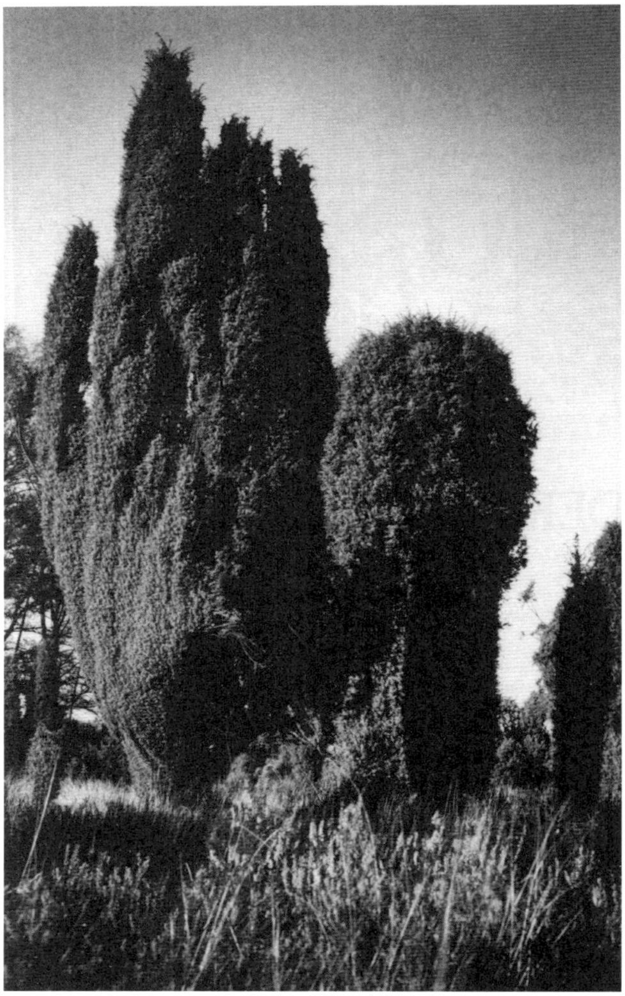

den in Anspruch nahm. Der Wacholder ist nicht erst zu Pestzeiten berühmt geworden. Schon auf der altägyptischen Papyrusrolle, auf der auch der Ahorn erwähnt ist, wurde der Wacholder in die Reihe der wichtigsten Heilpflanzen aufgenommen.

Die alten Anwendungen haben sich bestätigt: Der Wacholder besitzt eine starke keimtötende und die Abwehr steigernde Kraft. Noch heute kann man sich durch das Kauen von Wacholderbeeren während Grippezeiten vor Ansteckung schützen. Bewährt hat sich der Wacholder auch bei Lungenkrankheiten, Bronchitis und Erkältung. Es muss nicht gleich die Pest sein, um nach der Wacholdermedizin zu greifen. Für die oben genannten Krankheiten empfiehlt sich neben dem Kauen der Beeren auch die Inhalation. Da der Wacholderbaum unter Naturschutz steht, sollte man nur Präparate aus der Apotheke verwenden, es sei denn, man besitzt im Garten einen eigenen Wacholderstrauch. Die Inhalation bereitet man wie bei der Tanne angegeben (siehe Seite 146). Dazu gibt man einige Tropfen ätherisches Wacholderöl ins heiße Wasser. Man kann das Öl auch einnehmen. Hierzu träufelt man 1 bis 3 Tropfen des reinen ätherischen Öls auf einen Würfelzucker. Aus diesem Öl hat man früher nach komplizierten Rezepten Räucherkerzen zum Reinigen der Luft hergestellt. Einige Tropfen des Öls in den Wasserbehälter der Heizung oder auf eine Duftlampe gegeben, erfüllen fast den gleichen Zweck.

Der Wacholder gilt in der heutigen Pflanzenheilkunde als ein Ableitungsmittel für die Nieren. Durch seine anregende Wirkung auf die Nieren werden die im Körper angesammelten schädlichen Stoffe ausgeschieden. Diesen Effekt nützt man zur Behandlung von Rheuma, Gicht, Arthrose, Hautkrankheiten und Wassersucht. Auch bei Harnverhalten und Neigung zur Steinbildung helfen Wacholderzubereitungen.

Für einen Tee setzt man 1 Teelöffel der angequetschten Beeren mit 1 Tasse kaltem Wasser an, erhitzt es und lässt es kurz aufkochen. Ziehen lassen und abseihen. Davon pro Tag 2 Tassen trinken. Wacholdertee und alle anderen Zubereitungen dürfen jedoch nicht bei einer vorhandenen Nierenkrankheit eingenommen werden, da dies zu Nierenschädigungen führen kann. Besonders bei entzündlichen Nierenkrankheiten sollte man den Wacholder nicht gebrauchen. Der geschädigten Niere ist diese Anregung zu viel. Auch während der Schwangerschaft ist auf den Wacholder zu verzichten.

Die genannten Krankheiten können neben einer Teekur, die nie länger als 4 Wochen dauern sollte, auch mit Wacholderbädern behandelt werden.

Kräuterpfarrer Kneipp hat den Wacholder besonders hoch geschätzt. Er empfahl Magenkranken seine Wacholderkur: Am ersten Tag der Kur beginnt man mit 5 Beeren, die man gut zerkaut einnimmt. Jeden Tag kaut man eine Beere mehr, bis man bei 15 angelangt ist. Ab dann nimmt

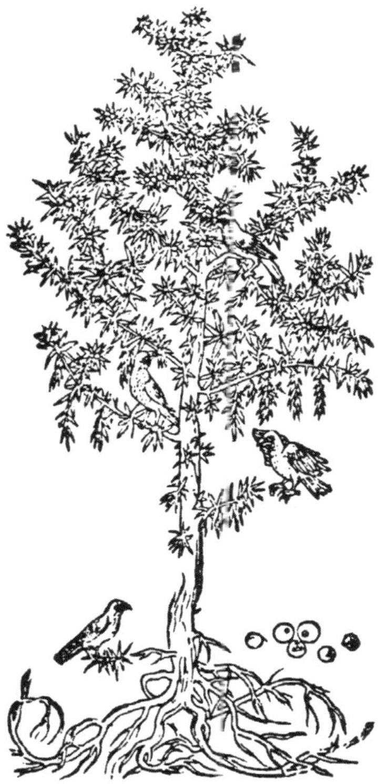

man täglich eine Beere weniger ein, bis man wieder bei 5 Beeren angelangt ist. Die Beeren wirken anregend auf die Darmfunktion und steigern den Appetit. Sie erfüllen also auch als Gewürz in schwer verdaulichen Speisen ihre Funktion als Hilfe für Magen und Darm. Zusammen mit weiteren Magenpflanzen ergeben sie einen guten Magenbitter:

Magenbitter

2 Teile Wacholderbeeren
2 Teile Angelikawurzel
2 Teile Orangenschalen, bio, unbehandelt
1 Teil Enzianwurzel
Korn oder Wodka, Menge je nach Kräuteranteil

Die frischen oder getrockneten Kräuter in eine weithalsige Flasche füllen, sodass diese zur Hälfte gefüllt ist. Mit dem Alkohol übergießen, an einen warmen Ort stellen und 4 Wochen ziehen lassen. Abseihen und in eine Tropfflasche füllen. Davon nimmt man 20 bis 30 Tropfen vor dem Essen ein.

Der aus den Beeren zubereitete Sirup ist ein Heilmittel bei Lungenschwäche, Husten, Bronchitis und dient zur Abwehrsteigerung in Grippezeiten. Für Kinder ist er ein Stärkungsmittel.

Wacholdersirup und Wacholderlatwerge

500 g Wacholderbeeren
2 l Wasser

Die Beeren zerquetschen und mit dem kochenden Wasser übergießen. Zudecken und über Nacht stehen lassen. Dann erneut langsam erhitzen und kurz aufkochen lassen. Durch ein Sieb passieren und nochmals aufkochen. Eventuell Zucker oder Honig dazugeben. Kühl und gut verschlossen aufbewahren. Davon nehmen Erwachsene pro Tag 3 bis 4 Teelöffel, Kinder 2 Teelöffel.

(Mehr zur Heilanwendung mit Wacholderöl in meinem Buch »Himmlische Düfte«.)

Räuchermischung

Zur Reinigung der Luft und Atmosphäre in Krankenzimmern

2 Teile Wacholderzweigspitzen
1 Teil Salbeiblätter
1 Teil Tannennadeln
1 Teil Lavendelblüten

Die getrockneten und klein geschnittenen Kräuter gut miteinander mischen. ½ Teelöffel davon auf Räucherkohle oder auf ein Räucherstörchen geben und den Raum damit räuchern. Danach gut lüften (siehe auch mein Buch: »Das große Buch vom Räuchern«).

Verwendung in der Küche

Wacholderbeeren sind ein beliebtes Gewürz für Sauerkraut, Fleisch- und Fischgerichte. Wacholdergeräuchertes ist leider sehr selten geworden, weil das aromatische Wacholderholz zum Räuchern von Fleisch und Fisch so begehrt war, dass der Wacholder deshalb in manchen Gegenden fast ausgerottet wurde.

Bei den Beeren darf man aber noch zugreifen. Bitte nie alle Beeren von einem Wacholderbaum abernten. Als Gewürz sammelt man sie im September oder Oktober, trocknet sie und bewahrt sie gut verschlossen auf.

Die folgende Kräutermischung dient als Ansatz für Essig oder Öl und ergibt einen aromatischen Kräuteressig oder ein würziges Salatöl.

Kräutermischung für Gewürzessig oder Gewürzöl

3 EL Wacholderbeeren
2 Knoblauchzehen
1 TL Senfkörner
½ TL grüne Pfefferkörner
2 TL Rosmarin
1 TL Thymian
2 TL Estragon
1 TL Salbei
1 Holunderblütendolde
5 Gewürznelken
4 Lorbeerblätter
1 l Essig oder kaltgepresstes Olivenöl

Die frischen oder getrockneten Kräuter und die Gewürze in ein weithalsiges Glas füllen. Mit dem Essig oder Öl auffüllen und gut verschließen. 4 Wochen ziehen lassen. Gelegentlich schütteln. Abseihen und in eine Flasche füllen.

Vorsicht: Nur die Beeren des Gewöhnlichen Wacholders sammeln und verwenden. Die Beeren des Stinkwacholders (Sadebaum), *Juniperus sabina,* sind für den Menschen giftig. Der Stinkwacholder verströmt beim Zerreiben der Blätter einen unangenehmen widerlichen Geruch. Er wächst niederliegend.

Botanische Erkennungszeichen

Vorkommen	fast überall in Europa, östlich bis Nordsibirien, Nordamerika
Standort	Heide, lichte Nadelwälder, Magerweiden, Südhänge bis auf 1600 m Höhe
Höhe	als Strauch 2–3 m, als Baum bis 10 m, aufrecht, meist säulenartiger Wuchs
Rinde	braun, später grauschwarz mit Längsrissen
Nadeln	spitze Blätter, steif abstehend, blaugrün, in Dreierquirlen, bläulich-weißer Mittelstreifen auf der Oberseite
Blüten	April bis Juni, zweihäusig; weiblich: unscheinbar, grünliche Zäpfchen aus drei zusammenstehenden Samenknospen, Blütenstände unscheinbar grünlich; männlich: etwa 4 mm groß, gelbe Kätzchen aus vielen Staubgefäßen
Früchte	eigentlich Beerenzapfen, im ersten Jahr hellgrün, im zweiten und dritten blauschwarz, an der Spitze der Zapfenschuppen als Dreieck sichtbar, der Samen reift im September des zweiten Jahres
Sammelzeit	Beeren August bis Oktober; Achtung: nur die Früchte des Gewöhnlichen Wacholders sammeln, nicht die des Stink-Wacholders *(Juniperus sabina),* diese sind giftig
Inhaltsstoffe	ätherische Öle, Bitterstoffe, Gerbstoffe, Harz, Flavonoide, Pektin
Holz	leicht, faserig, balsamartiger Duft

Der Walnussbaum

Juglans regia
Familie der Walnussgewächse, *Juglandaceae*

Mit dem namensgleichen Riesenfisch hat der Walnussbaum nichts gemeinsam. Sein Name erklärt sich aus der Reiseroute, die ihn von seinem Ursprungsland zu uns führte. Die ursprüngliche Heimat des Walnussbaums ist Mittelasien. Über die Griechen lernten die Römer den Baum kennen, führten ihn bei sich ein und kultivierten ihn in ihren Gärten. Um 800 nach Christus wurde der Baum auch nördlich der Alpen bekannt und populär, besonders nachdem sein Anbau von Karl dem Großen empfohlen und angeordnet worden war. »Welsche« oder »Walcher« wurden damals die Bewohner Galliens und Italiens genannt. Die zweite Bedeutung dieses Wortes war »fremd, andersartig«. Da der Walnussbaum über Frankreich, das damalige Gallien, nach Deutschland eingeführt wurde, belegte man ihn mit dem Namen Walchbaum oder Welschbaum. Ab dem 18. Jahrhundert ist der daraus entstandene Name Walnussbaum bezeugt. Auch der lateinische Name *Juglans regia* hat seine Geschichte. Die Griechen sahen in den Walnüssen eine Speise der Götter. Auch die Römer wollten die wertvollen Nüsse den Göttern weihen und nannten sie *Jovis glans*, Eicheln des Jupiters.

Der Walnussbaum stammt aus einer viel wärmeren Gegend als der unseren. Daraus erklärt sich seine große Frostempfindlichkeit. Wenn die Blüten im April oder Mai noch vom Frost erwischt werden, ist es um die Nussernte geschehen. Der 25. April, der Markustag, wird deshalb von den Bauern und Nussbaumbesitzern als »Nussfressertag« gefürchtet.

Die empfindlichen Blüten sind eher unscheinbar. Die weiblichen stehen in gelblichen Trauben an der Spitze der Zweige. Die männlichen Kätzchen hängen an den Blattachsen der vorjährigen Zweige. Damit sie zusammenkommen braucht es den Wind, denn die Insekten scheint der Walnussbaum nicht besonders zu interessieren. Im Gegenteil, die Ausdünstungen der Blätter gelten als Abwehrmittel gegen Insekten. Zerreibt man sie zwischen den Händen, strömen sie einen aromatischen Duft aus. Deshalb hat man früher gern einen Walnussbaum in die Nähe der Jauchegrube gepflanzt, damit dieser die Insekten fernhält. Der Duft der Blätter galt im Mittelalter als reinigend. Die Krankenzimmer wurden damit ausgeräuchert, genau wie mit Weihrauch und Wacholder.

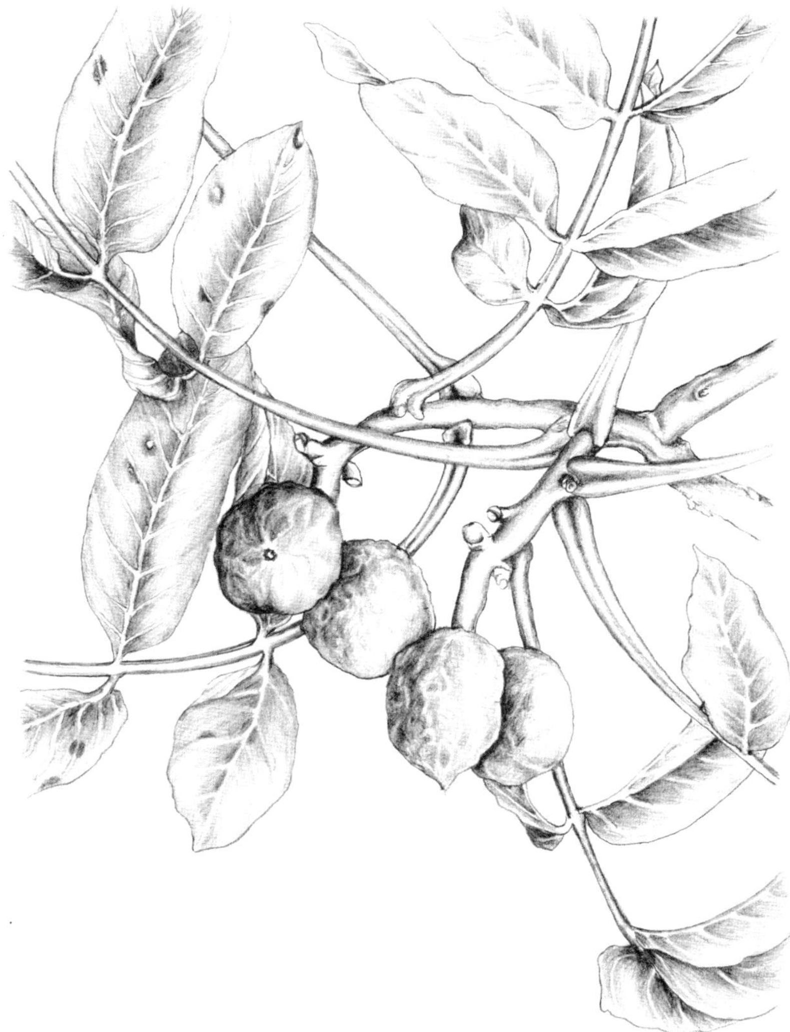

Das Begehrteste am Walnussbaum sind jedoch seit je seine Nüsse. Sie haben einen sehr hohen Gehalt an fettem Öl und eignen sich zur Herstellung von Speiseöl. Dafür werden die Nüsse getrocknet und in einer Ölpresse ausgequetscht. Das Nussöl ist hellgelb und schmeckt betont nussig. Aus 50 Kilo Nüssen erhält man etwa 10 Liter Öl. Das Walnussöl soll innerlich eingenommen wie auch als Körperöl verwendet Schmerzen bei Rheuma und Arthritis lindern. Das Öl hat nur einen Nachteil: Es wird sehr schnell ranzig und sollte deshalb kühl und dunkel aufbewahrt werden. Durch den Import ausländischer Speiseöle und die starke Dezimie-

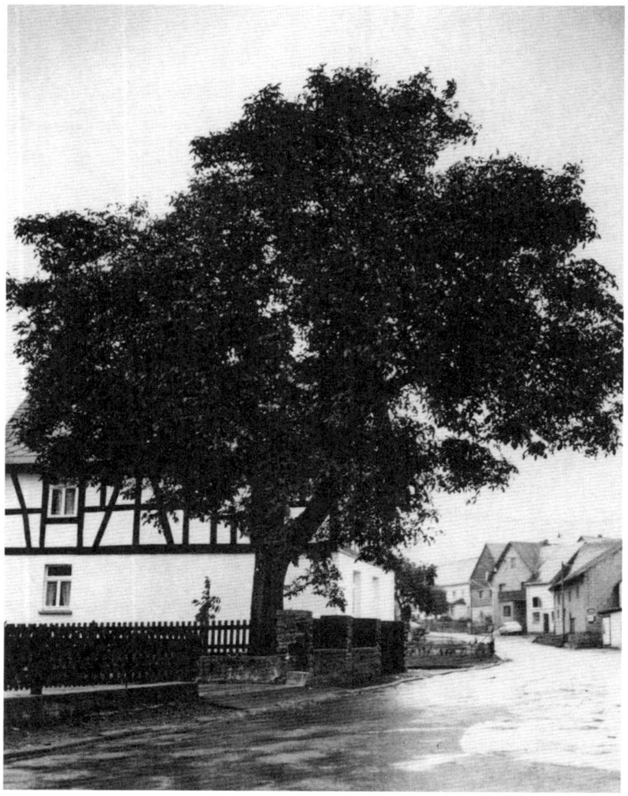

rung der Nussbäume war es immer weniger in Gebrauch, erlebt heute aber in der feinen Küche eine Renaissance. Begehrt und hoch bezahlt ist das Holz, weshalb viele alte Nussbäume in die Möbelfabriken wandern.

Die alten Ärzte haben vor den Walnüssen gewarnt. Sie hielten sie für ein besonders schwer verdauliches Nahrungsmittel. In den Gesundheitsregeln der Schule von Salerno, der im Mittelalter berühmtesten medizinischen Hochschule Europas, werden auch die Nüsse als Nahrungsmittel behandelt. Die salernitanischen Ärzte scheinen sie nicht besonders geschätzt zu haben. Vielleicht hängt dies mit dem alten Fruchtbarkeitszauber um die Nüsse zusammen, den die Mönchsärzte nicht gutheißen konnten. Andere erklären diese Ablehnung aus den aus der astrologischen Entsprechung abgeleiteten Gesundheitsregeln. Die Walnüsse waren dem Mars zugeordnet und damit dem problematischen Temperament des Cholerikers.

»Nach dem Fische die Nuss,
wie nach dem Fleische der Käse,
Eine bekommt, die zweite ist schädlich
und tödlich die dritte.«

Diesen kurzen Hinweis im »Regimen Sanitatis Salernitanum« greifen spätere Autoren immer wieder auf. »Nuss soll man nach Fischen essen / dann sie mit ihrer Wärme oder Truckne den zähen Schleim zerteilen«, schreibt Tabernaemontanus 1731 in seinem Kräuterbuch.

An einer Nuss wird wohl noch niemand gestorben sein. Doch ganz Unrecht hatten die Alten wohl nicht. Nüsse gehören zu den fett- und kalorienreichsten Nahrungsmitteln. Sie enthalten bis zu 60 Prozent Fett. Daher sollte man vielleicht seinen Hunger mit leichteren Nahrungsmitteln stillen und die Walnüsse nur als proteinhaltige (bis 18%) Beigabe oder Nachspeise reichen.

Wie aber wurde die Nuss zu einem Symbol der Fruchtbarkeit? Wahrscheinlich hat sich der alte Glaube, der sich mit den Haselnüssen verband, auch auf die Walnuss übertragen. Sie steht der Haselnuss dabei um nichts nach. Der frischgebackenen Braut empfahl man in Bayern und Südtirol, viele Nüsse zu essen. Das war eine ganz unverblümte Anspielung auf reichen Kindersegen. Und die Bauern dachten im Umgang mit den Nüssen ganz praktisch: Um die Fruchtbarkeit der Kühe zu erhöhen, verabreichten sie den Tieren an ganz bestimmten Tagen drei Nüsse. Die Nachgeburt einer Stute soll man im Allgäu an einen Nussbaum gehängt haben, um Stute und Fohlen bei guter Gesundheit zu erhalten.

Bei Anbau und Ernte der Nüsse sind einige Regeln zu befolgen: Zur Ernte der reifen Nüsse wartet man nicht einfach, bis diese herunterfallen, sondern sie müssen mit langen Stecken vom Baum geschlagen werden. Daher wohl auch der Ausdruck »Kopfnüsse verteilen«. Bei falscher Ernte soll der Ertrag im folgenden Jahr sehr viel geringer ausfallen. Ein Weiteres musste der künftige »Nussbauer« beachten: Es galt früher als erwiesene Tatsache, dass die Eiche mit dem Nussbaum in alter Fehde stehe. Nie hätte ein Bauer beide Bäume zusammengepflanzt, denn er wusste, dass dabei die Eiche den Kürzeren ziehen würde und abstürbe. »Man sagt, dass eine solche Uneinigkeit under dem Nussbaum und

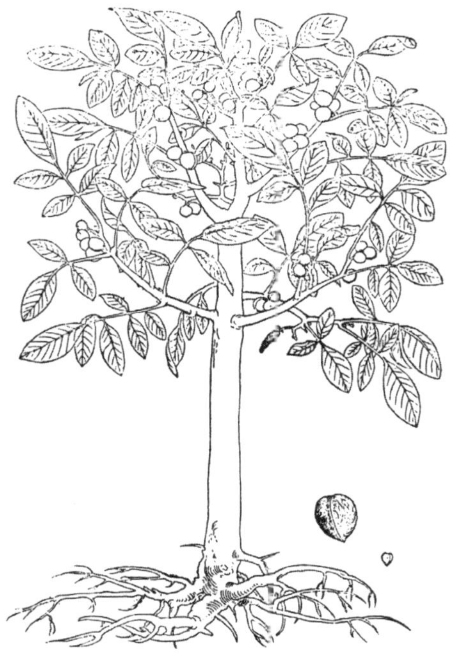

Eichbaum sey / dass er neben einem Nussbaum gepflanzt / ganz verderbe«, heisst es 1679 im Kräuterbuch des Adamus Lonicerus.

Der Walnussbaum soll nicht nur für die Eiche schädlich sein. Schon im ersten Jahrhundert nach Christus schrieb Plinius der Ältere in seiner großen Enzyklopädie über den Walnussbaum wenig Rühmliches. Der Schatten des Walnussbaums soll so schädlich sein, dass er alle anderen Pflanzen zerstören kann. Diese Meinung hat sich im Laufe der Jahrhunderte so verstärkt, dass man glaubte, ein kurzes Nickerchen unter einem Walnussbaum könnte tödlich enden.

Tatsächlich kann der Walnussbaum unter seiner Krone wachsende Pflanzen im Wachstum hemmen; das Gras wächst spärlicher, Blumen gehen ein. Kein Grund jedoch, den Walnussbaum ganz zu verdammen. Nur sollte man darauf achten, dass ein Walnussbaum nicht direkt neben einem anderen Baum gepflanzt, sondern etwas Abstand zwischen beiden gelassen wird.

Das Holz des Nussbaums gehört zu den begehrtesten einheimischen Nutzhölzern. Seine eigenartige Textur und seine wunderschöne braungraue Färbung haben es zum Lieblingsholz der Möbelbauer gemacht. Besonders in Frankreich, wo die Walnuss heimischer ist als bei uns, sind wahre Prachtstücke aus Walnussholz entstanden.

Der größte natürliche Walnusswald der Welt steht im Aslanbobtal in Kirgisien. Ein Wald wie aus einer anderen, paradiesischen Zeit. Hier stehen teilweise tausendjährige Walnussbäume. Uralte Baumpersönlichkeiten, die standhaft und knorrig den Geist dieser Baumart bewahren.

Heilanwendung

Der Walnussbaum wird in der Naturheilkunde den blutreinigenden Gewächsen zugeordnet. Blutreinigend wirken Pflanzen, indem sie die Organe anregen, die für die Ausscheidung von eingelagerten Giftstoffen im Körper zuständig sind: Leber, Blase, Nieren, Darm und Haut. Besonders bei Hautkrankheiten, die meist eine innere Ursache haben, wird der Walnussblättertee empfohlen. Bei chronischen Ekzemen, Hautausschlägen und Akne trinkt man über 2 bis 3 Wochen hinweg davon täglich 2 bis 3 Tassen. Zur Teebereitung werden die frisch gepflückten Blätter sorgfältig getrocknet und gut verschlossen aufbewahrt. 2 Teelöffel davon übergießt man mit 1 Tasse kochendem Wasser und lässt es etwa 5 Minuten ziehen.

Die Blätter kann man auch mit anderen Kräutern zu einem Blutreinigungs- oder Stoffwechseltee mischen. Diese Teemischung kann auch helfen, Schwermetalle aus dem Körper auszuschwemmen.

Blutreinigender Tee

2 Teile Walnussblätter
2 Teile Brennnesselblätter
1 Teil Feldstiefmütterchenkraut
1 Teil Erdrauchkraut
1 Teil Gundermannblätter

1 gehäufter Teelöffel der Mischung reicht für 1 Tasse Wasser. Das Wasser zum Kochen bringen und die Kräuter in den Topf geben. Vom Herd nehmen und zugedeckt noch zirka 5 Minuten ziehen lassen. Abseihen und möglichst nicht süßen. Davon pro Tag 2 bis 3 Tassen trinken.

Tipps: Blätter wie auch Fruchtschalen enthalten einen intensiven Farbstoff. Deshalb sollte man beim Sammeln und Verarbeiten Handschuhe tragen.

Der zweite Wirkungsbereich des Walnussbaums wird in der Naturheilkunde als »lymphatisch-skrophulöse Diathese« umrissen. Die alten Naturheilkundigen bezeichneten damit die Neigung des Menschen, an einer Reihe bestimmter Krankheiten zu erkranken. Diese Veranlagung kann auch erblich bestimmt sein: Drüsenschwellungen, Rachitis,

Knochenerkrankungen, Karies, ständig entzündete Augen, Geschwüre, Hauterkrankungen sind die bezeichnendsten Krankheitserscheinungen dieses Symptomkreises. Zu ihrer Heilung werden Walnussblättertee oder Zubereitungen aus den grünen Nussschalen empfohlen. Zur Verstärkung der inneren Anwendungen helfen Waschungen und Bäder der erkrankten Körperteile oder auch Vollbäder. Besonders in der Kinderheilkunde haben sich die Walnussbäder zur Heilung von Milchschorf bewährt. Walnussschalen und -blätterzubereitungen wirken auf die Haut entzündungshemmend und gewebeverdichtend.

Aus den Schalen kann man auch ein Hautöl herstellen, das die Haut stärkt und anregt und ihr zudem eine bräunliche Tönung verleiht. Die Nüsse müssen um Johanni geerntet werden, wenn sie noch unreif und grün sind. Man zerschneidet sie (mit Handschuhen arbeiten, da die Finger sich sonst dauerhaft braun verfärben) und füllt ein weithalsiges Glas damit zu einem Drittel. Mit kaltgepresstem Olivenöl oder Sonnenblumenöl auffüllen. Zuschrauben und an einem warmen Ort oder an der Sonne 3 Wochen ziehen lassen. Abseihen und kühl lagern. Gibt man zu diesem Öl einige Tropfen ätherisches Nelkenöl *(Oleum Caryiophylli aether.)*, erhält man ein insektenabwehrendes Sonnenöl. Nelkenöl nicht verwenden bei Überempfindlichkeit auf ätherische Öle.

In der Frauenheilkunde wird die Walnuss für zwei verschiedene Indikationen verwendet. Zu Spülungen bei Ausfluss wird ein Tee aus den Blättern zubereitet und körperwarm verwendet. Er kann auch mit Frauenmantelkraut gemischt werden. Und die frischen Blätter wurden früher zum Abstillen auf die Brüste gelegt.

Als es noch keine Haarfärbemittel aus der Tube gab, war man auf die Farbtöne aus der Natur angewiesen. Sie haben den Vorteil, dass sie die Haare weniger angreifen und frei von den teilweise bedenklichen Giftstoffen sind. Allerdings sind die Anwendungen damit sehr aufwendig und erfordern Erfahrung und Übung. Inzwischen gibt es pflanzliche Haarfärbemittel, die Walnuss enthalten, in Naturkostläden. Für eine Haarspülung können die Walnussblätter zu einem Tee aufgebrüht werden. Nach der letzten Wäsche die Haare damit spülen. Verleiht braunem Haar einen schönen Glanz. Eine stärkere Tönung ergibt eine Abkochung aus den grünen Walnussschalen. Sie können frisch oder getrocknet verwendet werden.

Die Bachblütentherapie bereitet aus der Walnuss das Mittel »Walnut«. Es wird zahnenden Kindern und Menschen empfohlen, die sich durch veränderte Lebensumstände verunsichert fühlen.

Verwendung in der Küche

Aus dem Jahr 1577 ist uns von Hieronymus Bock folgendes Rezept zur Verwendung der grünen Nussschalen in der Küche erhalten: »Etliche Kuchenmeister dörren Nussleuffel / pulverisieren die selbige / und brauchen sie für Pfefferwurtz inn der Kost / und so man ein wenig gedörrter Salbey darzu nimpt / schmeckt es nicht ubel.« Die gedörrten Nussschalen dienten somit als Ersatz für den teuren Pfeffer. Dieser Gebrauch ist heute ganz in Vergessenheit geraten.

Was man aber noch kennt, ist der Nusslikör. Wer sich diesen feinen Likör selbst zubereiten möchte, streiche sich im Kalender den 24. Juni, den Johannistag, rot an. Dieser Tag gilt traditionell als »Ansetztag« für diesen Likör.

Nusslikör

25 grüne Nüsse
1 Zimtstange
4 Nelken
4 TL Rosinen
1 l Brandy
275 g Kandiszucker oder Honig
½ l Wasser

Die frisch geernteten Nüsse grob zerkleinern und in ein weithalsiges Schraubglas füllen. Zimt, Nelken und Rosinen dazugeben und mit dem Brandy auffüllen. Verschließen und 4 Wochen an der Sonne oder an einem warmen Ort stehen lassen. Abseihen. Den Zucker mit dem Wasser aufkochen oder den Honig in warmem Wasser auflösen und der Walnussessenz hinzufügen. In Flaschen füllen und noch gut 2 Monate im Keller reifen lassen.

Kandierte Nüsse

Die grünen Walnüsse können auch nach einem recht komplizierten Verfahren kandiert werden. Das folgende Rezept für »eingemachte Nüsse« stammt aus dem Jahr 1731: »Um St. Johannes Tag breche der welschen Nuss also frisch vom Baum / durchstich sie creutzweiß mit einem kleinen Pfriemlein / und schele die grüne / bittere Schelffe davon / nachmals lege sie sieben oder zehen Tag in frisch Brunnenwasser / (welches Wasser soll des Tages einmal oder zwey erfrischet werden) / wenn ihnen nun die Bittere ist benommen / so lass bey sanfftem Feur sieden / biß sie mürb / doch nicht gar weich werden / nochmals truckne sie auf einem Sieb / bestecke die gestochene Löchlein mit Zimet / Näglein und Pommerantzenschelffen / siede den Zucker ziemlich hart ab. Etliche machen sie auch in Honig ein.«

Diese eingemachten Nüsse schmecken sehr gut. Der Arbeitsaufwand ist jedoch groß. Für den, der es trotzdem ausprobieren will, noch einige Erklärungen: Zum Durchstechen der Nüsse habe ich Zahnstocher verwendet. Mit »Nägelein« meint der Autor Nelken, und »Pommerantzenschelffen« sind einfache, am besten ungespritzte Orangenschalen. Die so zubereiteten Nüsse werden in Zuckersirup (375 g Zucker auf ¾ l Wasser) aufgekocht, in Gläser gefüllt und mit dem Sirup übergossen.

Walnusspastete

500 g mehlige Kartoffeln
1½ Tassen frisch gemahlene Walnüsse
1½ Tassen scharfer Käse, z.B. Gruyère oder Gorgonzola
3 Eier
1 TL frischer grüner Pfeffer
1 TL Salz
2 TL frischer Basilikum, fein geschnitten

Die Kartoffeln weich kochen, schälen und mit dem Kartoffelstampfer zerdrücken. Die Walnüsse, den klein geschnittenen Käse, Eigelbe, Pfeffer, Salz und Basilikum dazugeben und alles gut vermengen. Das steifgeschlagene Eiweiß darunterziehen und die Masse in eine gefettete Backform geben. Bei mittlerer Hitze 30 bis 40 Minuten backen, bis die Pastete goldbraun geworden ist. Mit etwas saurer Sahne, Joghurt oder Avocadocreme servieren.

Botanische Erkennungszeichen

Vorkommen	südliches Mitteleuropa
Standort	warme, geschützte, sonnige Lagen bis auf 800 m Höhe, auf Wiesen, an Feldrändern
Höhe	bis 25 m, ausladender Baum
Rinde	aschgrau, rissig
Blätter	wechselständig, unpaarig gefiedert, aus 5–9 länglich-eiförmigen, fast ganzrandigen Teilblättchen, nach Austrieb zunächst rötlich, später dunkelgrün glänzend
Blüten	Mai, einhäusig; weiblich: gelbe Trauben, zu 2–3 an den Zweigenden; männlich: lange grünliche Kätzchen, an den Blattachsen der vorjährigen Triebe
Früchte	zählen zu den Steinfrüchten, Steinkerne mit grüner Schale, die später braun und fleischig wird
Sammelzeit	Blätter Mai bis Juni, grüne Nüsse Ende Juni bis Anfang Juli, reife Nüsse im September
Inhaltsstoffe	Blätter und grüne Fruchtschalen: Gerbstoffe, ätherisches Öl, Bitterstoff, Flavonoide, Eiweiß, Öl; Samen: Fett mit hohem Anteil an essenziellen Fettsäuren, Mineralstoffe (Phosphor, Kalium, Kalzium, Eisen Magnesium), Vitamin B, Provitamin A, Niacin
Holz	graubraun/dunkelbraun, fein, schlecht spaltbar, zäh, biegsam, lebendige Maserung

Die Weide

Salix alba, Silberweide
Salix caprea, Salweide
Salix fragilis, Bruchweide
Familie der Weidengewächse, *Salicaceae*

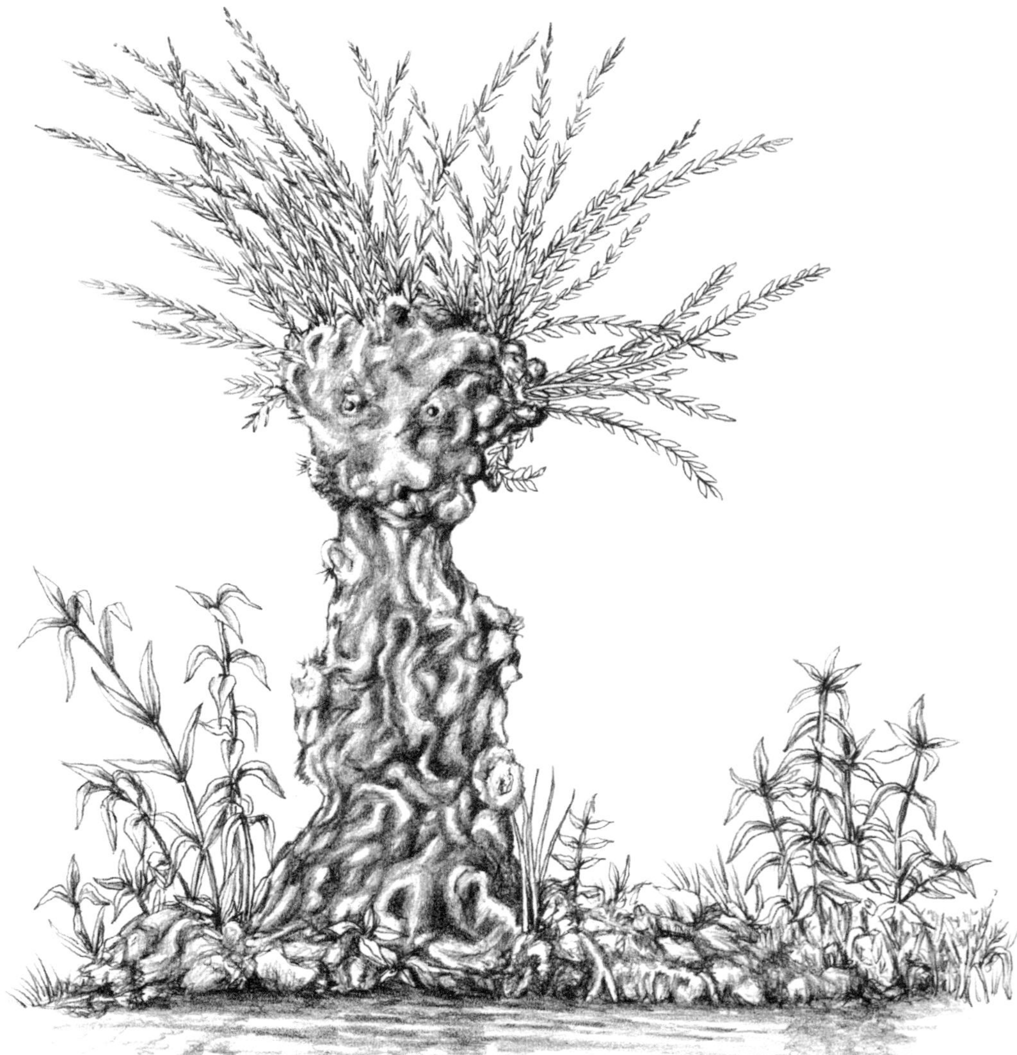

Die gekrümmten Gestalten, in zottige Fetzen gehüllt, mit aufgedunsenen Köpfen und wild zu Berge stehenden Haaren haben schon manchem Wanderer einen Schrecken eingejagt, bis er erleichtert feststellte, dass die wilden Gestalten im Nebel nur Kopfweiden waren. Und jene, die ihre Verwechslung nicht bemerkten, gaben im nächsten Gasthaus eine schauerliche Geschichte von den Hexen und Kobolden zum Besten, denen sie mit knapper Not entkommen waren. Zur Zeit der Hexenverfolgungen wähnte man unter den Weiden die Hexen und deren Komplizen, denn jeder wusste damals, dass diese ihre Zauberbesen mit Vorliebe aus den Ruten der Weiden fertigen. Die Weide war der Hexenbaum, und eine Frau, die sich nachts dort herumtrieb, war allemal verdächtig.

Nicht immer waren es böse Hexen gewesen, die sich in den hohlen Weidenstämmen verbargen oder unter den silbernen Blättern tanzten. Demeter selbst, die antike Göttin der Ähren und des Wachstums der Pflanzen, erschien in ihrem geweihten Weidenbaum. Und manchmal tauchte Persephone, ihre Tochter, die Göttin des Todes und der Wiedergeburt, im Dunkel des Stammes auf. Während der Thesmophorien, dem Fest zu Ehren der Göttin, bei denen die

Frauen alljährlich in Athen in die Geheimnisse der Demeter und Persephone eingewiesen wurden, waren deshalb frische Weidenzweige als Lagerstätte ausgebreitet. Der Mond und das Wasser, beides Leben spendende Kräfte, die zur Fruchtbarkeit der Erde beitragen, wurden zusammen mit den Weiden als Symbol der Göttinnen verehrt.

Die Weide gehört mit dem Apfelbaum, der Erle und dem Kirschbaum zu den Mondbäumen, die in früheren Zeiten als Bäume der großen Mütter hohes Ansehen genossen und nach der Christianisierung zu Geister- und Hexenbäumen gemacht wurden. Warum war gerade die Weide ein wichtiges Sinnbild für den Kreislauf des Lebens, für das Entstehen und das Absterben zugleich?

Ich habe mich schon oft gewundert, dass aus den geköpften Baumstrünken der Weiden die neuen Zweige geradezu wieder herausschießen. Auch aus den Baumscheiben gefällter Weiden drängt es heraus, und bald entsteht ein neues Weidengestrüpp. Die Weide braucht nicht zu warten, bis aus einem Samen ein neuer Baum entstanden ist, ihr alter Körper ist der Nährboden für neue Bäume. Selbst in die Erde gesteckte Weidenzweige werden zu neuen Bäumchen. In dieser unbändigen Lebenskraft sahen die Menschen die erneuernde Kraft der Demeter. Persephone, die Todesgöttin, liegt über den vielen Weidenbäumen, die als noch grünender Baum von innen heraus zu faulen beginnen und langsam zerfallen. Das Holz der Weide hat wenig Widerstandskraft und ist bald von Fäulnis zerfressen.

Die Weide liebt das Wasser, sie kann nicht nahe genug an ihrem geliebten Element stehen. Mit ihren Wurzeln scheint sie wie mit Rüsseln das Wasser aus dem Bach zu saugen. Auch das Wasser galt als doppeldeutiges Element der Göttin. Leben spendend und gefährlich zugleich.

Die Druiden der frühen keltischen Zeit hatten die Weide als fünften Baum in ihr Baumalphabet aufgenommen. Zur Zeit der Weidenblüte feierten sie das Fest der Wiedergeburt der Natur. Weidenzweige wurden in den Boden gesteckt, um die Fruchtbarkeit der Felder zu fördern. In ländlichen Gegenden haben sich diese Vorstellungen der früheren Menschen bis weit in unsere Zeit erhalten.

Die Weide galt als heilender Baum, der die Fähigkeit besaß, Unheil und Krankheit auf sich zu nehmen. Besonders bei Fieber und Gicht suchten die Menschen Weidenbäume auf. Wunderheiler, Gesundbeter, wie sie noch heute auf dem Land praktizieren, verbannten die Krankheit in die hohlen Weidenbäume.

Eine Erinnerung an die weiblichen Baumfeen der früheren Zeiten sind die Geschichten der Baumfrauen, die in den Weidenbäumen wohnen und manchmal sogar mit den Menschen zusammenleben. Aus Böhmen stammt eine Erzählung, die von einer Frau berichtet, die sich Nacht für Nacht von Mann und Kindern wegschlich, um zu einer Weide am nahe gelegenen Bach zu gehen. Der Mann folgte ihr eines Nachts und fällte am nächsten Tag die Weide. Doch im selben Augenblick, als der Baum fiel, stürzte auch seine Frau tot zu Boden. Da erkannte er, dass er eine Baumnymphe geheiratet hatte. Aus dem gefällten Baum wuchsen bald neue Weiden heran. Die Kinder schnitten sich aus den Zweigen Flöten und wann immer sie auf diesen spielten, hörten sie die Stimme ihrer Mutter in den Weiden.

Auch die Palmweihe, die am Palmsonntag in der katholischen Kirche gefeiert wird, hat in den alten Fruchtbarkeitsfesten ihren Ursprung. Am Palmsonntag werden die blühenden Weidenzweige in der Kirche geweiht und zu Hause im Herrgottswinkel aufbewahrt. Das Fest der Weidenzweige scheint so stark im Volk verwurzelt zu sein, dass die Kirche es nach der Christianisierung nicht unterdrücken konnte. Die Palmkätzchen stehen heute für die Palmzweige, die das Volk von den Bäumen brach, um sie beim Einzug Christi auf die Straße zu streuen.

Palmkätzchen werden die Blüten der Weiden zu Recht genannt, denn sie fühlen sich so weich wie das Fell junger Katzen an. Die Zweige sind im Frühjahr mit unzähligen kleinen »Pelztierchen« besetzt. Eigentlich sind die Kätzchen noch gar nicht die fertigen Blüten. Sie sind nur der Haarschopf der dicht aneinander sitzenden Blüten, die noch in der Knospe versteckt schlummern. An diesen Knospen kann man die Weide im Winter von anderen Bäumen unterscheiden: Sie bestehen nur aus einer Schuppe.

Die Weide ist zweihäusig, die männlichen und weiblichen Blüten sitzen auf verschiedenen Bäumen. Es gibt also »Weidenmännlein« und »Weidenweiblein«, in welche alle Bäume, auch die einhäusigen, im Mittelalter eingeteilt wurden. Damit die beiden zusammenkommen, scheiden die Blüten einen süßlichen, klebrigen Nektar aus, der im Früh-

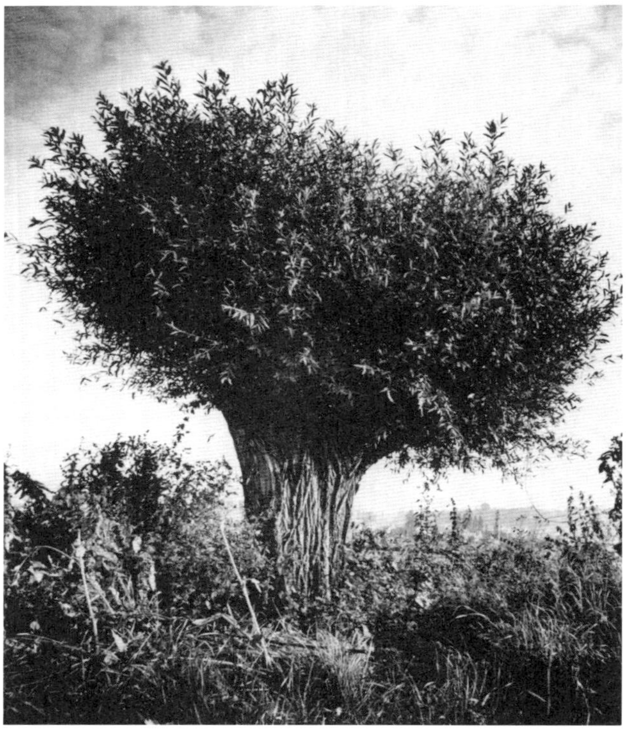

jahr die eben ausgeschwärmten Bienen anlockt. Diese krabbeln eifrig auf den Blüten herum und bringen so die Pollen auf die Narben. Die Weide ist deshalb eine wichtige Bienenweide, denn so zeitig im Frühjahr gibt es noch wenig Blüten für die Bienen. Obstgartenbesitzer pflanzen gern Weiden in die Nähe ihrer Obstbäume, damit die angelockten Bienen etwas später auch die Obstblüten bestäuben.

Die kleinen Samen mit den langen, wolligen Haaren übergibt die Weide dem Wind, damit er sie an geeignete Plätze für neue Weidenbäumchen tragen kann. Die Samen müssen deshalb sehr leicht sein, sie bekommen kein Nährgewebe mit auf den Weg und müssen sich so mit dem Keimen beeilen. Ist ein Samen auf einen geeigneten Platz gefallen, beginnt er bald zu keimen, und ein neues Bäumchen wächst heran. Diese Raschwüchsigkeit der Weiden wird nur noch von den Pappeln übertroffen. Beide, Pappel und Weide, gehören zur gleichen Familie, der Familie der Weidengewächse. Diese Familie besteht aus drei Schwestern: Weide, Pappel und Chosenia. Die Chosenia bildet ein Mittelding zwischen Weide und Pappel; sie kommt außerhalb ihrer Heimat Korea selten vor.

In den nördlichen gemäßigten Zonen gibt es rund 300 verschiedene Weidenarten. Vom großen stattlichen Baum bis zum kriechenden Winzling ist alles vertreten. Wenige der Weidenarten entwickeln sich allerdings zu stattlichen Bäumen wie die Silberweide. Viele Weiden sind Zwergsträucher, die sich hauptsächlich in Gebirgslagen eng am Boden halten. Die winzigsten darunter, die sich netzartig dem Boden entlang ducken, hat der Botaniker Linné als die »kleinsten Bäume der Welt« bezeichnet. Die Weiden kreuzen sich sehr gern untereinander, neue Spielarten entstehen, sodass selbst Botanikern eine Unterscheidung der vielen Arten schwerfällt.

Bei uns wachsen einige Weidenarten, die ihre Eigenschaften so prägnant ausgebildet haben, dass man sie verhältnismäßig leicht voneinander unterscheiden kann. Ich möchte mit der Trauerweide beginnen. In sie habe ich mich in einem Frühjahr verliebt, als ich sie an einem nebligen Frühlingsmorgen zwischen den grauen Häuserblocks der Großstadt entdeckte. Die meisten Bäume standen noch traurig-kahl in den Vorgärten, während sie sanft mit zartgrünen, hauchdünnen Schleierzweigen winkte. Sie schien zu schweben. So ähnlich scheint es Napoleon mit einer Weide auf Sankt Helena gegangen zu sein. Der Platz unter der Trauerweide war ihm der liebste, und er beharrte darauf, nach seinem Tode unter eben diesem Baum begraben zu werden. Die Liebe Napoleons zu der Trauerweide scheint diese Bäume erst populär gemacht zu haben. Jeder Park und große Garten musste jetzt auch seine Trauerweide haben. Noch heute gilt dieser Baum als klassischer Parkbaum.

Lange Zeit hat man angenommen, die Trauerweide stamme aus Babylon. Deshalb hat man sie mit dem botanischen Namen *Salix babylonica* belegt. Sie soll der Baum gewesen sein, unter dem die Juden während ihrer Gefangenschaft saßen und weinten.

»An den Wassern zu Babel saßen wir und weinten,
wenn wir an Zion gedachten.
An die Weiden
hängten wir unsere Harfen.«

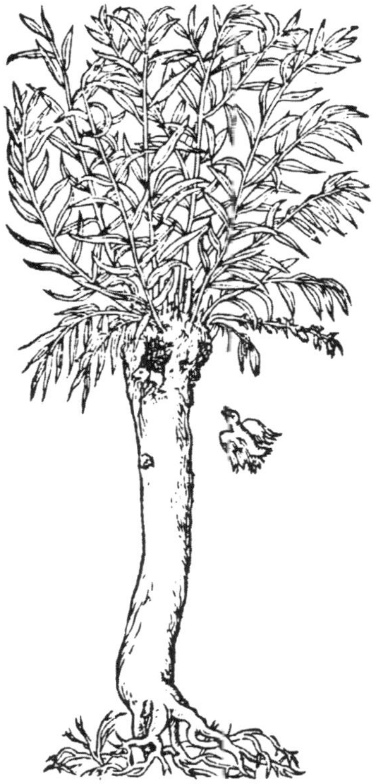

Nach diesem Psalm erhielten die Trauerweiden ihren Namen. Heute wissen wir, dass es nicht die Trauerweiden waren, an die sie ihre Instrumente hängten. Der Ursprungsort der Trauerweide ist nicht das alte Babylon, sondern Westchina. Dort, im Reich der Mitte, ist die Trauerweide ein sehr häufiger Park- und Alleebaum. Wie und wann der Baum von China nach Europa kam, ist unbekannt. Die alte babylonische, beziehungsweise chinesische Trauerweide wird jedoch heute nur noch selten angepflanzt. Sie hat sich als nicht genügend frostsicher erwiesen. Heute trauert bei uns eine Weidenart, die aus einer Kreuzung zwischen der alten Trauerweide und der Silberweide entstanden ist.

Auch die »einfache« Silberweide ist eine Augenweide. Ihre schmalen Blätter sind mit silbrigen Haaren bedeckt. Die großen Bäume leuchten hell wie von der Sonne bestrahlte Wolken. Die Silberweiden sind die in Europa am häufigsten gepflanzte Weidenart. Die knorrigen Kopfweiden sind meist geköpfte Silberweiden. Ihre biegsamen Ruten werden gewässert und zum Flechten verwendet.

Die Bruch- oder Knackweide, *Salix fragilis,* macht ihrem Namen Ehre. Schon bei der leisesten Berührung brechen ihre Seitenzweige ab. Ihre Blätter sind auf der Oberseite hellgrün und glänzend gefärbt. Die Blattunterseite scheint blaugrün. Auch sie kann baumartig heranwachsen.

Die schönsten Kätzchen aber hat die Salweide, *Salix caprea*. Sie blüht als erste Weide, und ihre Kätzchen werden mit jedem Tag gelber und voller.

Das Holz der Weiden ist kein gefragtes Nutzholz. Nur wenige der einheimischen Weidenarten wachsen zu so großen Bäumen heran, dass es sich lohnt, sie zu Brettern und Balken zu sägen. Das Holz ist weich und besonders anfällig für Schädlinge. Man möchte dem Weidenholz nicht die Last eines tragenden Balkens anvertrauen. Nur die Silberweide hat es mit ihrem Holz zu bescheidenem Ruhm gebracht: Es werden daraus Holzschuhe, Kricketschläger, Reißbretter, Zündhölzer und gelegentlich leichte Boote hergestellt. Auch für die Zelluloseherstellung ist es noch gut genug.

Die Weiden machen sich aber auf viele andere Arten nützlich. Früher wurden Schafe, Ziegen und Pferde zu den Weiden getrieben. Nachdem die Bäume kahlgefressen waren, begannen sie bald, wieder nachzuwachsen. Die größten ausgehöhlten Baumstämme wurden zu Backtrögen und manchmal zu kleinen Booten. Die Rinde sammelte man, um damit zu gerben, und aus dem Absud der Blätter stellte man eine Farbe für Baumwolle her. Weidenruten waren seit Jahrtausenden das Material zum Flechten von Körben und zum Befestigen von Wänden. Sogar für die Samenwolle wusste man eine Verwendung: Kissen und Polster wurden damit gestopft.

Heute werden die Weiden zum Befestigen der Ufer auf Kahlschlagen und Ödland angepflanzt. Dort erschließen sie als Pionierpflanze den Boden, entwässern und befestigen ihn für weitere Pflanzungen.

Heilanwendung

Die Rinde und Blätter der Weiden wurden bereits im klassischen Griechenland als Heilmittel verwendet. Die Ärzte verordneten die Zubereitungen daraus bei Fieber, Magen-Darm-Erkrankungen, Blutungen, Augenkrankheiten und zur Dämpfung der »Lust auf Liebe«. So berühmte Heiler wie Hippokrates, Plinius, Hildegard von Bingen, Albertus Magnus und Paracelsus lobten die Heilkraft der Weiden.

Heute wird in der Naturheilkunde hauptsächlich die Rinde der Silberweide und der Bruchweide verwendet. Sie wirkt fiebersenkend, harn- und schweißtreibend, schmerzstillend, keimtötend und adstringierend. Die Wurzelrinde der Trauerweide (*Salix babylonica)* wird bei Leukämie angewendet. Sie unterstützt die Regeneration des Knochenmarks nach einer Chemotherapie.

Als Fiebermittel hat die Weidenrinde lange mit der Chinarinde konkurriert. Dort wo eine Krankheit entsteht, wächst auch das Heilmittel. Von diesem Grundsatz ließen sich die Menschen wahrscheinlich leiten, als sie die Weiden als wichtiges fiebersenkendes Mittel einsetzten, denn die Weide bevorzugt als Standort feuchte und sumpfige Gelände. Heute wird die Weidenrinde als gutes fiebersenkendes Mittel bei fieberhaften Infektions- und Erkältungskrankheiten, bei Arthritis, Neuralgien und chronischen Kopfschmerzen verordnet. Zur Bereitung des Weidenrindentees wird 1 Teelöffel der klein geschnittenen Rinde über Nacht in 1 Tasse kaltem Wasser eingeweicht. Am nächsten Morgen kurz aufkochen. Davon pro Tag 2 Tassen trinken. Für den Tee schabt man die Rinde von rund dreijährigen Zweigen im Frühjahr ab, zerkleinert sie und lässt sie gut trocknen.

Grippe- und Erkältungstee

2 Teile Weidenrinde
2 Teile Holunderblüten
1 Teil Thymiankraut
2 Teile Lindenblüten

1 EL der Mischung mit einer großen Tasse kochenden Wassers übergießen, 10 Minuten ziehen lassen und abseihen. Mehrmals täglich eine Tasse trinken.

Ihren großen Ruhm erlangte die Weidenrinde als Rheuma- und Gichtheilmittel. Durch die vermehrte Harnausscheidung wird die im Körper angesammelte Harnsäure ausgeschieden. Die leicht schweißtreibende Wirkung unterstützt den Ausscheidungsprozess auch über die Haut. Zudem werden die Schmerzen gelindert. Weidenrindentee kann bei Rheuma und Gicht als Einzeltee oder in Mischungen über längere Zeit kurmäßig getrunken werden.

Wichtig ist bei diesen Krankheiten die Umstellung der Ernährung und der Verzicht auf harnsäurebildende Nahrungsmittel wie Schweinefleisch, raffinierten Zucker, Weißmehl und Alkohol. Moor-, Schwefel- und Heublumenbäder unterstützen die innerliche Reinigung.

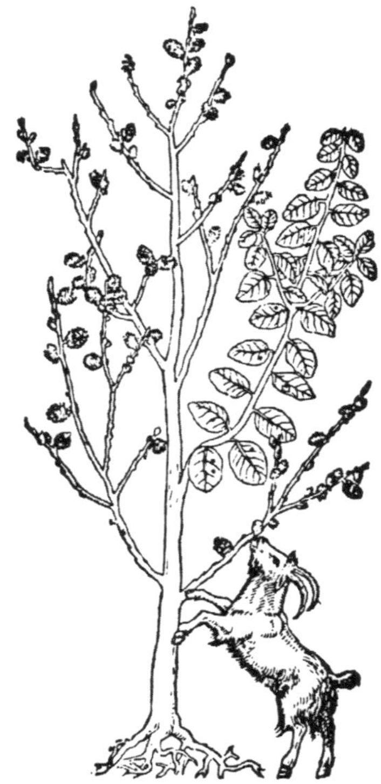

Die keimtötende und adstringierende, das heißt zusammenziehende Wirkung hat die Weidenrinde zu einem guten Magen- und Darmmittel gemacht. Durchfall, Ruhr, Magen-Darm-Verschleimung werden durch den reinen Rindentee gelindert.

Aus der keimtötenden und adstringierenden Wirkung ergibt sich ein weiteres Anwendungsgebiet: Der Absud aus der Rinde dient zu Waschungen und Verbänden bei Wunden, Geschwüren und als Gurgelmittel bei Zahnfleischblutungen sowie geschwollenen oder entzündeten Mandeln. Nach einem alten Rezept zur Herstellung eines Wundstreupulvers für offene Geschwüre und schlecht heilende Wunden werden Weidenrinde und Lindenkohle, beide fein gepulvert, zu gleichen Teilen gemischt.

Für Bäder können Rinde und Blätter verwendet werden. Fußbäder aus Weidenrindenabsud helfen bei Fußschweiß.

Fußbad

Erfrischend und stärkend für müde Füße nach langem Stehen

1 Handvoll Beifußkraut
1 Handvoll Weidenblätter
1 Handvoll Pfefferminzblätter

Die frischen oder getrockneten Kräuter in einem geschlossenen Topf mit 5 l Wasser aufkochen. Abseihen und in einen Eimer oder eine Wanne füllen.

Der Hauptwirkstoff der Weide ist das Glycosid Salicin. Es oxidiert im Körper zu Salicylsäure, die vom Körper aufgenommen wird und die eigentlich wirksame Substanz ist. 1898 gelang die synthetische Herstellung der Salicylsäureverbindung. Der Stoff wurde Aspirin genannt und ist das bekannteste chemische Heilmittel geworden. Es entsteht heute als Abfallprodukt bei der Farbenherstellung; damit wurden die Weidenrindenvorräte in Apotheken und Kräuterhäusern zu Ladenhütern. Langsam beginnt man jedoch wieder, die reinen pflanzlichen Heilmittel als Gesamtdroge zu schätzen. Sie enthalten in ihrer Gesamtheit eine ausgewogene Mischung verschiedenster Stoffe, die weniger Nebenerscheinungen hervorrufen als die isolierten oder synthetisch hergestellten Heilstoffe. Die chemisch hergestellte Substanz wirkt zwar schnell, sie löst allerdings häufig Magenprobleme und Sodbrennen aus. Eine Zubereitung aus Weidenrinde dagegen braucht einige Stunden, bis sie wirkt; man kann sie so zwar nicht für akute Kopfschmerzen verwenden, wohl aber zum Heilen von Leiden, die chronisch und länger andauernd sind. Das in der Weidenrinde enthaltene Salicin wird erst im Dünndarm ins Blut aufgenommen und im Körper in seine aktive Form, die Salicylsäure, umgewandelt. Diese Salicylsäure ist die Heilsubstanz, die Schmerzen lindern kann, Entzündungen hemmt und bei Rheuma hilft. Bei einer Allergie gegen Acetylsalicylsäure oder Salicylate sollten keine Weidenrindenzubereitungen verwendet werden.

Kopfschmerztee

20 g Weidenrinde
40 g Melissenblätter
20 g Schlüsselblumen
20 g Mutterkraut *(Tanacetum parthenium),*
Blüten und Blätter

Die getrockneten Kräuter gut miteinander mischen, 1 gehäuften Teelöffel der Mischung mit 1 Tasse kochendem Wasser übergießen, 4 bis 5 Minuten ziehen lassen, abseihen. Bei Spannungskopfschmerz und leichter Migräne 2 bis 3 Tassen über den Tag verteilt trinken.

In der Bachblütentherapie wird aus der Weide das Mittel »Willow« hergestellt. Es hilft Menschen, die sich vorwiegend als Opfer des Schicksals wahrnehmen und unterstützt die Selbstverantwortung.

Botanische Erkennungszeichen der Silberweide

Vorkommen	ganz Europa
Standort	an Flussläufen, in Auenwäldern bis auf 1800 m Höhe
Höhe	bis 25 m
Rinde	braun, im Alter dickborkig
Blätter	wechselständig, lanzettlich, beidseitig dicht behaart
Blüten	März bis April, zweihäusig; weiblich: grünliche Kätzchen, 3–5 cm lang; männlich: gelbe Kätzchen
Früchte	kleiner Samen mit weißem Haarschopf
Sammelzeit	Rinde und Blätter im Frühjahr
Inhaltsstoffe	Gerbstoffe, Salicylsäurevorstufen
Holz	weiß-gelblich, feinporig, schwammig, weich

Der Weißdorn

Crataegus laevigata, Zweigriffliger Weißdorn
Crataegus monogyna, Eingriffliger Weißdorn
Familie der Rosengewächse, *Rosaceae*

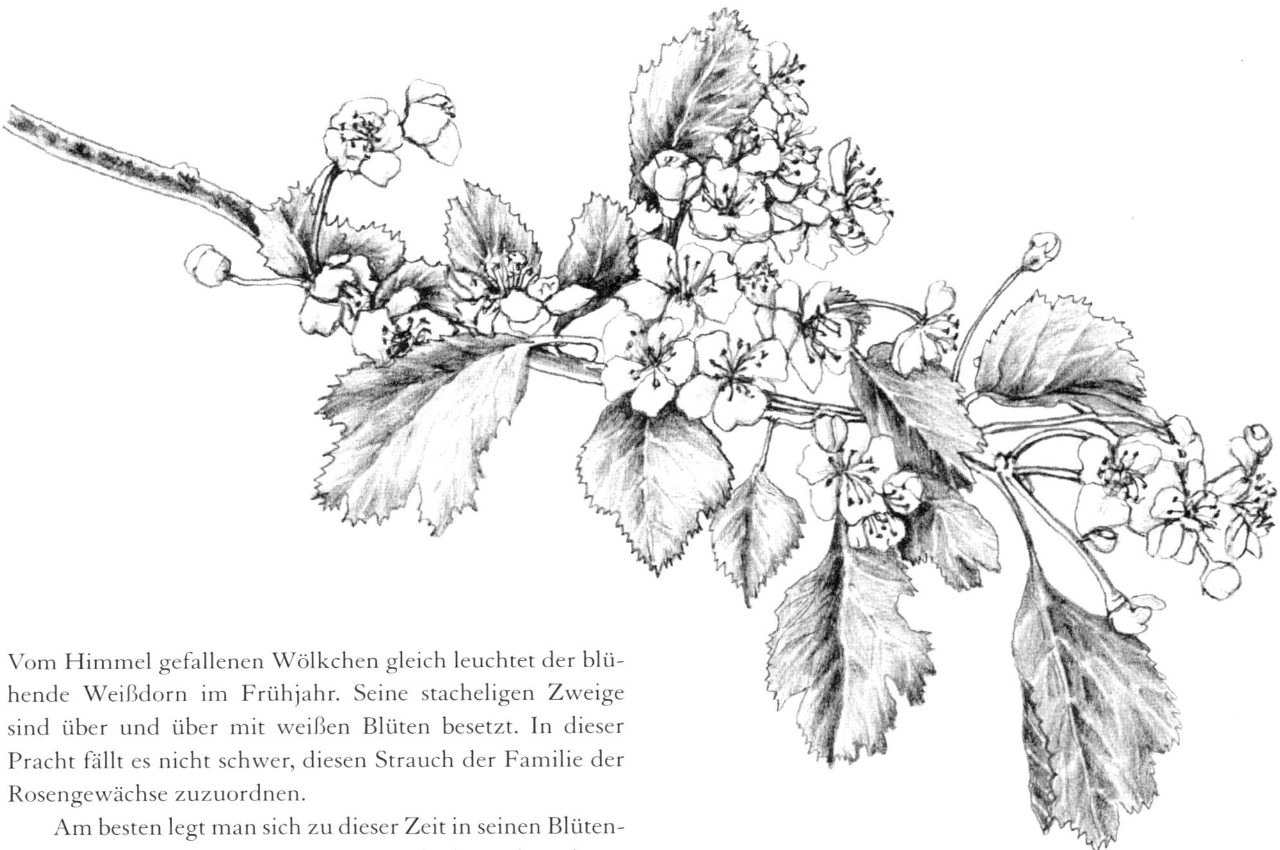

Vom Himmel gefallenen Wölkchen gleich leuchtet der blühende Weißdorn im Frühjahr. Seine stacheligen Zweige sind über und über mit weißen Blüten besetzt. In dieser Pracht fällt es nicht schwer, diesen Strauch der Familie der Rosengewächse zuzuordnen.

Am besten legt man sich zu dieser Zeit in seinen Blütenschatten und erfindet zu den vielen Geschichten, die sich um ihn ranken, eine neue. Man ist dabei in bester Gesellschaft: Göttinnen und Götter längst vergangener Welten, Geister und Abergeister, Sichtbare und Unsichtbare, Hexen und Zaubermeister, sie alle haben diesen schönen Platz schon lange vor uns entdeckt. Selbst Merlin, der weise Zauberer der keltischen Mythologie, ist dem Zauber dieses Platzes erlegen. Eigentlich hat Niniane, das schöne Mädchen, in das sich der greise Prophet unsterblich verliebte, etwas mitgeholfen: Nachdem Merlin ihr all seine Künste verraten hatte, bannte sie ihn mit dem von ihm erworbenen Wissen unter einen Weißdornbusch. Nur sie selbst konnte den Bannkreis durchbrechen und ihn, wann immer sie wollte, besuchen.

Vielen fremdländischen Gesichtern begegnet man unter dem Weißdornbusch: Zwischen einer Gruppe von römischen und griechischen Göttern erspähe ich eine wunderschöne Frau, und ich erfahre, dass sie eine Priesterin der Hethiter ist. Schon seit einigen tausend Jahren zelebriert sie am liebsten unter dem Weißdornbusch ihre Reinigungszeremonie. Kranken oder durch Sünde verunreinigten Menschen, die sie um Hilfe gebeten haben, gebietet sie, durch ein Tor aus Weißdornzweigen zu schreiten. Ich höre sie sprechen:

»Du bist ein Weißdornstrauch,
im Frühling kleidest du dich weiß,
zur Zeit der Ernte aber kleidest du dich blutrot,
dem Schaf, das unter dir hinweggeht,
rupfst du das Wollvlies,
dem Rind, das unter dir hinweggeht,
rupfst du das Fell,
so ziehe auch eben diesem Menschen,
der durch das Tor hindurchgeht,
Böses, Unreinheit und den Zorn der Götter hinweg.«

Bei ihren Worten fiel mir ein Spiel ein, das wir als Kinder sehr liebten. Zwei Kinder geben sich die Hände und bilden ein Tor, durch das die anderen von bestimmten Versen und Liedern begleitet hindurchgehen. In diesen alten Kinderspielen hat sich ein Brauch erhalten, der weit verbreitet bis ins 18. Jahrhundert hinein in ganz Europa ausgeübt wurde und der dem Ritual der Priesterin sehr ähnelt. Aus biegsamen, stacheligen Zweigen formte man ein Tor, durch das der Kranke schreiten oder kriechen musste. Die Krankheit sollte dabei einfach abgestreift werden. Zu diesem Ritual wurden oft Weißdornzweige gebraucht.

Während man in anderen Kulturen den Weißdorn zum Zaubern verwendet hat, war er in unserem Sprachgebiet als Mittel zum Abwehren von Zauber bekannt. Zur Vertreibung böser Hexen beispielsweise nagelte man so viele Weißdornzweige an die Stalltür, wie Kühe im Stall standen. Vielleicht haben unsere Vorfahren diesen Brauch von den Römern übernommen: Dort nagelte man am 1. Juni über jede Tür einige Weißdornzweige, die die eulengestaltigen Geister der Krankheit vertreiben sollten. Um die abwehrende Kraft des Weißdorns immer bei sich zu haben, trug man Amulette aus Weißdornholz.

Ich erwache aus meinen Weißdornträumen. Nah an meiner Blütenwolke vorbei rattert eine riesige Maschine. Auf den kleinen, durch Hecken getrennten Feldern haben diese Kolosse der Landwirtschaft nicht einmal Platz zum Wenden. Vielleicht wird deshalb dieser Weißdornbusch auch nicht mehr lange hier stehen. Der Einsatz von großen Landmaschinen kann von den Bauern nur auf großflächigen Weiden und Feldern rentabel betrieben werden. Bäume und Sträucher sind im Weg. Die Bäume werden gefällt, die Hecken entfernt und der Wasserlauf begradigt. Durch diese Eingriffe wird das ökologische Gleichgewicht gestört. Die Hecken zwischen den Feldern, die aus Weißdorn, Schlehe, Hainbuche gebildet wurden, dienten einmal zur Einfriedung der Felder. Aus dem weiteren Namen des Weißdorns, Hagedorn, lässt sich der Zweck noch ablesen. Das mittelhochdeutsche Wort *hag* bedeutet Dorngebüsch, Umfriedung. Der Weißdorn sollte mit seinen stacheligen Ästen eine undurchdringliche Hecke zum Schutz der Felder bilden. Dieser lebende Zaun hielt nicht nur unerwünschte Menschen und besonders Tiere ab, er brach auch den Wind, der

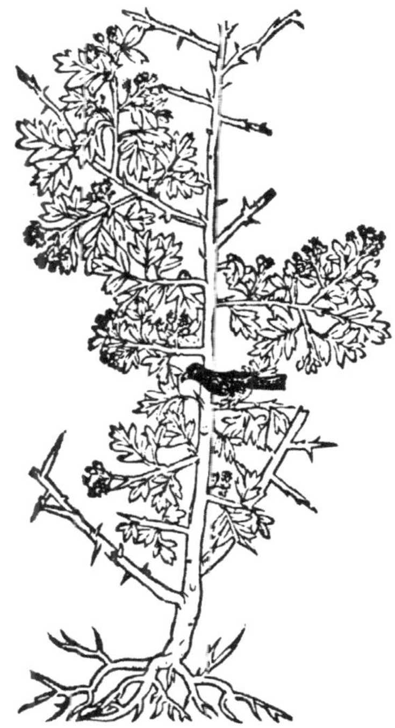

den Boden austrocknet und ihn abträgt und der heute ungehindert über die baum- und strauchlose Landschaft fegt.

Dieses undurchdringliche Gestrüpp ist genau der richtige Brutplatz für kleinere Vögel, die darin, vor Raubvögeln geschützt, ihre Nester bauen können. Im Herbst gibt es dann rote Beeren zum Fressen. Diese große Vogelschar ernährt sich von Insekten und lohnt es dem Bauern so auf ihre Art. Heute muss der Bauer selbst sehen, wie er mit den Schädlingen fertig wird. Er tut es mit einer immer größer werdenden Menge an Giftstoffen, die nicht nur die Schädlinge, sondern auch die Boden verbessernden Organismen zerstört.

Heilanwendung

Die heilenden Kräfte des Weißdorns sind in der Volksmedizin gut bekannt. In unserer Zeit ist der Weißdorn in unzähligen Fertigpräparaten enthalten; er gehört zu den gut untersuchten Heilpflanzen. Der Weißdorn ist ein Herzmittel, besonders für ältere Menschen. Ohne schädigende Nebenwirkungen reguliert er die Herztätigkeit, hilft bei Herzschwäche und Schwindel, bei leichtem Bluthochdruck und bei Herz-Kreislauf-Störungen. Er sollte über längere Zeit, mindestens 6 Wochen lang, angewendet werden, um eine deutliche Wirkung zu erzielen.

Man verwendet die Blüten, Blätter und Früchte und bereitet daraus einen Tee. Die Blüten oder Blätter (2 Teelöffel auf 1 Tasse Wasser) werden mit kochendem Wasser übergossen, ziehen gelassen und dann abgeseiht. Davon pro Tag

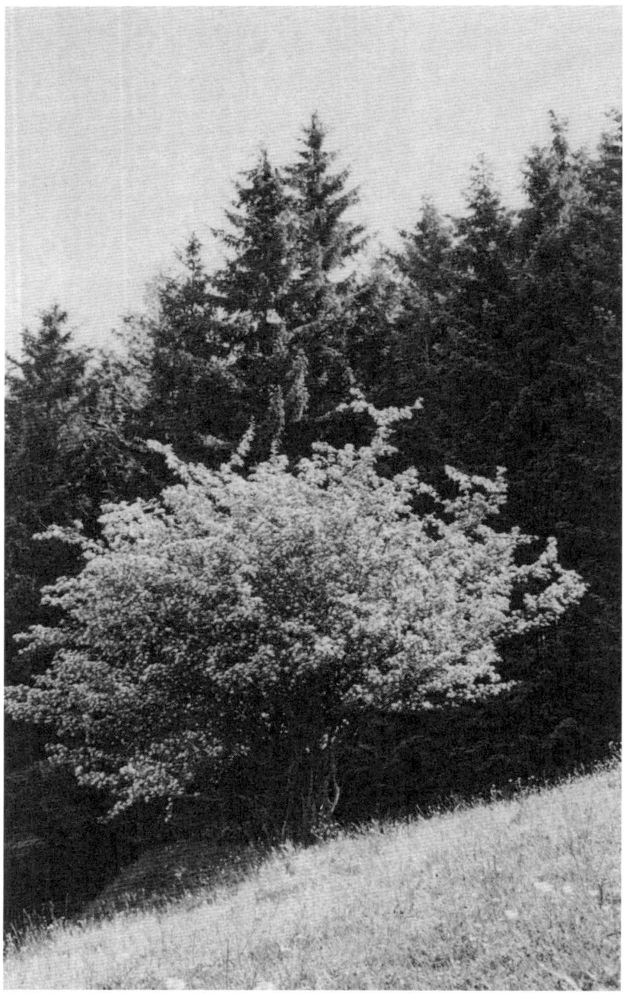

2 bis 3 Tassen trinken. Man kann auch Blätter, Blüten und Beeren mischen.

Zur Bereitung von Herztropfen füllt man ein Schraubglas zur Hälfte mit Blüten, Blättern und Beeren und übergießt sie mit 45 %-igem Weingeist oder Korn. 3 Wochen an einem warmen Ort stehen lassen, abseihen und in Tropfflaschen füllen. Davon 3-mal täglich 10 bis 15 Tropfen einnehmen.

Herzwein

2 Teile Weißdornblüten, -blätter und -früchte
2 Teile Goldmelissenkraut
1 Teil Ysop
Rotwein je nach Kräutermenge

Ein Schraubglas mit den frischen oder getrockneten Kräutern zu 3 Vierteln füllen. Mit einem guten Rotwein auffüllen und 3 Wochen an die Sonne oder an einen warmen Platz stellen. Abseihen und in eine Weinflasche füllen. Likörglasweise genießen.

In der Tierheilkunde werden die Weißdornbeeren als stärkendes Futter für das Federvieh gebraucht. Eine Mischung aus getrockneten Weißdornbeeren, Vogelbeeren und Holunderbeeren ergibt ein gutes Zusatzfutter für Hühner, besonders in der Winterzeit.

Weißdorn-Fußbad

1 Handvoll klein geschnittene Weißdornrinde
3 l Wasser
2 EL Meersalz
5 Tropfen ätherisches Rosmarinöl
5 Tropfen ätherisches Weißtannenöl

Die Rinde in einem Topf mit dem Wasser übergießen, kurz aufkochen und auf Körpertemperatur abkühlen lassen. In einem Schraubglas das Meersalz mit den ätherischen Ölen verschütteln. Den Weißdornabsud abseihen; die Meersalzmischung in eine Fußbadewanne geben und mit der Abkochung übergießen. Zur Herzstärkung und Herzpflege, bei Kreislaufschwäche wie auch bei müden, überanstrengten Füßen.

Botanische Erkennungszeichen

	Zweigriffliger Weißdorn *(Crataegus laevigata)*	**Eingriffliger Weißdorn** *(Crataegus monogyna)*
Vorkommen	ganz Europa, häufiger im nördlichen als im südlichen Mitteleuropa	ganz Europa, häufiger im südlichen als im nördlichen Mitteleuropa
Standort	Gebüsche, Waldränder, Wege, Laub- und Mischwälder	auf kalkhaltigem, auch auf sandigem Boden bis auf 900 m Höhe
Höhe	2–10 m hoher Strauch oder Baum	2–12 m hoher Strauch oder Baum
Rinde	rotbraun, glatt, dornige Zweige	rotbraun, glatt, dornige Zweige
Blätter	wechselständig, variierend, meist in der oberen Hälfte drei stumpfe Lappen, Nebenblättchen halbmondförmig	wechselständig, tief eingeschnitten, variierend, Nebenblättchen oft groß
Blüten	Mai bis Juni, einhäusig, weiß oder rosa, zwei-, manchmal dreigriffelig, in aufrechten Doldenrispen, kahle Blütenstiele	blüht 14 Tage später, weiß, meist nur ein Griffel, Blütenstiele anfangs behaart
Früchte	blutrot, mit 2 oder 3 Steinkernen	blutrot, mit 1, selten mit 2 Steinkernen
Sammelzeit	Blüten Mai bis Juni, Blätter Mai bis September, Früchte September bis Oktober	
Inhaltsstoffe	Flavonoide, Gerbstoffe, Crataegussäure, Glycosid Oxyacanthin, ätherische Öle, Procyanidine	

Der Weißdorn und der Schlehdorn werden oft verwechselt. Hier einige sichere Unterscheidungsmerkmale:

	Weißdorn	**Schlehdorn**
Blätter	rautenförmig, gelappt	elliptisch, keine Lappen
Blüten	Blüten erscheinen **nach** den Blättern	Blüten erscheinen **vor** den Blättern
Rinde	aschgrau	braunschwarz
Früchte	rot	dunkelblau

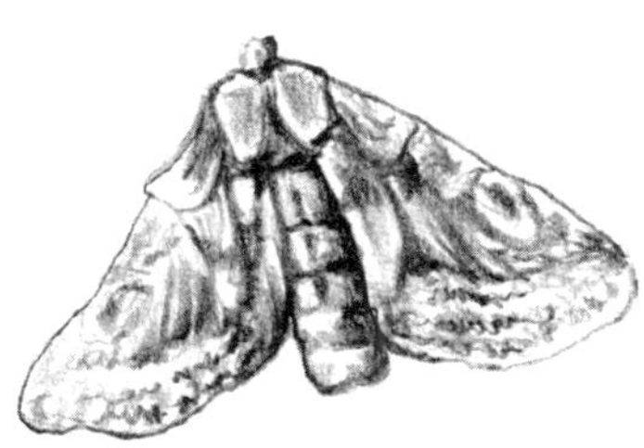

Weißdorneule

Literaturverzeichnis

Aschner, Bernhard: *Paracelsus*. Sämtliche Werke, Anger: Verlag Eick 1993 (Nachdruck von 1930)

Bächtold-Stäubli, Hanns: *Handwörterbuch des deutschen Aberglaubens*, 10 Bde, Berlin: Walter de Gruyter 1937

Bäumler, Siegfried: *Heilpflanzenpraxis heute,* München: Urban & Fischer/Elsevier 2006

Biewer, Klaus (Übersetzung und Kommentar): *Albertus Magnus. De vegetabilibrus VI*, 2, Stuttgart: Wissenschaftliche Verlagsgesellschaft 1992

Bock, Hieronymus: *Kreütterbuch* (1577), München: Verlag Konrad Kölbl 1964 (Nachdruck)

Brunschwyck [= Braunschweig], Hieronymus: *Ars Destillandi* (1610), München: Kölbl Verlag 1963 (Nachdruck)

Brunfels, Otto: *Contrafayt Kreuterbuch* (1532), München: Verlag Konrad Kölbl 1964 (Nachdruck)

Fischer-Rizzi, Susanne: *Das Buch vom Räuchern,* Aarau: AT Verlag 2001 (früher Irisana bzw. Hugendubel Verlag)

Fischer-Rizzi, Susanne: *Das große Buch der Pflanzenwässer,* Aarau und München: AT Verlag 2014

Fischer-Rizzi, Susanne: *Medizin der Erde,* Baden und München: AT Verlag 2005 (früher Irisana bzw. Hugendubel Verlag)

Fischer-Rizzi, Susanne: *Mit der Wildnis verbunden,* Stuttgart: Franckh-Kosmos Verlag 2007

Fuchs, Leonhart: *Kreuterbuch* (1543), München, Verlag Konrad Kölbl 1964 (Nachdruck)

Frazer, James George: *Der Goldene Zweig,* Frankfurt a. M.: Ullstein 1977

Fröhlich, Hans Joachim: *Alte liebenswerte Bäume in Deutschland*, Hamburg: Cornelia Ahlering Verlag 1989

Gessner, Otto: *Gift- und Arzneipflanzen von Mitteleuropa,* Heidelberg: Carl Winter Universitätsverlag 1974

Geßner, Conrad: *Von allerhand künstlichen und bewerten Ölen / Wasseren / und heimlichen Arzneyen* (1583), Lindau: Antiqua-Verlag 1979 (Nachdruck)

Haas, Volker: *Magie und Mythen im Reich der Hethiter,* Hamburg: Merlin 1971

Hammerbacher, H. W.: *Die Donareiche,* Heusenstamm 1968

Hildegard von Bingen: *Heilkunde,* Salzburg: Otto Müller Verlag 1975

Hildegard von Bingen: *Naturkunde,* Salzburg: Otto Müller Verlag 1959

Herodot: 9 Bücher zur Geschichte, Wiesbaden: Marix 2004

Höfler, Max: *Wald- und Baumkult,* München: Verlagshandlung Stahl 1892

Jahn, Hermann*: Pilze an Bäumen*, Berlin/Hannover: Patzer Verlag 2005

Karl, Josef: *Phytotherapie*, München: Tibor Marczell 1974

Kümmerly, Walter: *Die Wälder der Erde,* Stuttgart: Das Beste 1969

Künzle, Johann: *Chrut und Uchrut. Praktisches Heilkräuterbüchlein,* Feldkirch: Verlagsbuchhandlung Unterberger 1935

Lelley, Jan L: *Wer Pilze isst lebt länger*, Krefeld: Gesellschaft für angewandte Mykologie und Umweltstudien 2004

Lonicerus, Adamus: *Kreuterbuch* (1679, Erstauflage 1557), München: Verlag Konrad Kölbl 1962 (Nachdruck)

Madaus, Gerhard: *Lehrbuch der biologischen Heilmittel,* Bd. I–III, Leipzig: Georg Olms Verlag 1938

Mannhardt, Wilhelm: *Der Baumkultus der Germanen und ihrer Nachbarstämme,* Berlin: Gebrüder Bornstraeger 1875

Marzell, Heinrich: *Bayerische Volksbotanik,* Nürnberg 1925

Marzell, Heinrich: *Ethnobotanische Streifzüge,* Freiburg 1922

Neményi, G. von: *Heidnische Naturreligion,* Bergen: Peyn und Schulze Verlag 1991

Pelikan, Wilhelm: *Heilpflanzenkunde,* Dornach: Philosophisch-Anthroposophischer Verlag 1958–1962

Ranke-Graves, Robert von: *Die weiße Göttin,* Berlin: Medusa 1981

Rüttner-Cova, Sonja: *Frau Holle – die gestürzte Göttin,* Basel: Sphinx-Verlag 1986

Schmeil-Fitschen, *Flora von Deutschland und angrenzender Länder,* Wiebelsheim: Quelle & Meyer 2009

Schnipperges, Heinrich: *Die Welt der Hildegard von Bingen*, Freiburg i. Brsg.: Herder Verlag 1997

Schott, Rolf: *Die Kunst, sich gesund zu erhalten. Regimen Sanitatis Salernitanum,* Zürich/Stuttgart: Artemis 1964

Schreiber, Hermann: *Wie die deutschen Christen wurden,* Bergisch-Gladbach: Gustav Lübbe 1984

Schulz, Hugo (Übers.): *Der Äbtissin Hildegard von Bingen Ursachen und Behandlung der Krankheiten,* Greifswald 1932

Surya, G. W.: *Die verborgenen Heilkräfte der Pflanzen,* Freiburg i. Brsg.: Hermann Bauer Verlag 1960

Tabernaemontanus, Jakobus Theodorus: *Kräuterbuch* (1731), München: Verlag Konrad Kölbl 1993 (Nachdruck)

Tacuinum Sanitatis, hrsg. von Luisa Cogliati Arano, München: Heimeran 1976

Thurneysser zum Thurn, Leonhard: *Beschreibung Influenzischer / Elementischer und natürlicher Wirkungen Aller fremden und heimischen Erdgewechssen* (1578), Grünwald: Verlag Konrad Kölbl 1981 (Nachdruck)

Waggerl, Karl Heinrich: *Heiteres Herbarium,* Salzburg: Otto Müller Verlag 1950

Wichtl, Max: *Teedrogen,* Stuttgart: Wissenschaftliche Verlagsgesellschaft 1989

Wohlleben, Peter: *Wald ohne Hüter,* Sankt Augustin: adatia Verlag, 2007

Baumwissen im Internet

www.baumkunde.de

www.fva-bw.de

www.waldwissen.net

www.galk.de

www.waldkulturerbe.de

www.standfortreas.org

Stichwortverzeichnis

Baumsilhoutten im Winter

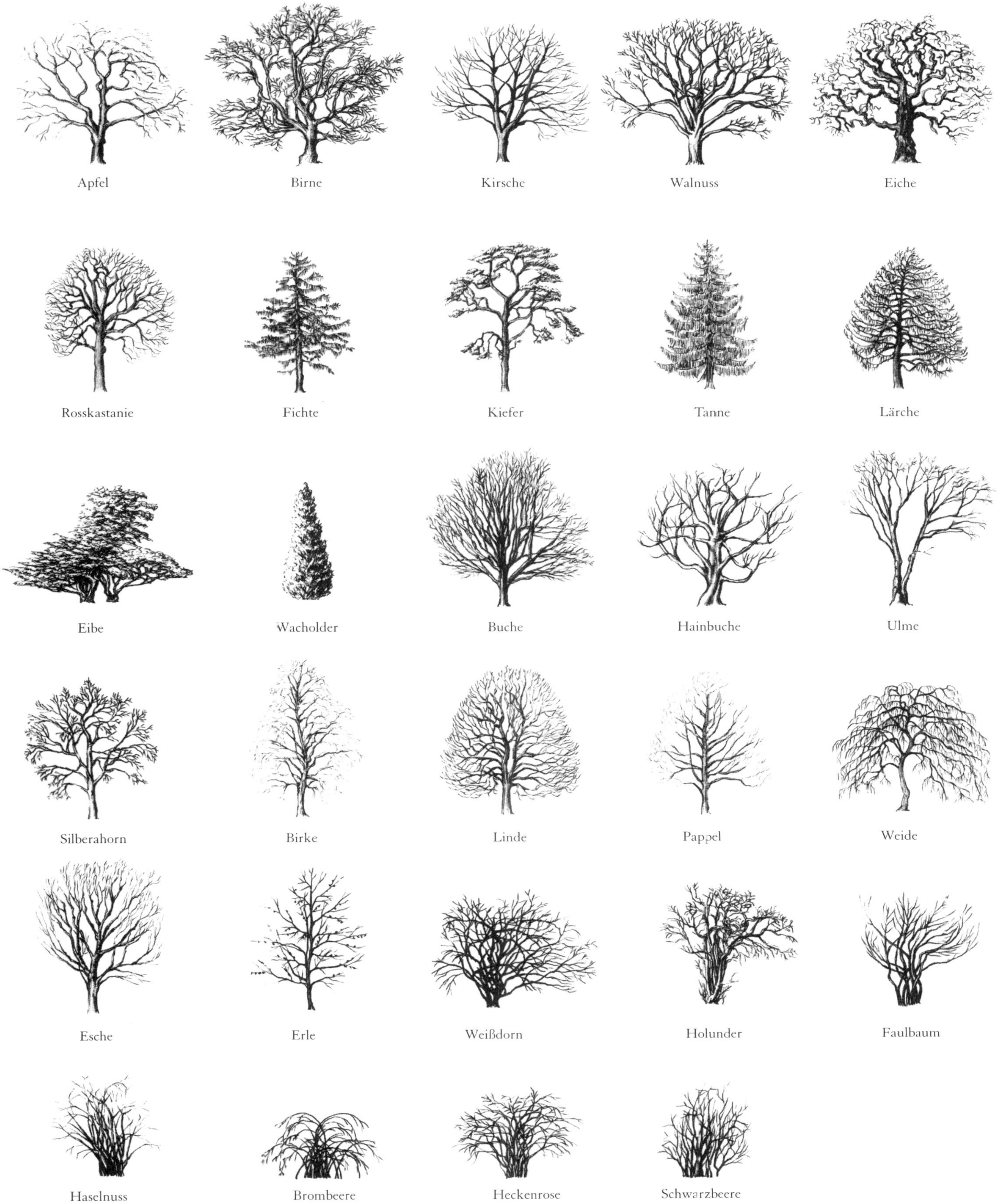

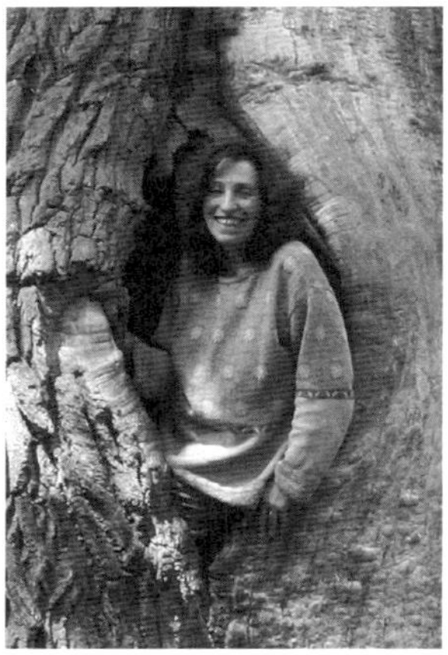

Susanne Fischer-Rizzi

geboren 1952 in Stuttgart, Heilpraktikerin, befasst sich seit ihrem zwölften Lebensjahr mit Heilpflanzen und gibt seit über dreißig Jahren ihr Wissen in Seminaren und Vorträgen weiter. Sie ist eine anerkannte Spezialistin für Phytotherapie und die Pionierin der Aromatherapie in Deutschland.

Nach dem Studium der Philosophie absolvierte sie eine mehrjährige Ausbildung zur Heilpraktikerin an der Josef-Angererschule in München und lernte danach viele Jahre bei Kräuterheilkundigen und Schamanen im In- und Ausland; sie befasste sich insbesondere mit der ayurvedischen und tibetischen Kräuterheilkunde wie auch mit der indianischen Heilkunde. Zahlreiche Studienreisen führten sie zu Kräuterheilkundigen der verschiedenen Kontinente und Kulturen.

Zur Zeit übt sie hauptsächlich eine Lehrtätigkeit in der von ihr gegründeten Schule Arven für Heilpflanzenkunde, Aromatherapie und Wildniswissen aus. Bisher sind von ihr dreizehn Bücher erschienen, die in viele Sprachen übersetzt wurden.

www.susanne-fischer-rizzi.de

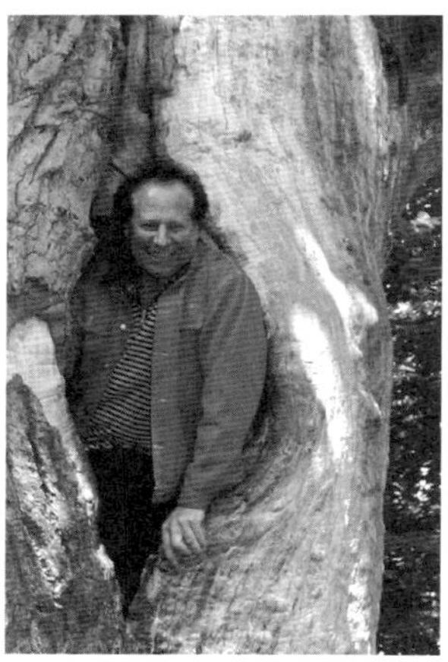

Peter Ebenhoch

geboren 1953 in Oberstaufen im Allgäu, Ausbildung zum Grafik-Designer an der Fachhochschule München, anschließend Kunststudium an der Akademie der bildenden Künste in München. Seit 1982 selbstständiger Maler, Buchillustrator und Grafik-Designer. Seit 1992 mit drei KollegInnen eigenes Grafikatelier, vierpunkt-Grafik Design gbR. Seit 1982 zahlreiche Kunstausstellungen im In-und Ausland. Lebt zusammen mit seiner Frau, der Künstlerin Sabeth Lichtblau, und den beiden Söhnen auf einem Bauernhof im Allgäu in Süddeutschland.

www.vierpunkt.de

Liebe Leserin, lieber Leser,
in meiner Schule biete ich Seminare, Workshops
und Ausbildungen in Heilpflanzenkunde, Aromatherapie und Räucherkunde an.
Das Wissen der Wildnis vermittle ich in Seminaren draußen in der Natur.

Mein komplettes, aktuelles Jahresprogramm finden Sie auf meiner Homepage.
Ich freue mich auf Ihre Teilnahme.

Die Bücher von Susanne Fischer-Rizzi im AT Verlag

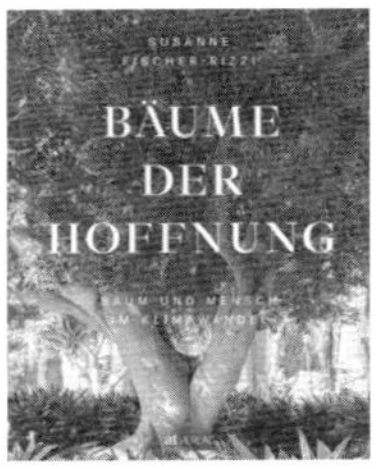

Bäume der Hoffnung
Baum und Mensch im Klimawandel

Können Mensch und Baum den Klimawandel gemeinsam bewältigen? Damit beschäftigt sich die Autorin in diesem Reiseführer zu neuen Klimabäumen in den Städten. Bäume wie Ginkgo oder Blauglockenbaum können den veränderten klimatischen Bedingungen standhalten und uns helfen, unsere Psyche zu regenerieren und unser Immunsystem zu stärken. Susanne Fischer-Rizzi verbindet neueste wissenschaftliche Erkenntnisse mit faszinierenden Geschichten voller Magie und lässt uns die Bäume unserer Umgebung mit ganz neuen Augen sehen.

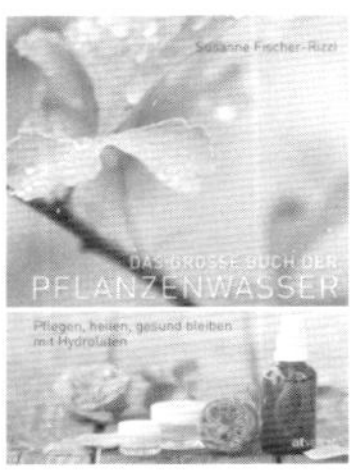

Das große Buch der Pflanzenwässer
Pflegen, heilen, gesund bleiben mit Hydrolaten

Dieses erste umfassende Grundlagenwerk über Pflanzenwässer in deutscher Sprache porträtiert 80 Pflanzenwässer mit ihren besonderen Wirkkräften und zeigt in 200 Rezepten und zahlreichen Beispielen die praktische Anwendung der Hydrolate, die nicht nur im privaten Gebrauch, sondern auch in der Krankenpflege, im Gesundheits- und Sozialbereich eingesetzt werden können. Auch ihre kosmetische Anwendung wird mit vielen Rezepten zum Selbstherstellen vorgestellt.

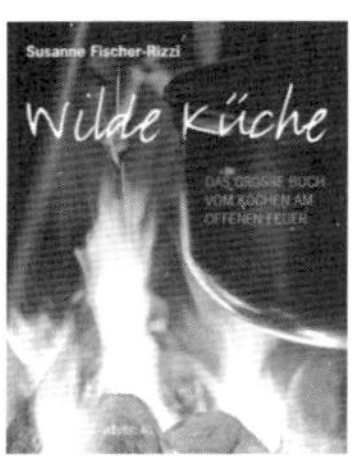

Wilde Küche
Das große Buch vom Kochen am offenen Feuer

100 Rezepte – von urig-ursprünglichen Klassikern bis zu raffinierten Schlemmereien für Gourmets – alle einfach und ohne viele Hilfsmittel am offenen Feuer zu kochen. Mit genauen Anleitungen, allen Informationen zum Feuermachen und einer Fülle an erstklassigen Fotos.

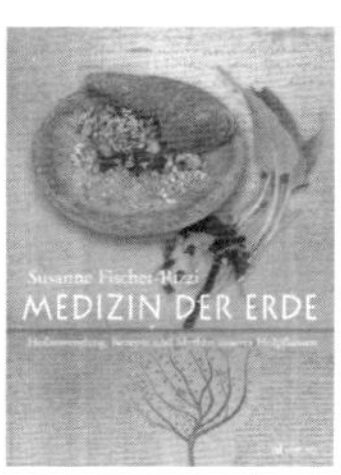

Medizin der Erde
Heilanwendung, Rezepte und Mythen unserer Heilpflanzen

Mit Einfühlungskraft und umfassendem Wissen führt uns die Autorin zu den wichtigsten einheimischen Heilkräutern. Das Buch regt dazu an, durch die eigene Erfahrung in eine lebendige Beziehung zu den Pflanzen zu treten. Mit Angaben zu ihrem Vorkommen, zu Sammeln und Anbau, der Zubereitung von Tees, Salben, Tinkturen und weiteren Heilanwendungen bei Mensch und Tier.

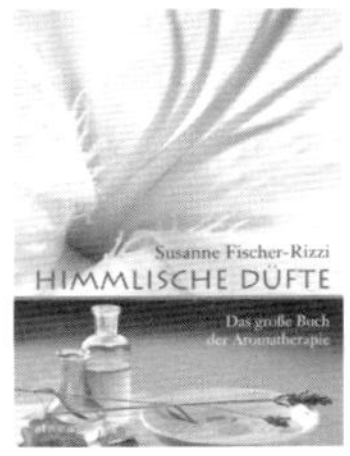

Himmlische Düfte
Das große Buch der Aromatherapie

Die in der Aromatherapie eingesetzten ätherischen Öle wirken ganzheitlich auf Körper und Seele, sie wecken und stärken die Selbstheilungskräfte und haben eine tiefe Wirkung auf die Psyche. Das Buch zeigt die verschiedenen Anwendungsformen und beschreibt die wichtigsten Essenzen mit Angaben zu Botanik, Inhaltsstoffen sowie zu ihren körperlichen und geistig-seelischen Wirkungen.

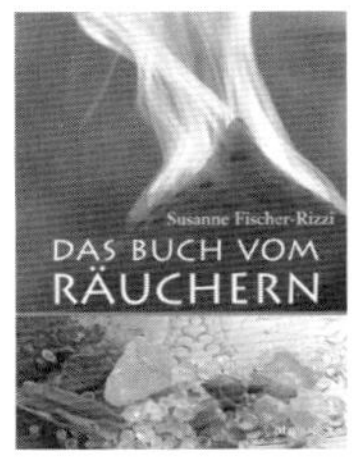

Das Buch vom Räuchern

Eine umfassende Darstellung der Kunst des Räucherns – von der Altsteinzeit über die Hochkulturen in Ägypten, Mesopotamien und Griechenland bis zur Räucherkultur im Fernen Osten und bei den Indianern. Mit ausführlichen Angaben zur Geschichte der einzelnen Räuchersubstanzen, ihrer praktischen Anwendung und vielen Rezepten zum Selbermischen.

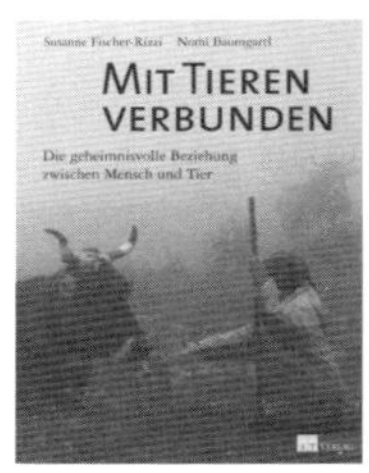

Mit Tieren verbunden
Die geheimnisvolle Beziehung zwischen Mensch und Tier

Tiere können uns wahre Verbündete und Seelengefährten sein, innersten Gefühle ansprechen und eine Verbindung zu arachaischen Schichten des Bewusstseins schaffen. In der Beschreibung von zwölf Tieren verweben sich in diesem außergewöhnlichen Buch Mythologie, psychologische Archetypen, persönliches Erleben und faszinierendes, biologisches Wissen zu Bildern unserer europäischen Kraft- und Seelentiere.

AT Verlag
Bahnhofstraße 41, CH-5000 Aarau
Telefon +41 (0)58 510 63 10
E-Mail: info@at-verlag.ch, Internet: www.at-verlag.ch